Fractures of the Hip

髋关节及其周围骨折

主 编
Lorenz Büchler
Marius J.B. Keel

总主译
王秋根

主 译
王建东　吴剑宏

上海科学技术出版社

图书在版编目（CIP）数据

髋关节及其周围骨折 / （瑞士）洛伦茨・布什勒等主
编；王秋根总主译. -- 上海 ： 上海科学技术出版社，
2023.6
书名原文：Fractures of the Hip
ISBN 978-7-5478-6062-5

Ⅰ. ①髋… Ⅱ. ①洛… ②王… Ⅲ. ①膝关节—骨折
—外科手术 Ⅳ. ①R683.42

中国国家版本馆CIP数据核字(2023)第017277号

First published in English under the title
Fractures of the Hip
edited by Lorenz Büchler and Marius J.B. Keel
Copyright © Springer Nature Switzerland AG, 2019
This edition has been translated and published under licence from
Springer Nature Switzerland AG.

上海市版权局著作权合同登记号　图字：09-2020-357 号

髋关节及其周围骨折
主　编　Lorenz Büchler　Marius J.B. Keel
总主译　王秋根
主　译　王建东　吴剑宏

上海世纪出版（集团）有限公司
上海科学技术出版社　　出版、发行
（上海市闵行区号景路 159 弄 A 座 9F—10F）
邮政编码 201101　www.sstp.cn
山东韵杰文化科技有限公司印刷
开本 889×1194　1/16　印张 10
字数：290 千字
2023 年 6 月第 1 版　2023 年 6 月第 1 次印刷
ISBN 978-7-5478-6062-5/R · 2698
定价：128.00 元

内容提要

▲

  治疗髋关节及其周围骨折有很多手术入路和策略，如何选择最适合患者的手术方案颇具挑战性。本书对髋关节及其周围骨折的基本原理、手术入路和各类型骨折的诊疗及并发症处理进行了详细的阐述，旨在使读者更系统、全面地了解髋关节及其周围骨折的诊断标准和手术治疗策略。本书结合最新的文献资料，由浅入深地阐述了髋关节及其周围骨折处理最新的理念和技术，适合创伤骨科医生及其他相关专业的医务人员阅读和参考。

译者名单

▲

总主译 王秋根

主　译 王建东　吴剑宏

副主译 毕　春　邓国英　韩志华　王会祥

译　者（按姓氏笔画排序）

马志坚　云南省第二人民医院

王　谦　复旦大学附属浦东医院

王会祥　上海市第六人民医院

王兆飞　上海市宝山区吴淞中心医院

王秀会　上海市浦东新区周浦医院

王建东　上海市第一人民医院

王秋根　上海市第一人民医院

邓国英　上海市第一人民医院

毕　春　上海市第一人民医院

纪晓希　复旦大学附属华山医院

李卓凯　上海市浦东新区周浦医院

吴子征　上海市宝山区吴淞中心医院

吴剑宏　上海市第一人民医院

张　鑫　上海市嘉定区中心医院

陆晴友　上海市第十人民医院

周凯华　上海市青浦区中心医院

居宇峰　上海市第七人民医院

顾小华　上海市第七人民医院

殷　勇　上海市嘉定区中心医院

黄伟杰　上海市浦东新区浦南医院

麻文谦　上海市松江区中心医院

康英杰　上海中医药大学附属曙光医院

韩志华　上海市第一人民医院

滕　跃　上海市浦东新区浦南医院

潘福根　上海市青浦区中心医院

主编名单

▲

丛书主编

Filippo Castoldi
Department of Orthopaedics
CTO Hospital Turin
Torino
Italy

Davide Edoardo Bonasia
University of Torino
AO Ordine Mauriziano
Torino
Italy

本书主编

Lorenz Büchler
Department of Orthopaedic Surgery
Kantonsspital Aarau
Aarau
Switzerland

Marius J.B. Keel
Trauma Center Hirslanden
Clinic Hirslanden
Zürich
Switzerland

中文版前言

▲

关节及其周围骨折一直是创伤骨科医生面临的难点。若处理不当，不仅影响骨折的愈合，还会影响关节功能的恢复，甚至导致残疾。越是棘手的问题，越是要求创伤骨科医生具有深厚的知识储备和高超的手术技巧，尤其在其经验不多时，丰富的知识储备是成功处理关节及其周围骨折的前提。

来自意大利都灵的 Filippo Castoldi 教授和 Davide Edoardo Bonasia 教授都是处理关节及其周围骨折的巨擘，同时也是精通关节手术的大师。以上两位大师联袂，联合世界各地相关领域的优秀学者，编撰了 *Fracture Management Joint by Joint* 丛书（由 Springer 出版社出版），包括膝、髋、踝、肩、肘、腕共 6 个分册。我有幸被邀请主笔 *Fractures Around the Knee* 中"Floating Knee"这一章，分享治疗复杂膝关节周围骨折的中国经验，并获得国际同道的高度认可。

5 年前，在上海科学技术出版社的鼎力支持下，我们将 *Fractures Around the Knee* 引进国内并完成了翻译工作，得到国内同行的认可与支持。去年，我们团队再次启程，决心引进并翻译 *Fractures of the Hip*。经过一年的认真工作、反复推敲，最后完成了翻译工作。

Fractures of the Hip 由来自瑞士的两位学者 Lorenz Büchler 和 Marius J.B. Keel 主编，从髋关节的解剖、影像学、手术入路及不同部位骨折等方面，系统地介绍了髋关节及其周围骨折的处理方法和手术技巧。本书由浅入深、鞭辟入里，涵盖了最新的理念与技术，可以作为学习如何处理髋关节及其周围骨折的指导书。尤其在最后一章中，作者介绍了关节镜技术在处理髋部骨折中的应用，例如如何处理髋臼后壁的骨折。在达到手术目的的前提下，使用关节镜技术以尽可能减少患者的创伤，也是医生人道主义精神的具体体现。

谨此，感谢在繁重临床工作之余参与翻译的所有译者，同时感谢上海科学技术出版社的版权引进及统筹工作。

由于译者水平及见解难免有欠缺之处，我谨代表翻译团队，衷心希望各位读者及同行批评指正，提出宝贵意见，以臻完善。谨致最诚挚的谢意！

王秋根

2023 年 1 月

英文版序

▲

　　本套丛书旨在为骨科医生提供治疗各大关节骨折的最新实践指南，包括术前评估、术前准备及手术方案。复杂的关节骨折治疗困难，有时需要用到一些针对受累关节的特殊手术技巧。此外，关节镜辅助下骨折复位技术的应用愈加广泛，而创伤外科医生大多没有经过系统性的关节镜培训。基于上述原因，关节骨折常被创伤治疗团队转诊给对治疗关节相关损伤具有丰富经验的关节外科医生。纵观全世界，骨科医生成长为专门治疗某一关节骨折的"关节外科医生"，这一现象越来越普遍。本套丛书旨在通过分享那些能够精湛运用关节镜和开放手术治疗关节骨折的外科医生的宝贵经验，填补文献报道中相关内容的空白。

　　本书中，著名髋关节外科专家 Büchler 博士和 Keel 博士全面地梳理了髋关节及其周围骨折的相关内容，确定了本书目录。本书将外科解剖学及相关影像学结合不同的手术入路一起介绍，包括多数外科医生不熟知的一些手术入路；之后，详细阐述了髋臼及股骨近端骨折的保守治疗和手术治疗，以及一些常见并发症（畸形愈合、不愈合、游离体等）的处理（开放及关节镜下）。来自全世界的知名专家受邀参与本书的编撰，最终完成了这本创伤外科医生和骨科住院医师处理简单与复杂髋关节及其周围骨折的实用参考书。

Filippo Castoldi
Torino, Italy

Davide Edoardo Bonasia
Torino, Italy

英文版前言

▲

本书为 *Fracture Management Joint by Joint* 丛书的其中一册。该套丛书基于最新的文献，介绍了一个全新的概念，即强调以整个解剖区域为考量来评估关节骨折。因此，本书将对骨科专科医生和创伤外科医生有所帮助。

治疗髋关节及其周围骨折有非常多的手术入路和技巧，如何选择最好的治疗方式极具挑战性。本书旨在使读者能够更全面、更深入地了解髋关节及其周围创伤，包括解剖、生物力学、诊断和手术治疗。通过对本书内容的学习，外科医生可以有信心针对不同患者的具体骨折类型来选择最佳的治疗方案，包括保守治疗、内固定治疗，或全髋关节置换术。

我们组织了一批全世界享有盛誉的创伤外科专家来总结他们各自专业领域最新、最全面的进展。本书分为三部分：①基本原理，包括解剖、生物力学、影像学和急诊处理；②外科手术入路；③各类型骨折、病理性骨折及其并发症。

我们无比荣幸能与这么多杰出的专家进行学术互动，感谢他们为此所贡献的宝贵时间和经验。我们自己在此过程中收获满满。同时，我们也要感谢 Springer 出版社的编辑们，没有他们巨大的帮助和支持，就不可能有该套丛书的成功出版。

我们衷心希望该套丛书，尤其是这本书，能成为读者在临床实践中的良师益友。

Lorenz Büchler
Bern, Switzerland

Marius J.B. Keel
Zürich, Switzerland

目 录

1 髋关节解剖 ··· 001
Michael Wyatt, Carl Freeman, and Martin Beck

2 髋关节影像学 ·· 015
Florian Schmaranzer, Till D. Lerch, Inga A. S. Todorski, Moritz Tannast, and Simon Steppacher

3 髋部骨折术前的早期处理 ··· 027
Mark Haimes and Michael Blankstein

4 髂腹股沟入路 ·· 034
Lorenz Büchler and Helen Anwander

5 髋臼前入路 ·· 041
Claude H. Sagi

6 腹直肌旁入路 ·· 052
Johannes D. Bastian, and Marius J. B. Keel

7 骨盆及髋部外侧入路 ··· 059
Joseph M. Schwab, Chad Beck, and Klaus A. Siebenrock

8 延长髂股和联合入路 ··· 068
Marius J. B. Keel

9 创伤性髋关节脱位 ··· 074
Mark Rickman and Lorenz Büchler

10 髋臼骨折 ··· 081
Ippokratis Pountos and Peter V. Giannoudis

11 Pipkin 骨折 ·· 095
Benedikt J. Braun, Jörg H. Holstein, and Tim Pohlemann

12　股骨颈骨折 ·· 107
　　 Govind S. Chauhan, Mehool Acharya, and Tim J. S. Chesser

13　病理性骨折 ·· 119
　　 Frank M. Klenke, Attila Kollár, and Christophe Kurze

14　髋臼和股骨颈骨折骨不连与畸形愈合 ················· 129
　　 Robert C. Jacobs, Craig S. Bartlett, and Michael Blankstein

15　髋关节镜在髋部创伤中的应用 ······················· 143
　　 Alessandro Aprato, Federico Bertolo, Alessandro Bistolfi, Luigi Sabatini, and Alessandro Massè

1

髋关节解剖

Michael Wyatt, Carl Freeman, and Martin Beck
吴子征 译

摘 要

正常的髋关节常被描述为一个滑膜球窝关节，然而辞难达意。髋关节代表着稳定性与运动多功能性的共存。此外，维护这种生物力学结构是终身的需求，而如今这种需求正在不断增加。广义地说，凹窝与股骨头相连的骨性解剖形成了难以置信的稳定关节，这种稳定结构多数情况下仅会被高能创伤所破坏。其复杂的关节内结构和润滑系统可形成一个可移动且坚固耐用的组合，其奥秘尚未被完全阐明。供应髋关节的复杂的动脉吻合关系直到最近才被发现。以上解剖知识的应用使外科医生不仅可以了解髋部病理，而且可以安全地进行髋关节脱位等手术。在本章中，我们将探讨髋臼和股骨近端发育到最终形态的过程。我们将深入研究有关髋臼唇和其他关节结构的知识。最后，我们将仔细观察髋关节的复杂血液供应，因为这对于非髋关节置换术治疗髋部关节内骨折并预防并发症至关重要。

关键词

髋关节，解剖学，胚胎学，表面解剖学，血液供应

1.1 髋关节的标志

髋关节和髋臼最容易识别的标志是大转子和

M. Wyatt (✉)
Department of Trauma and Orthopaedics, MidCentral
District Health Board, Palmerston North Hospital and
Massey University, Palmerston North, Manawatu,
New Zealand
e-mail: mike.wyatt@midcentraldhb.govt.nz
C. Freeman
Jacksonville Orthopaedic Institute,
Jacksonville, FL, USA
M. Beck
Clinic for Orthopaedic and Trauma Surgery, Luzerner
Kantonsspital, Luzern, Switzerland

髂前上棘（anterior superior iliac spine，ASIS）。它位于冠状面内的髋臼上方和外侧，标示出前柱、前壁和髂嵴的位置。股外侧皮神经走行距 ASIS 内侧 2~4 cm[1]。髂前下棘（anterior inferior iliac spine，AIIS）位于髋臼的前外侧（图 1.1）。髂耻隆突是由耻骨发育而来的"Y"形软骨的延伸，是一个内部标志，标志着髋臼在冠状面上的内侧边界[3] 和髂耻滑囊。髋臼下切迹是坐骨后的一个切迹，位于坐骨结节和腘绳肌起点的后上方，是一个内部标志，表示髋臼下缘附近的一块骨区。坐骨棘是放射学标志，它的刺样外观由骶棘韧带形成，并将坐骨大、小切迹分开。当其在骨盆正位前后位片上可见时，

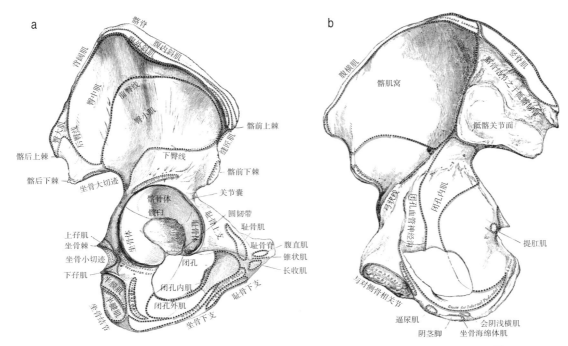

图 1.1　a、b. 骨性骨盆解剖，包括肌肉附着（经允许引自 Acta Orthop Scand suppl[2]）。

可能提示髋臼[4]的后倾。

1.2 髋部发育

1.2.1 髋部的胚胎学

　　髋部的胚胎发育在第 4 周开始，并在第 16 周基本完成（图 1.2）[5, 6]。髋部胚基由成骨胚组织形成，分两层排列。内部成分是一团原始成软骨细胞，形成股骨头。外层由 3 个盘状团块组成，形成髂骨、坐骨和耻骨[5, 6]。未来的关节间隙区域此时是位于这两个区域之间密集排列的新月形细胞。在第 8 周结束时，髋部血供即已建立[5]。从第 6 周到第 12 周，髋部通过间质生长而增大；到第 12 周，髋臼与股骨头之间的关节间隙通过细胞凋亡而形成。形成于髋臼切迹和髋臼缘的盂唇都是在这个时候形成的。到第 16 周，髂骨、坐骨和耻骨的骨化中心出现，"Y"形软骨形成[5]。

1.2.2 出生后髋臼的发育

　　髋臼和盂唇在儿童时期发育出许多最终形态特征[7]。在两块髋骨之间是"Y"形软骨，它负责前壁、后壁和髋臼顶的形成。髋臼的最终深度是由"Y"形软骨决定的。在外侧，"Y"形软骨形成中央透明软骨和周围纤维软骨的环状唇缘。该软骨杯的结构将在生长完成后形成大部分成熟的髋臼，是髋臼骨骺形成的部位，均在股骨头的刺激下不断塑形。髂骨和坐骨分别对髋臼顶和髋臼后壁的最终形态有重要影响。耻骨对成熟髋臼的最终结构贡献很小。这是因为前壁几乎完全由幼儿期的髋臼骨（os acetabuli）形成，髋臼骨是在耻骨附近形成的一种骨骺。髋臼骨形成于 7 岁以后，9 岁前发育完全并闭合。"Y"形软骨在 14~16 岁时闭合，而髋臼骨骺在 18 岁时仍然存在[8]。

1.2.3 出生后股骨近端的发育

　　出生时大转子和股骨头有一个共同的骨骺。在生长过程中，股骨内侧演变为股骨头的骨骺，外侧演变为大转子的骨骺（图 1.3）。4 岁时，共同骨骺分裂为两个独立的骨骺。股骨颈的形成与股骨头的骨骺有关。股骨颈的生长发生在股骨干骺端，这在极大程度上决定了股骨颈的长度。这与大转子生长不同，大转子周边的软骨膜下生长决定了其大小。这一共同骨骺的不完全分离可能导致股骨颈前上区变宽，最终可能导致凸轮型股

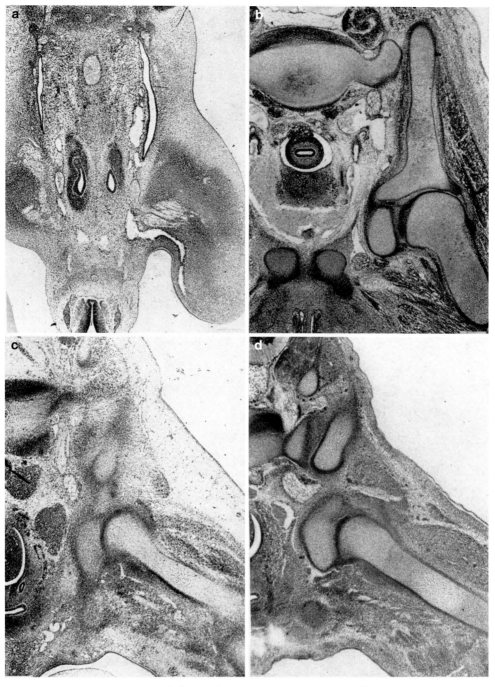

图 1.2　a. 在第 6 周左右，髋部开始形成一组密集的细胞，被称为成骨胚组织，由其形成髋臼结构和股骨头。b. 未来的关节间隙区域以一弯新月状的密集细胞为标志，这些细胞最终会发生凋亡而形成关节间隙，并将髋臼与头部正式分离。c. 第 6~12 周髋臼缘和股骨头通过间质生长而增大，关节间隙开始形成。d. 到第 12 周时，髋关节形成了以下结构：关节间隙、股骨头韧带、髋臼窝和髋臼缘（经允许引自 Clinical Orthopaedics and Related Research [5, 6]）。

骨髋臼撞击 [9]。女性在 4~7 个月龄时出现股骨头骨化中心，男性在 5~8 个月龄时出现。大转子的骨化中心一般在 4 岁时发育。小转子的骨化中心在 12~14 岁时才出现。股骨头骨骺闭合发生在大约 18 岁时，大转子骨骺的闭合则稍早一些，在 16~18 岁时提早闭合。

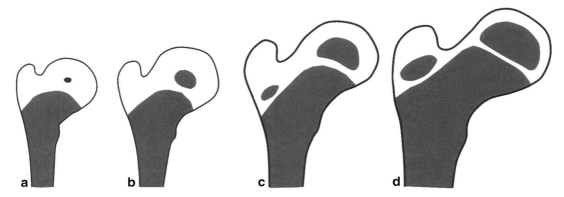

图 1.3 股骨近端骨化中心和骨骺的发育。a. 4 个月。b. 1 岁。c. 4 岁。d. 6 岁（经允许引自 Acta Orthop Scand suppl [2]）。

1.3 骨性结构

1.3.1 髋臼

髋臼骨在股骨头上形成一个同心圆。其覆盖范围约为 170°。外侧缘形态与性别无关，但男性关节面大于女性，髋臼窝较宽。髋臼的平均直径为 52 mm ± 4 mm[10]。

通常将髋臼外侧和髋臼盂唇周围的点定义为时钟上的位置（图 1.4）。使用这种命名法，6：00 为髋臼下窝中点，而 12：00 是指正对下窝中点对面

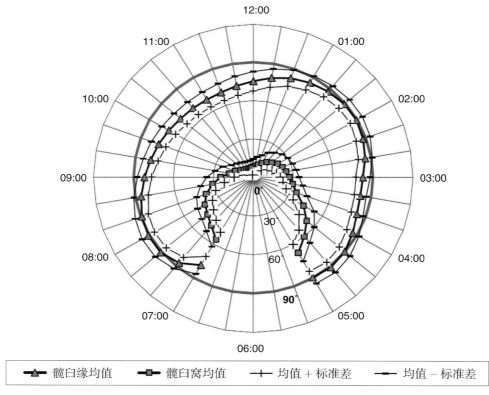

图 1.4 图示为圆边和凹窝值作为其几何重建函数的均值和标准差。0° 是髋臼半球体的极点，30°、60° 和 90° 表示杯的深度（纬度）。这个 90° 的圆标志着这个半球的赤道水平。边缘、窝和关节面位置呈顺时针分布，髋臼凹口为经度 6：00 的尾端标志点。3：00 表示左右髋部前壁正前方的一点。三个凸出的区域是：前上，前下，后下。沿前、后上壁的两个凹陷清晰可见（经允许引自 Clinical Orthopaedics and Related Research [10]）。

的髋臼上半部分。3：00 位于双侧髋部的髋臼前区。3：00 的位置可以通过前唇沟的上边缘来确定，即"腰大肌-u"（psoas-u）[11]。9：00 位置为左右髋臼后壁中点。髋臼骨的四个主要区域有助于覆盖股骨头：前壁、后壁、内侧壁和穹隆或顶部（tectum，即 roof 的拉丁文）。前壁与耻骨直接相连，耻骨上支从其内侧边界向前延伸。髋臼前壁和前缘形态各异。大多数髋臼的突出部分从前缘大约 12：30 延伸到 3：00[10]。"腰大肌-u"沿着前壁向前，是在骨盆边缘的突出凹槽附近前壁的一个凹痕。这个沟，就在髂嵴的外侧，为髂腰肌提供了一个通道，代表了前壁最内侧的部分，用关节镜很容易到达。髂耻隆起恰好位于耻骨缘前壁的下半部分。

后壁比前壁更大，并且在侧面突出更多。它的侧边几乎是垂直的，但有弯曲的路线，几乎没有突起或沟槽，个体之间的差异也很小[3, 12]。后壁是髋关节稳定性的主要骨源。创伤学研究表明，髋关节的稳定性主要依赖于完整的后壁，较少依赖于完整的关节囊。在一项关于髋关节稳定性的尸体研究中，不同数量的后壁骨质被截骨。当髋臼 25% 的后壁被破坏时，100% 的髋部是稳定的；而当 33% 的后壁被破坏时，只有 75% 的髋部是稳定的。当 50% 的后壁被破坏时，所有的标本都是不稳定的[13]。

髋臼周围有两根骨柱，即前柱和后柱，它们将髋臼连接到骨盆的其余部分，并提供重要的结构支撑[14]。髋臼位于由两根柱形成的"拱形凹面"中，可通过该拱形更好地传递载荷。

这两根柱子与前后壁相结合，在承受不同的载荷下，允许髋臼动态变形[15]。在较低的载荷下，只有前壁和后壁传递力，而髋臼顶不接触股骨头。但是，随着载荷的增加，两根柱子逐渐分开，并使壁变形，从而使髋臼顶接受力传递。前壁比后壁要坚硬得多，而后壁则更具有弹性。因此，当髋关节负重后，后壁变形明显大于前壁[16]。这种差异变形在低负荷（体重的 30%）时更为明显，后壁的变形是前壁的 40 倍，在比例接近 3：1 的高负荷时不那么明显。在步态等生理负荷达到峰值时，会出现近全接触力和力的整体传递[15]。因此，髋臼包括前柱和后柱逐渐变形，增加了关节负荷时的接触面积。横韧带连接髋臼前、后缘，是防止极度变形的安全链，由髋臼四边体支撑，在两柱之间形成张力带。髋臼四边体由三块髋骨汇聚而成，是闭合的"Y"

形软骨的中心位置。

1.3.2 髋臼窝

髋臼的内侧部分有一个中央腔，在该中央腔中不发生关节运动。髋臼窝充满了脂肪垫和股骨头韧带。髋臼窝和脂肪垫似乎都参与了跨关节接触面的均匀力分布[17]。它的形状在个体之间是不同的，从半圆形到三叶草的形状[3, 10]。多孔可作为闭孔动脉髋臼分支小动脉的通道，小动脉穿过脂肪垫到达两壁和髋臼顶区域[18]。股骨头韧带（圆韧带）是一个小的、滑膜包裹的韧带，平均 30~35 mm 长，在髋臼窝的远端有一个宽带。髋臼下端与股骨头中央凹相连，呈两条带状起源于下窝的耻骨侧和坐骨侧。在这些带之间，韧带与横韧带融合，并附着在后下窝的一小部分。理论上讲，韧带被认为与髋关节疼痛的产生、稳定性和滑液循环有关[19, 20]。此外，在生长过程中，韧带还为股骨头提供血供。但是，这种作用是暂时的，因为如果手术切除股骨头，则不会发生缺血性坏死（avascular necrosis，AVN）（如 1.6.2 所述）。

1.3.3 髋臼的方向

髋臼相对于盆骨和身体的空间定位需要复杂的参数，在某种程度上也难以测量。简而言之，髋臼与骨盆之间最重要的空间关系是外翻角和倾斜角，也称为外展。外翻角定义为连接前后壁的中央水平线或髋臼平均开口平面与矢状面[10]之间的夹角。

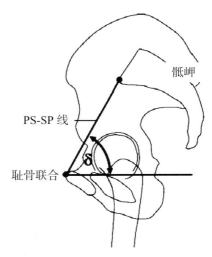

图 1.5　骨盆倾斜，δ 被定义为一条水平线和一条连接耻骨联合的上边界与骶岬的线（PS-SP 线）之间的夹角（经允许引自 Skeletal Radiol[21]）。

倾斜角定义为连接髋臼外上侧至下内侧窝的中央垂直线或髋臼的开口平面与横向平面之间的角度。据报道，髋臼平均前倾角为 16°～21°[10, 12]。与女性相比，男性的前倾倾向更小，为 12°～20°，而女性为 15°～24°。据报道，平均倾斜角为 48°，性别差异极小。

髋臼方向及其对应的描述角度受骨盆倾斜或旋转、髋臼倾斜、身体参考平面等多个变量的影响。当考虑到盆腔倾斜的不同程度时，外翻角和前倾角会发生很大的变化（图 1.5）[10, 21, 22]。

1.3.4 股骨近端

1.3.4.1 前倾

股骨颈前倾是指股骨颈的长轴线相对于股骨髁后轮廓上连线的倾斜度。如果颈部的轴向前方倾斜，则扭转角称为前倾角。同样，如果倾向后，则称为后倾角。这两种检测方法的不同和人群的差异可能可以解释已报道文献中测量值的显著差异[23, 24]。平均而言，股骨颈前倾在出生时为 30°～40°，在整个生长过程中逐渐减小。根据 Svenningsen 等的研究，前倾角每年减小约 1.5°（范围为 0.2°～3.1°）[24]，到达成人时股骨颈前倾角平均为 10.5°±9.22°。股骨颈的前倾增大屈曲和内旋的运动范围，并减少伸展时的外旋。股骨颈前倾和后倾的增加均可引起股骨头髋臼撞击，并与早期退行性关节疾病相关[25-27]。

1.3.4.2 颈－干角

颈－干角通常在前后位片上测量，为股骨轴线和颈轴线通过股骨头中心形成的角度。投射值在很大程度上受股骨旋转的影响。正常颈－干角角度为 125°，范围为 121.4°～137.5°。大转子尖的平均位置比旋转中心高 3.4 mm±0.9 mm（范围从股骨头中心上 20 mm 至距股骨头中心下 10 mm）。

1.3.4.3 小转子

小转子以 −31.5° 的后倾角（α）定位，标准差为 11.8°。在同一项研究中发现，股骨颈的平均前倾角（β）为 10.5°±9.22°。股骨颈前倾与小转子的后倾之间存在高度相关性[28]。

1.3.4.4 股骨颈的形状

股骨颈呈椭圆形。股骨颈最大直径相对于股骨机械长轴的方向由角度 ρ（rho）定义。据报道，在正常髋部 21°±9° 和非球面头颈部交界部 25°±8° 的髋部中，角度 ρ 的测量差异不显著[29]。由于椭圆截面的影响，修正后的 α 角在头颈部交界处的前上区域减小了，并可能增加了凸轮型股骨髋臼的撞击。股骨颈的形状存在性别差异，男性有明显的更突出的头颈交界处[24]（图 1.6）。

1.3.4.5 α 角

Nötzli 等首先描述了 α 角，作为股骨头、颈非球性的指标[24]。α 角是颈部轴线与连接旋转中心和股骨头处围绕其周围的圆的点的线之间的锐角。α 角测量其前方的非球面度；然而，个体的最大值可

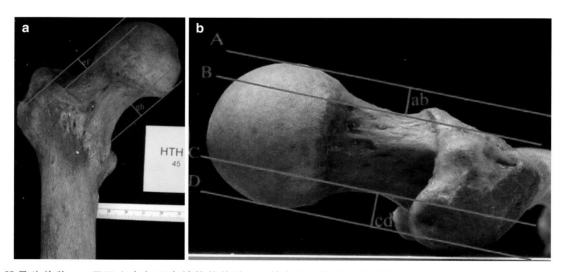

图 1.6　股骨头偏移。a. 显示上方与下方结构的偏移。b. 前方与后方结构的偏移（经允许引自 Clinical Orthopaedics and Related Research[30]）。

以通过 MRI 的径向切面来确定。同样地，尽管重要性较低，但 β 角在后面测量，γ 角在上，而 δ 角在下（图 1.7）。股骨头在股骨颈上的位置由前后向和外侧骨骺角决定（图 1.8）。基于多项研究，正常 α 角在 43°～50°，但高达 60° 的正常值也有讨论[31-33]。

1.4 软骨

髋臼臼腔表面覆盖着软骨。该软骨表面呈新月形，因为软骨覆盖了前后壁和髋臼顶的大部分，但在髋臼的内侧和下方是缺如的。数学研究表明，髋臼软骨表面的形状可导致关节接触力达到最佳分布并消除峰值应力区域[17]。髋臼软骨表面几乎全部由透明软骨构成，平均深度约为 1.5 mm。然而，整个髋臼的软骨深度并不均匀。软骨深度最大的区域为前上象限，深度可以超过 3 mm。髋臼窝周缘及下方软骨最为薄弱。在髋臼顶的最上方，软骨表面往往会有圆形的印痕。这个区域被命名为"星状褶皱"，在关节镜下最容易被观察到[34]。它由透明软骨和纤维软骨组成，在 90% 的人群中都存在。在星状褶皱和窝之间是髋臼上窝。这一区域直到成年

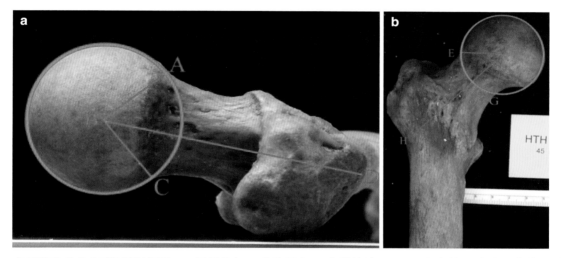

图 1.7 头颈部连接处非球面度的测量。a. 显示前向 α 角和后向 β 角的构造。b. 显示上方的 γ 角和下方的 δ 角（经允许引自 Clinical Orthopaedics and Related Research[30]）。

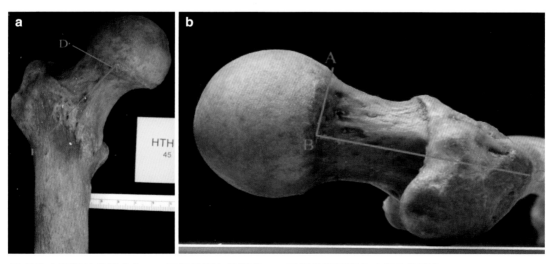

图 1.8 股骨头在颈部的位置定义。a. 显示前后向骨骺角。b. 显示外侧骨骺角（经允许引自 Clinical Orthopaedics and Related Research[30]）。

时，透明软骨才得以覆盖[35]。

1.5 髋臼唇

髋臼唇是一个连续的结缔组织环，与环绕髋臼外边缘的髋臼横韧带相连[36]。它由三个不同的层组成[37]（图 1.9）。第一层与髋臼的关节表面相邻，由纤细的纤维软骨网络与插入的软骨细胞组成。除了Ⅰ型和Ⅲ型胶原外，这一薄的表面层还含有Ⅱ型胶原，通常与髋臼软骨面在唇 - 软骨交界处相连。第二层由交叉的"层状胶原纤维束"构成。第三层，也是最外围的一层，是由胶原纤维组成的，它们呈圆周方向排列。这一层比另外两层厚得多，占据了盂唇的 90% 以上，与髋臼横韧带相连。第二和第三层都是由Ⅰ型和Ⅲ型胶原构成的。盂唇加深了髋臼窝，达到髋臼和盂唇总容积的 33%[36]。另外，唇增加了 22% 的关节接触面，但是关于盂唇是否参与了接触力的载荷分担存在争议。

盂唇的大小在髋臼四周是不同的。前面最宽，上面最厚。下盂唇与髋臼横韧带难以区分。在其外侧、浅表侧，盂唇不与关节囊连接，而是在关节囊

直接插入髋臼近端时形成一个 6~8 mm 深的滑膜内衬隐窝。

盂唇与髋臼透明软骨在 1~2 mm 的过渡区域融合。在前方，盂唇通常有一个裂隙或隐窝，将其与髋臼的关节表面分隔开，并且该区域的胶原纤维与软骨 - 盂唇交界处[7]平行。据报道，有 20%~75% 的人存在这种裂缝[37, 38]。在后面，在软骨 - 盂唇交界处有一个"渐进的和相互交叉的"连接，并且该区域的胶原纤维垂直于过渡区延伸[7]。盂唇与髋臼的骨"舌"区相连，从髋臼边缘[36]延伸至盂唇。盂唇通过钙化软骨区域附着在髋臼骨上，并带有清晰的痕迹。然而，在该舌的外表面上插入的盂唇，没有钙化的软骨区或痕迹。

盂唇有两种明显的生物力学功能。第一个功能是"吸力密封"效应，当受力负荷分散时，盂唇保持并促进关节内的负压，以增加稳定性[39]。这一作用得到了研究的支持，研究表明，通气和撕裂会导致股骨相对于髋臼运动增加，而移位股骨所需的力减小。第二个功能，也是更重要的功能，是封闭受压的中央隔室，以防止滑液回流到周围腔室。关节内的这种加压作用可能导致在关节表面形成更均匀的流体界面，增加髋关节的润滑和低摩擦性能[39, 40]。

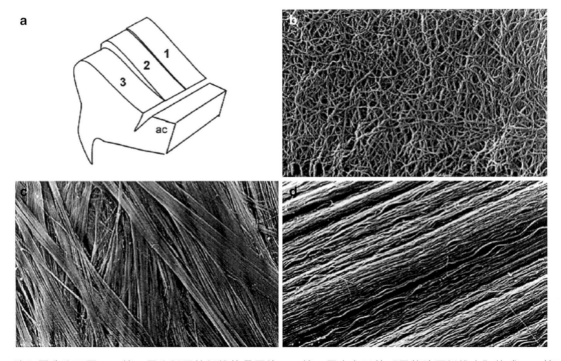

图 1.9   a. 髋臼唇分为三层。b. 第一层为纤弱的纤维软骨网络。c. 第二层由交叉的"层状胶原纤维束"构成。d. 第三层是最厚的一层，由环向纤维与髋臼横韧带相连（经允许引自 Arch Orthop Trauma Surg [37]）。

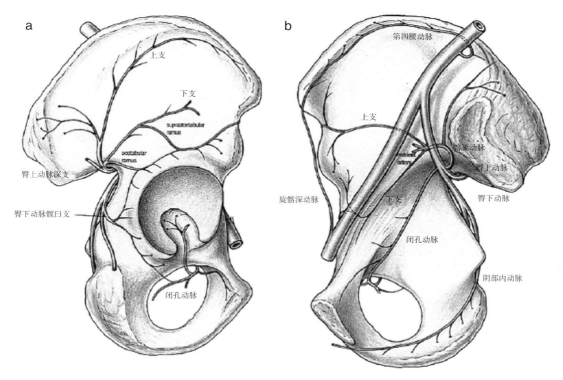

图 1.10　a、b. 髋臼和盂唇的血供由外侧的臀上动脉、臀下动脉、旋股内侧动脉（a）和内侧的髂腰动脉、闭孔动脉、第四腰动脉（b）提供（经允许引自 Surgical and Radiologic Anatomy [18]）。

另外，这种高压可能通过最大限度地吸收滑液和水到软骨表面中 [39]，促进了容易获得营养的环境。最后，盂唇含有类似于圆韧带的神经末梢，这表明缓冲效应可能不那么机械，但它更像是一个警报系统，在关节运动超过生理极限 [41] 时向肌肉组织发出警报。

1.6 血液供应

1.6.1 髋臼的血液供应

髋臼接受一个大的动脉吻合网络。主血管为髂骨营养动脉，为髂腰动脉的分支 [18]。该辅助血管网络由外侧的臀上动脉、臀下动脉、旋股内侧动脉和内侧的髂腰动脉、闭孔动脉、第四腰动脉组成（图 1.10）。

髂腰动脉起源于髂内动脉的后主干或闭孔动脉 [18]。它分为浅表分支和深支，其中最大的分支形成髂骨的营养动脉。在半数患者中，营养动脉进入髂前、髂骶关节和骨盆边缘外侧。在另一半，营养动脉进入骨盆边缘内侧的髂骨。这种解剖学上的差

异是很重要的，因为这条动脉在骨盆边缘内侧不易触及，有相当大的可能在损伤时可产生中度出血。

闭孔动脉在通过闭膜管之前，向四边体和耻骨上支供应一些分支 [18]。它与旋股内侧动脉的分支一起，提供了一个髋臼分支，该分支深入到横韧带的关节深处。如果髋臼的内侧和外侧血管都受到损害，这条血管可能是髋臼的最后供给。因此，当严格按照骨膜下平面解剖内侧至四边体时，应加以保护。

臀上动脉是髋臼最重要的外侧供血动脉。最初，它分为深层和浅层分支。深支有四支，分别为上支、下支、上髋臼支和髋臼支。上支与旋髂深、浅血管及髂腰血管形成上一级吻合网。髋臼上支深入到臀小肌和（或）臀小肌的起点附近，沿着它的路径供给髋臼顶的血供 [18]。髋臼支位于臀小肌下，提供髋臼后上段和髋臼顶。然后髋臼血管和髋臼上血管汇合，合并的血管继续延伸至棘间嵴，与髂腰动脉和旋股外侧动脉的上行支吻合。因此，臀上动脉和它的分支与髂腰和旋髂血管在髂棘间和坐骨切迹处形成一个吻合环。

臀下动脉有两个髋臼分支。其中一个深入到

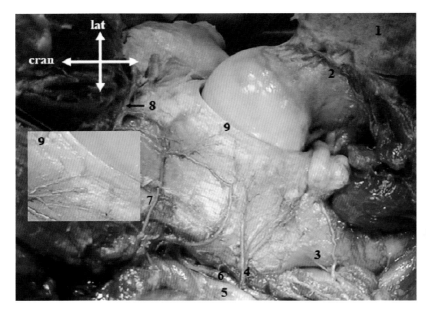

图 1.11 髋臼切开术后髋臼和髋关节的后部显示臀动脉的髋臼分支和它们之间的吻合。1 = 大转子（截骨）；2 = 旋股内侧动脉深支（囊内部分及支持带动脉）；3 = 坐骨小切迹；4 = 髋臼臀内动脉支；5 = 坐骨神经；6 = 臀下动脉；7 = 臀上动脉髋臼支；8 = 臀上动脉髋臼上支；9 = 供应盂唇的终支（经允许引自 Surgical and Radiologic Anatomy [18]）。

短的外旋肌群，通过几个较小的血管供应后壁[42]。另一个是髋臼远端分支，位于下孖肌和股方肌之间，提供髋臼后方血供并与旋股内侧动脉（medial femoral circumflex artery，MFCA）吻合。臀血管的髋臼分支在髋臼外侧形成一个骨膜吻合环，为盂唇提供血液供应（图 1.11）。盂唇也从关节囊血管获得重要的动脉供应。盂唇本身是乏血管的。只有外周 1/3 的盂唇被血管穿透，最大的血管与髋臼骨外缘相邻[36, 37]。MFCA 的深支除了与该网络的吻合关系外，还为前下髋臼贡献了两个分支。

1.6.2 股骨近端血液供应

成人股骨头的血供是通过来自 MFCA[43] 深支的支持动脉来保证的。股骨头及股骨近端血供的演变在很大程度上取决于生长板的发育和股骨颈及股骨大转子的生长。我们现在讨论的是生长中的股骨近端的血液供应[44, 45]，它覆盖了整个生长周期，直到青春期结束。在生长的初始阶段，在骨化核和生长板发育之前，股骨头主要由干骺端血管供应。随着股骨头骨骺的发育，MFCA 外侧骨骺血管对股骨头骨骺血供的贡献越来越大。出生时，常见的股骨近端滋养动脉血供大部分是关节外的。旋股外侧动脉（lateral femoral circumflex artery，LFCA）供应前外侧骨骺、大转子的大部分以及股骨头的前内侧部分。

MFCA 供应前内侧骨骺、后内侧骨骺和大转子的后部。18 个月龄时，股骨骨骺的血供主要通过 MFCA 的外侧骨骺血管提供。出生时大转子区 MFCA 与 LFCA 吻合不一致。在股骨颈生长过程中，LFCA 失去了对股骨骨骺和骺板血液供应的贡献，并减少了对大转子和股骨颈前侧的血供。3 岁时，整个骨骺和骨骺的血液供应通过 MFCA 的外侧和下方支持韧带血管。4 岁时观察到股骨头圆韧带血管，但这种对股骨头灌注的贡献在整个生长过程中是不稳定的，很少对骨骺的灌注有显著的贡献。

1.6.3 成人股骨头的血液供应

许多文献研究了股骨头的血供和 MFCA、LCFA、圆韧带动脉、内侧滑膜皱襞（Weitbrecht 韧带）和髓内血管的贡献关系[44]。

MFCA 深支是提供股骨头血供最重要的血管。有人在尸体研究中观察 MFCA 的囊外走向[43]。MFCA 的深部分支起源于股深动脉并分为上支和浅表支后，在髂腰肌和耻骨肌之间背侧延伸，沿着闭孔外肌的下边界，近端到达股骨颈底部的小转子。该血管在股方肌的前方和头侧向转子间嵴延伸，走行于股方肌和闭孔外肌之间，与它们在股骨近端插入的位置相邻。在此处，发出 1 或 2 个分支供应大转子血供，被称为转子分支。主血管近端沿转子间嵴延伸，经后方穿过闭孔外肌腱，经前方穿过下孖肌腱、闭孔内肌腱和上孖肌腱。它斜穿过关节囊，

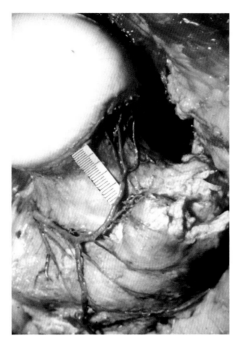
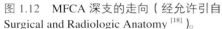

图 1.12 MFCA 深支的走向（经允许引自 Surgical and Radiologic Anatomy [18]）。

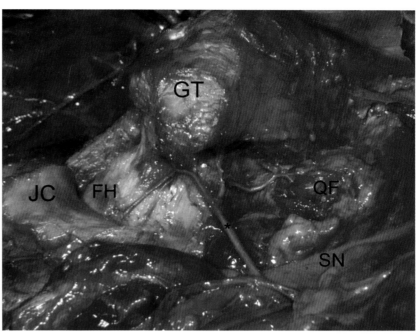

图 1.13 左侧髋关节俯视图显示来自供应股骨头的臀下动脉的直接吻合（＊）。JC，关节囊；FH，股骨头；GT，大转子；QF，股方肌；SN，坐骨神经（经允许引自 Surgical and Radiologic Anatomy[18]）。

头侧到上孖肌腱的止点，尾侧到梨状肌腱的止点，在该处形成 2~4 个滑膜下末端分支，即外侧支持动脉（图 1.12）。除了 Gautier 等描述的下方支持带动脉以外[42]，Kalhor 等也发现了 MFCA 的一个恒定的分支[43]，它从下内侧穿过关节囊，进入关节，继续作为一个下支持动脉，并在所有尸体髋部解剖中均发现该动脉。这条动脉分支在 Weitbrecht 韧带中向股骨头方向延伸[42]。MFCA 与臀下动脉的一条分支之间存在重要的吻合，这条动脉沿着梨状肌的下边缘，穿过股三头肌的后方，在股方肌和闭孔外肌之间的间隙与深支汇合。它的大小与深支的大小成反比。Kalhor 等描述了臀内动脉与 MFCA 深支在坐骨下切迹水平上的另一吻合（图 1.13）[42]。在观察的 20 具尸体标本中，有两具标本中发现这种吻合取代了 MFCA 深支。当臀下动脉的该分支存在时，它在大转子的水平处占据 MFCA 的常见位置[42, 46]。股骨头圆韧带的动脉通常起源于闭孔动脉，偶尔也作为 MFCA 的分支出现。它在成年人中的作用仅限于髋臼中央凹周围区域[45-47]。第一个穿动脉的骨内分支和骨内血管系统供应股骨干的近端和股骨颈。它们在股骨头内，特别是在股骨头的尾部与血管吻合，但它们的主要作

用仅限于股骨颈。骨骺和干骺端血管在闭合后穿过骺板的联合作用已被许多学者提出[45, 47-49]。在非关节炎的股骨头，股骨血液供应没有相应的干骺端血管的作用[50]。

1.7 手术的影响

通过了解 MFCA 的解剖结构，在没有缺血性坏死风险的情况下，通过大转子截骨术来脱位髋关节是可行的[50]。连续激光多普勒血流测量证实了该技术能有效地维持血液供应[51]。支持带动脉的张力可能阻碍血流向股骨头的灌注。了解 MFCA 的走行以及其与外旋肌群之间的关系和它距转子间嵴的距离是进行此类手术的先决条件。该技术可用于治疗多种关节病变，包括股骨髋臼撞击症（femoroacetabular impingement，FAI）、软骨病变、关节内畸形、髋臼以及股骨头肿瘤和骨折[52, 53]。股骨颈截骨术、股骨头复位术、股骨头外翻术等技术均可安全操作，无缺血性坏死风险[54]。然而，MFCA 的囊外部分可能在后路手术中受损。切断外旋肌近止点处，极有可能对 MFCA 的深支部分造

成医源性损害。建议距外旋肌群转子上止点 1.5 cm 处进行分离，完全保留闭孔外肌腱[43]。在青少年中，股骨顺行髓内钉术后股骨头的缺血性坏死是一种罕见的并发症，最可能继发于置钉时对 MFCA 深支的支持血管的损伤。由于股骨颈的直径较小，髓内钉插入梨状窝会危及该血管。因此，青春期患者应避免顺行股骨髓内钉，或采用大转子尖端的入钉点设计[55, 56]。

1.8 神经支配

多数文献报道髋部是由股神经、闭孔神经、骶丛通过神经到达股方肌支配的，有时由副闭孔神经或直接由骶丛或坐骨丛支配[57]。然而，由于还没有进行全面的研究，尚不清楚哪条神经在髋部的神经支配方面最为重要。关于这个问题仍有很多争议。Dee 对这一课题的研究最为深入，他发现了三种"主要关节神经"，分别是后关节神经、内侧关节神经和股骨头韧带神经[58]。后关节神经组包括从神经到股方肌的几个短支。它们跟随坐骨和闭孔内肌腱进入后囊。一旦进入关节，它们就沿着髋臼边缘向上运动。内侧关节神经是闭孔神经前段在闭孔附近的一个分支。然后，该神经形成多个分支，这些分支支配关节囊的前、中、下区域，并且可能还牵涉髋臼。股骨头韧带的神经从闭孔附近的闭孔神经后部离开。然后，它进入髋臼切迹，支配髋臼窝的内容物，包括韧带。髋臼窝的内容物也被认为由坐骨神经的分支支配[59]。

神经末梢的类型、位置和相对密度与窝的内容物有关。股骨头韧带仅含有 IV a 型神经和游离神经末梢[20, 60]。因此，韧带不参与机械感受或本体感受，而只感知疼痛和炎症刺激。髋臼窝的脂肪成分中含有血管周围组织内的神经。这些神经纤维含有神经肽 P 物质和降钙素基因相关肽，提示它们也具有痛觉感受功能[60]。盂唇有丰富的神经支配。盂唇中 80% 的神经位于血管周围的浅表区域。盂唇的游离神经末梢很多，尤其是在前方和上方的区域，这表明盂唇是髋部的一个强大的疼痛发生器。这可能解释了与凸轮型股骨髋臼撞击相比，钳夹撞击相关的早期疼痛。而凸轮型股骨髋臼撞击发生在疾病过程的后期，盂唇受累[61]。此外，组织学检查发现神经末梢负责盂唇的深部感觉、压力、触觉和温度，提示盂唇也在髋部本体感觉中起作用。此外，髋关节囊内的神经末梢提供重要的本体感受反馈，对髋关节的稳定性至关重要。

· 参 · 考 · 文 · 献 ·

[1] Ray B, D'Souza AS, Kumar B, et al. Variations in the course and microanatomical study of the lateral femoral cutaneous nerve and its clinical importance. Clin Anat. 2010;23:978–84. https://doi.org/10.1002/ca.21043.

[2] Gray H, Lewis WH. Anatomy of the human body. Philadelphia: Lea & Febiger; 1918. https://doi. org/10.5962/bhl.title.20311.

[3] Govsa F, Ozer MA, Ozgur Z. Morphologic features of the acetabulum. Arch Orthop Trauma Surg. 2005;125:453–61. https://doi.org/10.1007/s00402-005-0020-6.

[4] Kalberer F, Sierra RJ, Madan SS, et al. Ischial spine projection into the pelvis. Clin Orthop Relat Res. 2008;466:677–83. https://doi.org/10.1007/ s11999-007-0058-6.

[5] Watanabe RS. Embryology of the human hip. Clin Orthop Relat Res. 1974;98:8–26. https://doi. org/10.1097/00003086-197401000-00003.

[6] Strayer LM. Embryology of the human hip joint. Clin Orthop Relat Res. 1971;74:221–40. https://doi.org/10.1097/00003086-197101000-00029.

[7] Cashin M, Uhthoff H, O'Neill M, Beaule PE. Embryology of the acetabular labral-chondral complex. J Bone Joint Surg Br Vol. 2008;90-B:1019–24. https://doi.org/10.1302/0301-620x.90b8.20161.

[8] Liporace FA, Ong B, Mohaideen A, et al. Development and injury of the triradiate cartilage with its effects on acetabular development. J Trauma. 2003;54:1245–9. https://doi.org/10.1097/01. ta.0000029212.19179.4a.

[9] Siebenrock KA, Wahab KHA, Werlen S, et al. Abnormal extension of the femoral head epiphysis as a cause of cam impingement. Clin Orthop Relat Res. 2004;418:54–60. https://doi. org/10.1097/00003086-200401000-00010.

[10] Köhnlein W, Ganz R, Impellizzeri FM, Leunig M. Acetabular morphology: implications for joint-preserving surgery. Clin Orthop Relat Res. 2009;467:682–91. https://doi.org/10.1007/ s11999-008-0682-9.

[11] Philippon MJ, Michalski MP, Campbell KJ, et al. An anatomical study of the acetabulum with clinical applications to hip arthroscopy. J Bone Joint Surg Am. 2014;96:1673–82. https://doi.org/10.2106/JBJS.M.01502.

[12] Maruyama M, Feinberg JR, Capello WN, Antonio JAD. Morphologic features of the acetabulum and femur. Clin Orthop Relat Res. 2001;393:52–65. https://doi.org/10.1097/00003086-200112000-00006.

[13] Vailas JC, Hurwitz S, Wiesel SW. Posterior acetabular fracture-dislocations. J Trauma. 1989;29:1494–6. https://doi.org/10.1097/00005373-198911000-00007.

[14] Letournel E, Judet R. Fractures of the acetabulum. Berlin: Springer; 1993. https://doi. org/10.1007/978-3-642-75435-7.

[15] Greenwald AS, O'Connor JJ. The transmission of load through the human hip joint. J Biomech. 1971;4:507–28. https://doi.org/10.1016/0021-9290(71)90041-8.

[16] Lazennec JY, Laudet CG, Guérin-Surville H, et al. Dynamic anatomy of the acetabulum: an experimental approach and surgical implications. Surg Radiol Anat. 1997;19:23–30. https://doi.org/10.1007/s00276-997-0023-9.

[17] Daniel M, IgliC A, Kralj-IgliC V. The shape of acetabular cartilage optimizes hip contact stress distribution. J Anat. 2005;207:85–91. https://doi. org/10.1111/j.1469-7580.2005.00425.x.

[18] Beck M, Leunig M, Ellis T, et al. The acetabular blood supply: implications for periacetabular osteotomies. Surg Radiol Anat. 2003;25:361–7. https://doi.org/10.1007/s00276-003-0149-3.

[19] Bardakos NV, Villar RN. The ligamentum teres of the adult hip. J Bone Joint Surg Br Vol. 2009;91-B:8–15. https://doi.org/10.1302/0301-620x.91b1.21421.

[20] Leunig M, Beck M, Stauffer E, et al. Free nerve endings in the ligamentum capitis femoris. Acta Orthop Scand. 2000;71:452–4. https://doi.org/10.1080/000164700317381117.

[21] Tannast M, Murphy SB, Langlotz F, et al. Estimation of pelvic tilt on anteroposterior X-rays—a comparison of six parameters. Skelet Radiol. 2005;35:149–55. https://doi.org/10.1007/s00256-005-0050-8.

[22] Zilber S, Lazennec JY, Gorin M, Saillant G. Variations of caudal, central, and cranial acetabular anteversion according to the tilt of the pelvis. Surg Radiol Anat. 2004;26:462–5. https://doi.org/10.1007/s00276-004-0254-y.

[23] Jain AK, Maheshwari AV, Nath S, et al. Anteversion of the femoral neck in Indian dry femora. J Orthop Sci. 2003;8:334–40. https://doi.org/10.1007/s10776-003-0648-5.

[24] Nakahara I, Takao M, Sakai T, et al. Gender differences in 3D morphology and bony impingement of human hips. J Orthop Res. 2010;29:333–9. https://doi.org/10.1002/jor.21265.

[25] Terjesen T, Benum P, Anda S, Svenningsen S. Increased femoral anteversion and osteoarthritis of the hip joint. Acta Orthop Scand. 1982;53:571–5. https://doi.org/10.3109/17453678208992260.

[26] Tönnis D, Heinecke A. Diminished femoral antetorsion syndrome: a cause of pain and osteoarthritis. J Pediatr Orthop. 1991;11:419–31. https://doi.org/10.1097/01241398-199107000-00001.

[27] Reikerås O, Høiseth A. Femoral neck angles in osteoarthritis of the hip. Acta Orthop Scand. 1982;53:781–4. https://doi.org/10.3109/17453678208992292.

[28] Herzberg W, Meitz R, Halata Z. Antetorsion of the femur neck. A variable of the trochanter minor? Unfallchirurg. 1991; 94:168–71.

[29] Meyer DC, Beck M, Ellis T, et al. Comparison of six radiographic projections to assess femoral head/neck asphericity. Clin Orthop Relat Res. 2006;445:181–5. https://doi.org/

10.1097/01. blo.0000201168.72388.24.

[30] Toogood PA, Skalak A, Cooperman DR. Proximal femoral anatomy in the normal human population. Clin Orthop Relat Res. 2008;467:876–85. https://doi. org/10.1007/s11999-008-0473-3.

[31] Nötzli HP, Wyss TF, Stoecklin CH, et al. The contour of the femoral head-neck junction as a predictor for the risk of anterior impingement. J Bone Joint Surg. 2002;84:556–60. https://doi. org/10.1302/0301-620x.84b4.12014.

[32] Bealule P, Zaragoza E, Motamedi K, et al. Three-dimensional computed tomography of the hip in the assessment of femoroacetabular impingement. J Orthop Res. 2005;23:1286–92. https://doi.org/10.1016/j.orthres.2005.03.011.

[33] Neumann M, Cui Q, Siebenrock KA, Beck M. Impingement-free hip motion: the "normal" angle alpha after osteochon-droplasty. Clin Orthop Relat Res. 2008;467:699–703. https://doi.org/10.1007/s11999-008-0616-6.

[34] Keene GS, Villar RN. Arthroscopic anatomy of the hip: an in vivo study. Arthroscopy. 1994;10:392–9. https://doi.org/10.1016/s0749-8063(05)80189-6.

[35] Byrd JWT. Portal anatomy. In: Operative hip arthroscopy. New York: Springer; 2005. p. 110–6. https://doi.org/10.1007/0-387-27047-7_7.

[36] Seldes RM, Tan V, Hunt J, et al. Anatomy, histologic features, and vascularity of the adult acetabular labrum. Clin Orthop Relat Res. 2001;382:232–40. https://doi.org/10.1097/00003086-200101000-00031.

[37] Petersen W, Petersen F, Tillmann B. Structure and vascularization of the acetabular labrum with regard to the pathogenesis and healing of labral lesions. Arch Orthop Trauma Surg. 2003;123:283–8. https://doi. org/10.1007/s00402-003-0527-7.

[38] McCarthy J, Noble P, Aluisio FV, et al. Anatomy, pathologic features, and treatment of acetabular labral tears. Clin Orthop Relat Res. 2003;406:38–47. https://doi.org/10.1097/00003086-200301000-00008.

[39] Safran MR. The acetabular labrum: anatomic and functional characteristics and rationale for surgical intervention. J Am Acad Orthop Surg. 2010;18:338–45. https://doi.org/10.5435/00124635-201006000-00006.

[40] Ferguson SJ, Bryant JT, Ganz R, Ito K. An in vitro investigation of the acetabular labral seal in hip joint mechanics. J Biomech. 2003;36:171–8. https://doi. org/10.1016/s0021-9290(02)00365-2.

[41] Kim YT, Azuma H. The nerve endings of the acetabular labrum. Clin Orthop Relat Res. 1995;320:176–81. https://doi.org/10.1097/00003086-199511000-00029.

[42] Kalhor M. Capsular and pericapsular contributions to acetabular and femoral head perfusion. J Bone Joint Surg Am. 2009;91:409. https://doi.org/10.2106/jbjs.g.01679.

[43] Gautier E, Ganz K, Krügel N, et al. Anatomy of the medial femoral circumflex artery and its surgical implications. J Bone Joint Surg. 2000;82:679–83. https://doi.org/10.1302/0301-620x.82b5.10426.

[44] Lauritzen J. The arterial supply to the femoral head in children. Acta Orthop Scand. 1974;45:724–36. https://doi.org/10.3109/17453677408989681.

[45] Trueta J. Vascular pattern of the femoral head during growth. In: Studies of the development and decay of the human frame. Philadelphia: JB Lippincott; 1968. p. 135–42. https://doi.org/10.1016/b978-1-4831-6802-9.50024-9.

[46] Grose AW, Gardner MJ, Sussmann PS, et al. The surgical anatomy of the blood supply to the femoral head: description of the anastomosis between the medial femoral circumflex and inferior gluteal arteries at the hip. J Bone Joint Surg Br Vol. 2008;90-B:1298–303. https://doi. org/10.1302/0301-620x.90b10.20983.

[47] Letournel E, Judet R. Surgical anatomy. In: Fractures of the acetabulum. Berlin: Springer; 1981. p. 1–6. https://doi.org/10.1007/978-3-662-02325-9_1.

[48] Freeman MAR. Some anatomical and mechanical considerations relevant to the surface replacement of the femoral head. Clin Orthop Relat Res. 1978;134:19–24. https://doi.org/10.1097/00003086-197807000-00004.

[49] Hulth A. Circulatory disturbances in osteoarthritis of the hip: a venographic study. Acta Orthop Scand. 1958;28:81–9. https://doi. org/10.3109/17453675808988610.

[50] Ganz R, Gill TJ, Gautier E, et al. Surgical dislocation of the adult hip. J Bone Joint Surg. 2001;83:1119–24. https://doi.org/10.1302/0301-620x.83b8.11964.

[51] Nötzli HP, Siebenrock KA, Hempfing A, et al. Perfusion of the femoral head during surgical dislocation of the hip: monitoring by laser doppler flowmetry. J Bone Joint Surg. 2002;84:300–4. https://doi. org/10.1302/0301-620x.84b2.12146.

[52] Ellis TJ, Beck M. Trochanteric osteotomy for acetabular fractures and proximal femur fractures. Orthop Clin N Am. 2004;35:457–61. https://doi.org/10.1016/j.ocl.2004.05.002.

[53] Tannast M, Kruger A, Mack PW, et al. Surgical dislocation of the hip for the fixation of acetabular fractures. J Bone Joint Surg Br Vol. 2010;92-B:842–52. https://doi.org/10.1302/0301-620x.92b6.22994.

[54] Leunig M, Slongo T, Kleinschmidt M, Ganz R. Subkapitale Korrekturosteotomie bei der Epiphyseolysis capitis femoris mittels chirurgischer Hüftluxation. Oper Orthop Traumatol. 2007;19:389–410. https://doi.org/10.1007/s00064-007-1213-7.

[55] Orler R, Hersche O, Helfet DL, et al. Avascular necrosis of the femoral head as a serious complication following femoral nailing in children and adolescents. Unfallchirurg. 1998;101:495–9. https://doi.org/10.1007/s001130050301.

[56] Buford D, Christensen K, Weatherall P. Intramedullary nailing of femoral fractures in adolescents. Clin Orthop Relat Res. 1998;350:85–9. https://doi.org/10.1097/00003086-199805000-00012.

[57] Gardner E. The innervation of the hip joint. Anat Rec. 1948;101:353–71. https://doi.org/10.1002/ar.1091010309.

[58] Dee R. Structure and function of hip joint innervation. Ann R Coll Surg Engl. 1969;45:357–74.

[59] Saxler G, Löer F, Skumavc M, et al. Localization of SP- and CGRP-immunopositive nerve fibers in the hip joint of patients with painful osteoarthritis and of patients with painless failed total hip arthroplasties. Eur J Pain. 2007;11:67–74. https://doi.org/10.1016/j. ejpain.2005.12.011.

[60] Sarban S, Baba F, Kocabey Y, et al. Free nerve endings and morphological features of the ligamentum capitis femoris in developmental dysplasia of the hip. J Pediatr Orthop B. 2007;16:351–6. https://doi. org/10.1097/01.bpb. 0000243830.99681.3e.

[61] Gerhardt M, Johnson K, Atkinson R, et al. Characterisation and classification of the neural anatomy in the human hip joint. Hip Int. 2018;22:75–81. https://doi.org/10.5301/HIP.2012.9042.

2

髋关节影像学

Florian Schmaranzer, Till D. Lerch, Inga A. S. Todorski, Moritz Tannast, and Simon Steppacher

邓国英　康英杰　译

摘　要

本章将详细描述髋部创伤后的影像学变化。其主要内容包括：①常规影像学检查（X线片）具有快速、经济、整体感较强等优势，且随着技术的发展，延伸出了新的技术方法和读片技巧；②计算机体层成像（computed tomography，CT）三维（3D）重建与多平面重建，已逐步成为必备的髋部骨折术前评估手段；③磁共振成像（magnetic resonance imaging，MRI）在髋部急性创伤的诊断中的意义有限，但对诊断隐匿性骨折、评估软组织损伤以及创伤后畸形情况意义重大。

关键词

髋部骨折，髋臼骨折，股骨骨折，创伤影像学检查，常规影像学检查，计算机体层成像，磁共振成像

2.1 常规影像学检查

尽管 CT 的使用越来越普及，X 线片仍然是髋关节创伤后的标准影像学检查手段。常规影像学检查，普及广泛、价格经济、流程迅速，并且可以从整体上实现髋部骨折的早期评估。连续 CT 常可发现髋部骨折的继发移位，或明确髋部骨折的愈合情况。不仅如此，还可为全髋关节置换和创伤后畸形截骨矫形术提供重要的术前规划资料[1, 2]。

既往临床使用的常规影像学检查为骨盆前后位及轴位，在必要时也会增加 Judet 位（包括髂骨斜位及闭孔斜位）的摄片[3, 4]。随着数据采集方法的改进，髋关节的 X 线解剖也有了新的研究进展。接下来，本篇将从焦距、X 线中心的位置和方向以及摄片时骨盆方向三个方面进行详细介绍。

2.1.1 常规影像学检查的技术原则

髋部的 X 线解剖的技术要领包括：焦距、X 线中心的位置和方向，以及摄片时骨盆方向[5]。

2.1.1.1 焦距

与 CT 不同，X 线片是点状射线源投射出的圆锥形射线穿过目标结构后形成的投影。基于此原理，位置越接近射线源的解剖结构，投射出的图像结构被拉长的程度就越大。以骨盆髋臼部影像为例，通过增大焦距，影像呈现出的骨盆图像将表现得更为前倾（图 2.1）[5]。因此，采用标准化

F. Schmaranzer (✉) · T. D. Lerch · I. A. S. Todorski ·
M. Tannast · S. Steppacher
Department of Orthopaedic Surgery and
Traumatology, Inselspital, Bern University Hospital,
Bern, Switzerland
e-mail: florian.schmaranzer@insel.ch

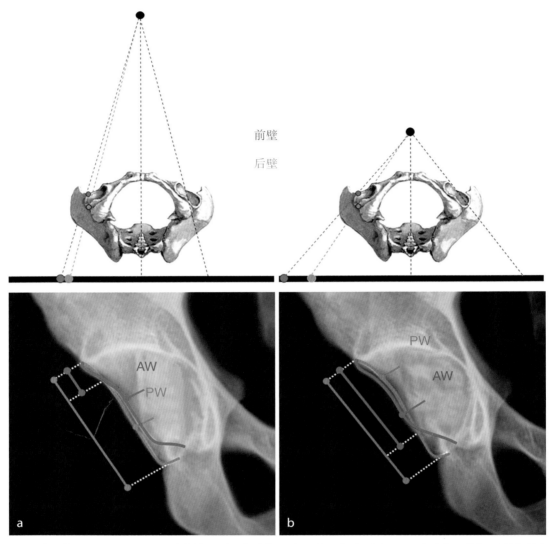

图 2.1　a、b. 焦距变化对骨盆影像解剖结构的影响。与常规距离下的图像（a）相比，随着焦距缩短，影像学表现为髋臼前倾相应减少、后倾增加（b）。其最明显的表现为髋臼前后壁边缘随着焦距缩短的投影变化，因位置靠前，前壁边缘的投影拉长较后壁更为显著，交叉征象改变。示意图显示，与位置靠后的解剖结构相比，位于更前的结构在胶片上拉长更显著。

的焦距参数十分重要。目前而言，该参数在使用公制的国家为 120 cm，在使用英制的国家为 40 in（101.6 cm）。

　　2.1.1.2　X 线中心的位置和方向

　　X 线中心的位置是影响髋部 X 线解剖的最主要因素。在标准的前后位骨盆平片摄片时，X 线中心需对准耻骨联合上缘与髂前上棘连线的中点部位。降低 X 线中心位置（如全髋关节置换术前规划摄片，往往需要降低 X 线中心以显示更多股骨近端结构），可导致骨盆前倾增加（图 2.2）[5]。基于相同原理，当 X 线中心对准一侧髋关节时，骨盆前倾角较正位片有所降低（图 2.3）[5]。值得注意的是，当

X 线中心对准一侧髋关节时，影像中髋臼深度较正位片将有所增加（图 2.3）[5]。髋臼深度对髋臼骨折螺钉内固定安全区域的确定至关重要，且变异度极大，因此推荐术前使用 CT 予以明确（图 2.4）。

　　2.1.1.3　骨盆定位测量

　　骨盆定位测量（pelvic orientation）可因骨盆歪斜、骨盆旋转、骨盆倾斜出现偏差。临床上，常使用泪滴线等解剖参考线校正骨盆倾斜导致的测量错误。摄片时若骨盆歪斜、骶尾关节与耻骨联合中心不在同一矢状位，则可导致骨盆旋转不良，进而影响对髋臼前倾程度的判断；摄片时若骨盆偏向一侧旋转，将导致同侧髋臼前倾降低；骨盆倾斜可以通

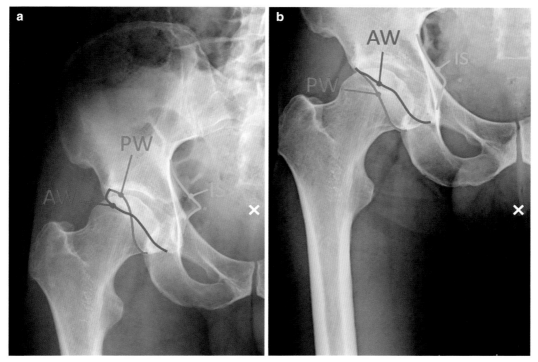

图 2.2　X 线中心位置（白色叉号）的高度变化对髋关节 X 线解剖的影响。a. 标准的前后位骨盆平片摄片时，髋臼呈后倾状态，具体表现为前壁（AW）投影长于后壁（PW）、投影交叉，坐骨棘（IS）向骨盆入口方向突出明显。b. 当 X 线中心位置降低后，影像中髋臼前后壁投影交叉征象消失，坐骨棘向骨盆入口方向突出消失，髋臼前倾明显增加。

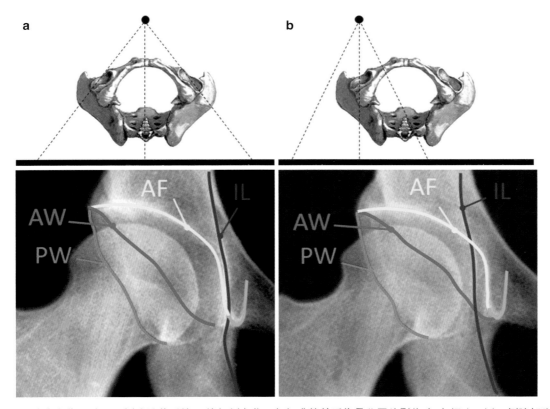

图 2.3　a、b. X 线中心位置移至一侧髋关节后的 X 线解剖变化。与标准的前后位骨盆平片影像（a）相比，以一侧髋部为中心的平片影像（b）上，前壁（AW）投影与后壁（PW）投影的距离增大，髋臼前倾更为明显；此外，股骨头和髋臼窝（AF）在髂坐线（IL）上的投影更加内倾。

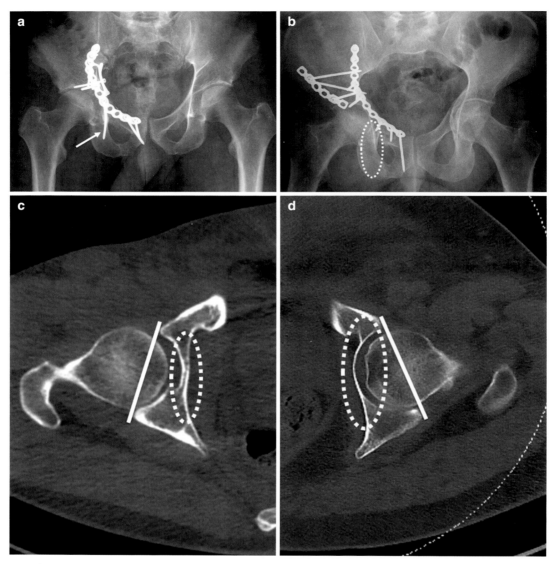

图 2.4　髋臼深度对骨盆损伤后螺钉放置安全区域的影响。a. 髋臼下缘螺钉用于髋臼深度正常的髋臼内固定。b. 本例患者双侧髋臼突出（股骨头与髂坐骨线重叠），未使用髋臼下缘钉固定（虚线）。c、d. CT 横断面显示存在髋臼过度覆盖（d），髋臼壁，尤其是内侧壁，与正常个体（c）相比显著薄弱。

过骶尾关节到耻骨联合上缘的距离来间接评估，例如骨盆前倾时，骶尾骨 – 耻骨联合距离增加导致髋臼成像缩小，反之亦然 [2]。

2.1.2 传统影像学的不同视图

本部分将详细介绍传统髋部影像学在创伤背景下的不同视图及其应用。

2.1.2.1 骨盆前后位片

骨盆前后位片是股骨头骨折和髋臼骨折诊断不可或缺的重要检查。进行准确影像学判读的首要

前提是掌握髋关节重要的影像学标志，包括髋臼前壁、髋臼后壁、髋臼顶、泪滴、髂耻线、髂坐骨线等（图 2.5）。在 X 线片上，髂耻线与骨盆前柱相对应。骨盆前柱被定义为从骶髂关节向下延伸至同侧耻骨支的骨性结构，包括耻骨上支、髂前上 / 下棘、髋臼前半部和髂嵴前部 [6]。髂坐骨线与骨盆解剖后柱的 X 线投影相对应。骨盆后柱从髂后上棘向下延伸至坐骨粗隆，从坐骨耻骨交界处延伸到坐骨大切迹和髋臼的后半部分 [6]。

获取骨盆前后位片时，患者取仰卧位，双腿内

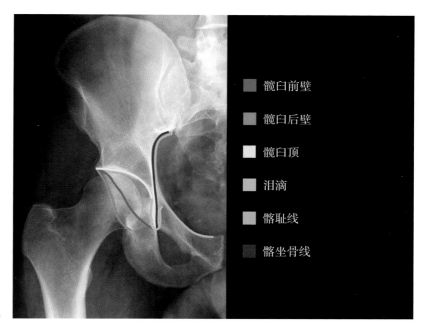

髋臼前壁
髋臼后壁
髋臼顶
泪滴
髂耻线
髂坐骨线

图 2.5　正常髋关节中的六条线。

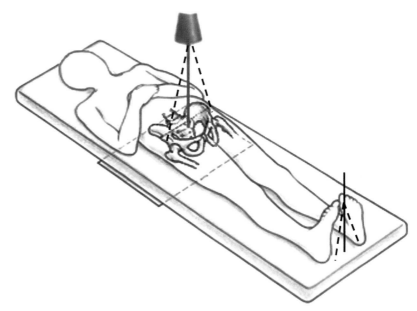

图 2.6　骨盆前后位片的拍摄方法。患者取仰卧位，双腿内旋 15°，焦距 1.2 m，射线源位于耻骨联合上缘与左右髂前上棘连接线之间的中点位置。

旋 15°。焦距为 120 cm，中央束点位于耻骨联合上缘与左右髂前上棘连接线之间的中点位置（图 2.6）[2]。

2.1.2.2 侧位片：髋关节穿桌侧位

除前后位片外，髋部评估所必需的影像学资料还包括髋部的侧位片。就股骨骨折而言，轴位片即可满足诊断需求。其他的摄片技术还包括髋关节穿桌侧位、Dunn 位、Lauenstein 位或蛙式侧位。对于髋臼及其骨折的评估，Judet 位最为合适（详见 2.1.2.3）。

髋关节穿桌侧位可以显示股骨头和股骨颈的前后轮廓，对于骨盆前后位片中疑似骨折的初步确认和移位评估意义非凡。患者取仰卧位，同侧腿内旋 15° 以补偿股骨扭转。射线源以 45°，指向腹股沟褶皱（图 2.7）。其他可选择的轴位片包括 Dunn 位（屈髋 90°，外展 20° 前后位摄片）、改良 Dunn 位（屈髋 45° 而非 90°）、Lauenstein 位（屈髋 45°，外展 34°）以及蛙式侧位（双侧 Lauenstein 位）[7]。值得一提的是，在这些方法中，只有髋关节穿桌侧位可以在获得的第二平面内独立实现髋臼骨折评估，其他摄片方式必须在骨盆前后位片的基础上进

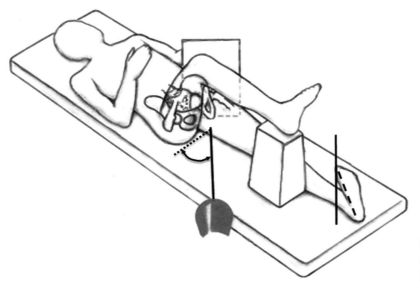

图 2.7 髋关节穿桌侧位片的拍摄方法。患者取仰卧位，同侧腿内旋 15°，以补偿股骨颈前倾。射线源呈 45°，指向腹股沟褶皱。

行判断。

2.1.2.3 Judet 位

在 CT 出现前，Judet 位片是髋臼骨折影像学分型的基础[6]，如右后斜位（right posterior oblique，RPO；也被称为"髂骨位"，右髂骨斜位片或左闭孔斜位片）、左后斜位（left posterior oblique，LPO；也被称为"闭孔位"，左髂骨斜位片或右闭孔斜位片）等。

在此基础上，Letournel 分型不断发展，目前已延伸出 10 种不同的髋臼骨折分型[8]。其中可分为三种基本骨折类型：壁骨折、柱骨折和横行骨折。髂骨斜位片可显示同侧髂坐骨线、整个髂翼和髋臼前壁。闭孔斜位片可显示同侧髂耻线和后壁。

为了获得右侧后斜位和左侧后斜位片，患者需仰卧位配合左或右 45° 旋转骨盆摄片（图 2.8）。射线源位于髋关节正上方。我们建议以标准 CT 扫描，骨盆和股骨三维重建，辅以 Judet 位片，进行骨盆解剖结构评估和术后随访比较。

2.1.3 X 线透视检查

X 线透视检查是创伤手术治疗中的一种重要操作。与标准骨盆前后位片相反，其投影方式为后前位，且射线源位于单侧髋部上方。虽然这不可避免地会导致髋臼前倾有所增加，但不会因此影响髋臼覆盖的测量结果[9]。

2.2 CT

虽然常规 X 线片是髋部损伤的诊断基础，但具有 3D 重建功能和多平面重建功能的 CT 已成为术前规划不可或缺的工具。对于股骨骨折而言，CT 可以精确评估骨折类型，进而帮助选择手术适合的内固定器械。多平面重建和 3D 重建可有效帮助骨科医生开展术前规划，确定骨折复位和内固定的手术步骤。这在粉碎性骨折或微创手术中尤其重要。对于髋臼骨折而言，鉴于髋臼和骨盆解剖结构的复杂性，以及髋臼骨折类型间的巨大差异，常规 X 线片很难准确评估骨折的具体情况（图 2.4），因此，常规使用 CT 完成诊断；不仅如此，术后选择 CT 复查，可更好地评估骨折复位情况和螺钉位置。鉴于髋臼非解剖复位可导致创伤后骨关节炎的发生率显著增加，术后复查时选择 CT 可能更妥当[10]。

将全身 CT 扫描（头部无须增强，需增强部位：脊柱、胸部、腹部和骨盆）整合到急性创伤临床路径中，可以快速识别或排除危及生命的损伤，并有助于制订治疗计划。研究表明，多发创伤患者的早期全身 CT 扫描可有效提高患者的生存率[11, 12]。

随着 CT 扫描的广泛普及，以及其在快速 2D 平面重建和 3D 重建呈现中表现出的巨大优势，CT 扫描已经成为骨盆和髋部创伤治疗中手术决策和术

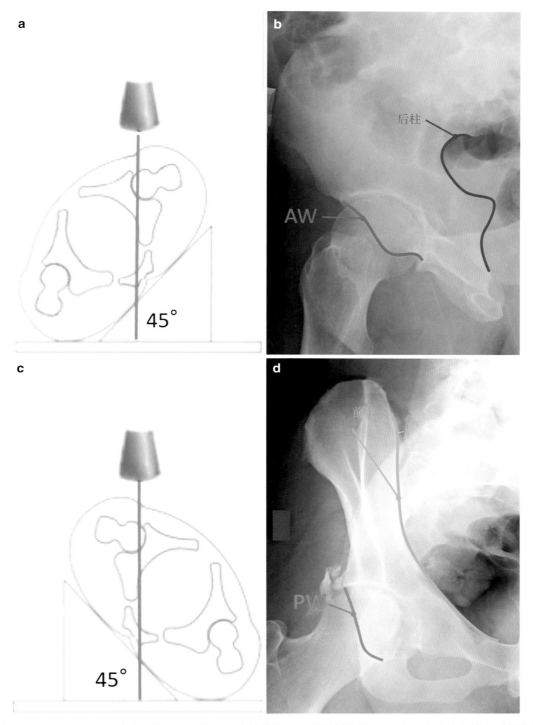

图 2.8　a~d. 患者 54 岁，图示为右髋关节的右后斜位摄片（髂骨位，右髂骨斜位）(a、b) 和左髋关节的左后斜位摄片（闭孔位，右闭孔斜位）(c、d)。如图所示，患者向右侧旋转骨盆 45°(a)，同侧髂坐骨线、整个髂翼和髋臼前壁（AW ）显示清晰（ b ）。患者向左侧旋转骨盆 45°(c)，同侧髂耻线和后壁（PW ）显示清晰（ d ）。

前规划的标准工具，大大提高了 Letournel 分型的可靠性[3, 13]。

2.3 MRI

传统 X 线片，尤其是 CT，已成为评估髋部创伤的主要诊断工具。然而，在老年患者中，3%~5% 的髋部骨折无法通过常规 X 线片确诊。MRI 是排除无移位股骨骨折的最佳选择（图 2.9），特别适合临床上高度怀疑但 X 线片阴性或 CT 扫描阴性的患者[14, 15]。此外，MRI 良好的软组织对比效果可以发现骨折以外引起临床症状的其他病理情况，如肌肉损伤（例如腘绳肌损伤）等。标准的骨盆创伤 MRI 检查包括[1]：整个骨盆的冠状位和轴位非抑脂的 T1/T2 加权快速自旋回波序列（T1-w TSE，T2-w TSE），以及流体敏感序列（脂肪饱和或短时反转恢复的 T2-w/PD-w）。在 MRI 上，骨折线在所有序列上呈低信号（"暗"），在流体敏感序列上，周围环绕高信号（"亮"）的骨髓水肿，而在 T1-w 图像上呈低信号（图 2.9）。对于可疑的髋部骨折，仅在少数情况下用到造影剂，以进一步改善非血管化骨折线的成像效果[1]。

在急性创伤性后髋关节脱位的情况下，MRI 可用于评估闭孔外肌的完整性，闭孔外肌是旋股内侧动脉深支的解剖标志，而这条血管是股骨头血供的主要来源。因此，MRI 成像中闭孔外肌的完整性是重要的影像学形态标志，往往预示着股骨头供血功能仍存留（图 2.10）[16]。

对于年轻的股骨和髋臼骨折患者，在初次手术固定时（手术设计）和术后随访时必须考虑创伤后遗症出现的可能性（图 2.11）。创伤后畸形可导致股骨髋臼撞击症（femoroacetabular impingement，FAI），并最终发展为骨关节炎[17]。创伤后的 MRI 检查包括股骨近端颈交界处、股骨扭转、盂唇撕裂（图 2.12）、关节内游离体、骨软骨损伤和圆韧带损伤（图 2.13）[18]的评估。准确地鉴别、定位这些病变和必要的骨组织病理形态学检查对于评估患者是

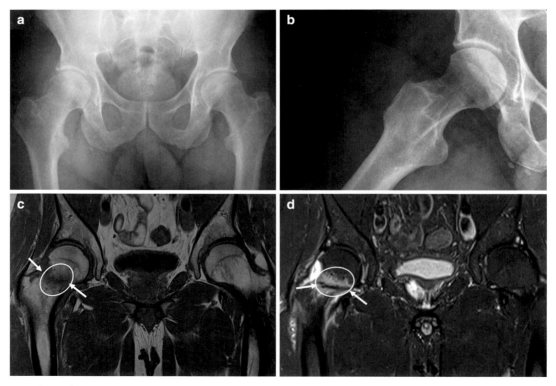

图 2.9　a~d. 一名 48 岁男性，主诉为关节镜下凸轮型畸形（无局部外伤病史）矫正术后 4 周，腹股沟区域反复疼痛。骨盆前后位片（a）和改良 Dunn 位片（b）均未见明显骨折。冠状位 T1-w TSE 成像（无脂肪抑制）（c）和冠状位 STIR（d）显示高信号骨折线（箭头所指），相邻骨髓水肿，提示这是股骨颈应力性骨折。

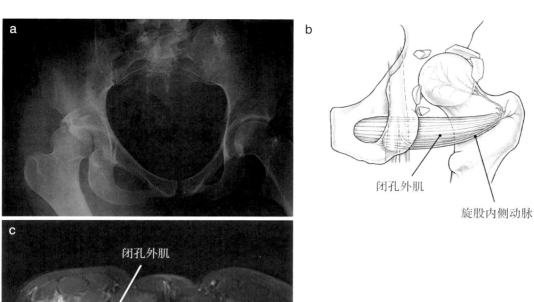

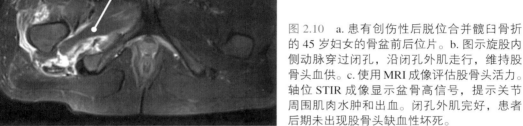

图 2.10　a. 患有创伤性后脱位合并髋臼骨折的 45 岁妇女的骨盆前后位片。b. 图示旋股内侧动脉穿过闭孔，沿闭孔外肌走行，维持股骨头血供。c. 使用 MRI 成像评估股骨头活力。轴位 STIR 成像显示盆骨高信号，提示关节周围肌肉水肿和出血。闭孔外肌完好，患者后期未出现股骨头缺血性坏死。

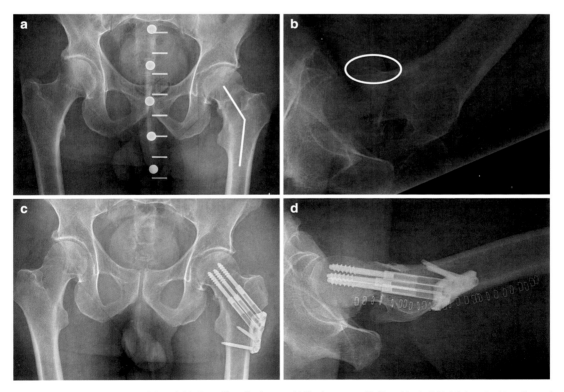

图 2.11　a. 一位 45 岁股骨颈内侧骨折患者的骨盆前后位片。b. 轴位片显示股骨前颈处形成骨刺（圆圈所示）。c. 切开复位，用角稳定钢板固定。d. 矫正偏移，预防外伤性 FAI。

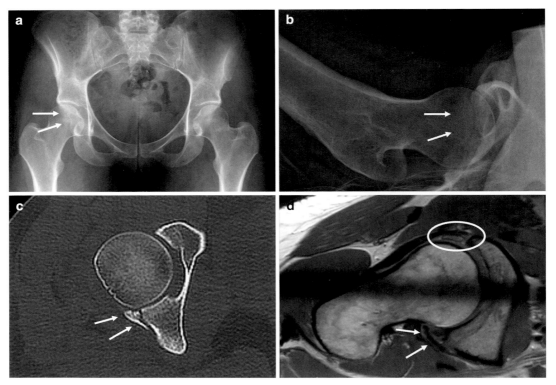

图 2.12　一位 28 岁女性，遭遇髋部过伸和外旋创伤。a~c. 骨盆前后位片（a）、髋关节穿桌侧位片（b）和轴位 CT 图像（c）显示髋臼后壁无移位骨折（箭头所指）。d. 受伤 3 个月后，患者出现久坐或久站后腹股沟疼痛。径向直接关节造影显示髋臼盂唇前部撕裂伴骨内变性（圆圈所示），髋臼后壁骨折。

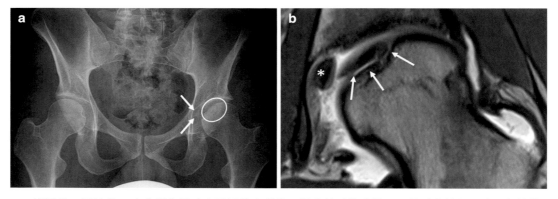

图 2.13　a. 25 岁男性，因过伸 – 内收损伤导致左髋关节半脱位，骨盆前后位片提示股骨过度前倾，髋臼窝的放射透明结构提示游离体存在（箭头所指），对侧股骨头畸形，射线透射不均匀。b. 冠状位质子密度加权（PD-w）涡轮自旋回波（TSE）成像显示髋臼窝（＊）处有一个骨软骨游离体，中心凹周围有一个仍部分附着于股骨头的骨软骨碎片。

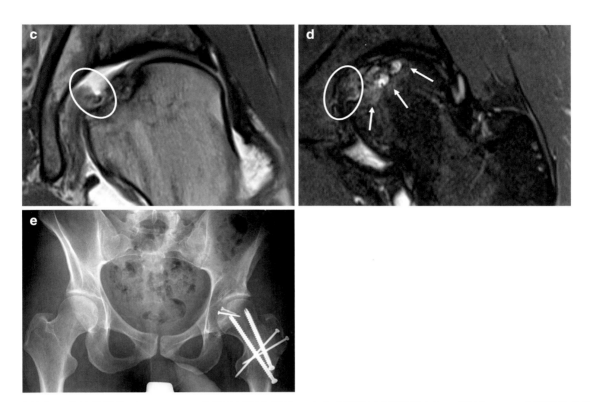

图 2.13 （续）c. 连续的冠状面 PD-w TSE 成像显示圆韧带的一束完全断裂（圆圈所示）。d. 冠状 TIRM 成像高信号处提示圆韧带第二束部分断裂（圆圈所示），小窝骨髓水肿（箭头所指）。e. 采用外科脱位技术，行股骨颈楔行截骨延长术和中心骨软骨碎片固定术，此为术后的骨盆前后位片。

否需要手术干预和如何选择干预方法至关重要。其中，髋关节经检查适用于局灶性、浅表的病变，而外科脱位技术则适用于更为复杂的股骨力线矫正重建手术[2, 19, 20]。

评估股骨髋臼撞击症和关节内病变需要不同于创伤 MR 的成像方法。直接关节造影是目前评估盂唇病变的首选方式，优于非增强 MRI[21, 22]。直接关节造影可以进一步与轴向牵引相结合，形象、直观地显示软骨层和圆韧带关系[23-26]。冠状面、轴向/轴向斜位和矢状面有或没有脂肪饱和技术的 T1-w 或 PD-w 图像（根据机构偏好），可在小视野 FOV（16~20 cm）条件下获得[18]。由于绕股骨颈轴旋转的径向切片是凸轮型畸形成像的金标准，因此检查应囊括 2D 的沿股骨颈轴线的放射状扫描或梯度回波 GRE 序列的放射状重建[27]。随着技术的进步，3T 高场扫描设备、高性能梯度、专用多通道线圈为常规获取 3D-GRE 序列铺平了道路。这些序列能够在可接受的成像时间内实现与 CT 扫描具有同等或更高分辨率的薄层、多平面图像重建。利用这种 3D 多平面重组技术，可以更精细地评估患者的具体解剖结构。这些新技术更可以有效地减少平面外伪影和部分容积效应[28]。此外，初步的内部数据显示，在平均表面距离 <1 mm 的情况下，MRI 与 CT 人工断层扫描有极好的相关性。而随着机器学习应用的不断深入，未来完全有可能出现全自动化的 MR 断层扫描。

·参·考·文·献·

[1] Karantanas AH. What's new in the use of MRI in the orthopaedic trauma patient? Injury. 2014;45:923–33.

[2] Tannast M, Siebenrock KA, Anderson SE. Femoroacetabular impingement: radiographic diagnosis–what the radiologist should know. AJR Am J Roentgenol. 2007;188:1540–52.

[3] Clarke-Jenssen J, Øvre SA, Røise O, Madsen JE. Acetabular fracture assessment in four different pelvic trauma centers: have the Judet views become superfluous? Arch Orthop Trauma Surg. 2015;135:913–8.

[4] Ricci WM, Mamczak C, Tynan M, Streubel P, Gardner M.

Pelvic inlet and outlet radiographs redefined. J Bone Joint Surg Am. 2010;92:1947–53.

[5] Steppacher SD, Albers CE, Tannast M, Siebenrock KA. Plain radiographic evaluation of the hip. In: Nho S, Leunig M, Kelly B, Bedi A, Larson C, editors. Hip arthroscopy and hip joint preservation surgery. New York: Springer; 2014. p. 1–22.

[6] Lawrence DA, Menn K, Baumgaertner M, Haims AH. Acetabular fractures: anatomic and clinical considerations. Am J Roentgenol. 2013;201:W425–36.

[7] Meyer DC, Beck M, Ellis T, Ganz R, Leunig M. Comparison of six radiographic projections to assess femoral head/neck asphericity. Clin Orthop Relat Res. 2006;445:181–5.

[8] Letournel E. Acetabulum fractures: classification and management. Clin Orthop Relat Res. 1980;151:81–106.

[9] Büchler L, Schwab JM, Whitlock PW, Beck M, Tannast M. Intraoperative evaluation of acetabular morphology in hip arthroscopy comparing standard radiography versus fluoroscopy: a cadaver study. Arthroscopy. 2016;32:1030–7.

[10] Tannast M, Najibi S, Matta JM. Two to twenty-year survivorship of the hip in 810 patients with operatively treated acetabular fractures. J Bone Joint Surg Am. 2012;94:1559–67.

[11] Huber-Wagner S, Lefering R, Qvick L-M, Körner M, Kay MV, Pfeifer K-J, Reiser M, Mutschler W, Kanz K-G, Working Group on Polytrauma of the German Trauma Society. Effect of whole-body CT during trauma resuscitation on survival: a retrospective, multicentre study. Lancet. 2009;373:1455–61.

[12] Huber-Wagner S, Mand C, Ruchholtz S, Kühne CA, Holzapfel K, Kanz K-G, van Griensven M, Biberthaler P, Lefering R, Trauma Register DGU. Effect of the localisation of the CT scanner during trauma resuscitation on survival – a retrospective, multicentre study. Injury. 2014;45(Suppl 3):S76–82.

[13] Ohashi K, El-Khoury GY, Abu-Zahra KW, Berbaum KS. Interobserver agreement for letournel acetabular fracture classification with multidetector ct: are standard judet radiographs necessary? Radiology. 2006;241:386–91.

[14] Collin D, Geijer M, Göthlin JH. Computed tomography compared to magnetic resonance imaging in occult or suspect hip fractures. A retrospective study in 44 patients. Eur Radiol. 2016;26:3932–8.

[15] Haubro M, Stougaard C, Torfing T, Overgaard S. Sensitivity and specificity of CT- and MRI-scanning in evaluation of occult fracture of the proximal femur. Injury. 2015;46:1557–61.

[16] Tannast M, Pleus F, Bonel H, Galloway H, Siebenrock KA, Anderson SE. Magnetic resonance imaging in traumatic posterior hip dislocation. J Orthop Trauma. 2010;24:723–31.

[17] Leunig M, Beaulé PE, Ganz R. The concept of femoroacetabular impingement: current status and future perspectives. Clin Orthop Relat Res. 2009;467:616–22.

[18] Schmaranzer F, Todorski IAS, Lerch TD, Schwab J, Cullmann-Bastian J, Tannast M. Intra-articular lesions: imaging and surgical correlation. Semin Musculoskelet Radiol. 2017;21:487–506.

[19] Steppacher S, Schwab J, Siebenrock K, Tannast M. Actual management of femoroacetabular impingement. Minerva Ortopedica e Traumatologica. 2012;63:365–78.

[20] Lerch TD, Todorski IAS, Steppacher SD, Schmaranzer F, Werlen SF, Siebenrock KA, Tannast M. Prevalence of femoral and acetabular version abnormalities in patients with symptomatic hip disease: a controlled study of 538 hips. Am J Sports Med. 2018;46:122–34.

[21] Saied AM, Redant C, El-Batouty M, El-Lakkany MR, El-Adl WA, Anthonissen J, Verdonk R, Audenaert EA. Accuracy of magnetic resonance studies in the detection of chondral and labral lesions in femoroacetabular impingement: systematic review and meta-analysis. BMC Musculoskelet Disord. 2017;18:83.

[22] Smith TO, Hilton G, Toms AP, Donell ST, Hing CB. The diagnostic accuracy of acetabular labral tears using magnetic resonance imaging and magnetic resonance arthrography: a meta-analysis. Eur Radiol. 2011;21:863–74.

[23] Schmaranzer F, Klauser A, Kogler M, Henninger B, Forstner T, Reichkendler M, Schmaranzer E. Improving visualization of the central compartment of the hip with direct MR arthrography under axial leg traction: a feasibility study. Acad Radiol. 2014;21:1240–7.

[24] Schmaranzer F, Klauser A, Kogler M, Henninger B, Forstner T, Reichkendler M, Schmaranzer E. Diagnostic performance of direct traction MR arthrography of the hip: detection of chondral and labral lesions with arthroscopic comparison. Eur Radiol. 2015;25:1721–30.

[25] Schmaranzer F, Klauser A, Kogler M, Henninger B, Forstner T, Reichkendler M, Schmaranzer E. MR arthrography of the hip with and without leg traction: assessing the diagnostic performance in detection of ligamentum teres lesions with arthroscopic correlation. Eur J Radiol. 2016;85:489–97.

[26] Schmaranzer F, Lerch TD, Strasser U, Vavron P, Schmaranzer E, Tannast M. Usefulness of MR arthrography of the hip with and without leg traction in detection of intra-articular bodies. Acad Radiol. 2018. https://doi.org/10.1016/j.acra.2018.10.008.

[27] Agten CA, Sutter R, Buck FM, Pfirrmann CWA. Hip imaging in athletes: sports imaging series. Radiology. 2016;280:351–69.

[28] Naraghi A, White LM. Three-dimensional MRI of the musculoskeletal system. AJR Am J Roentgenol. 2012;199:W283–93.

3

髋部骨折术前的早期处理

Mark Haimes and Michael Blankstein

殷 勇 张 鑫 译

摘 要

　　髋部骨折周密的早期处理十分必要，可为成功的住院过程及外科治疗奠定基础。髋部骨折患者可分为两组：一组为低能量骨质疏松性骨折的老年患者；另一组为高能量损伤后的年轻患者。对于低能量髋部骨折患者要关注患者的内科合并症，需会诊并适当处理以优化围手术期。早期处理的主要目标是早期手术干预，快速康复。区域性神经阻滞可能有益于患者，然而牵引并非能使患者获益。高能量髋部骨折的治疗应侧重于生命复苏、鉴别合并伤和骨折的紧急复位。两组患者均应注意适当抗凝治疗。

关键词

髋部骨折，急诊，早期处理，术前，低能量，高能量

3.1 引言

　　本章将深入介绍髋部骨折患者的早期处理。髋部骨折应分为两组患者群：低能量跌倒致伤的老年患者和遭受高能量创伤的年轻患者。两组患者的治疗策略不尽相同。

　　在评估低能量骨质疏松性髋部骨折时，重点应放在详尽的病史、体格检查、代谢 – 营养状况、早期回归家庭、物理治疗、社会工作、营养、医学 – 老年科共同协作管理。最终目标是在 24~48 小时内手术，利于早期活动。

　　高能量髋部骨折通常发生于年轻人群，且常并

发需紧急治疗和生命复苏的合并伤。首先应关注受伤史，由普通外科 – 创伤团队在紧急情况下全面地稳定身体状况。骨科治疗的目标是维持病情平稳，并于安全状况下行手术治疗。手术应遵循损伤控制原则。最终，如患者髋关节已达到同心圆复位，应接受紧急手术干预。

3.2 低能量老年骨质疏松性髋部骨折

3.2.1 简介

　　骨质疏松性髋部骨折患者通常由站立高处跌倒所导致。评估合并伤以及判断跌倒原因（机械性、神经性或心肺性因素）十分重要。询问是否有前驱性髋关节疼痛同样重要，这可能是病理性骨折的线索。

M. Haimes (✉) · **M. Blankstein**
Department of Orthopaedic Surgery, University of
Vermont Medical Center, Burlington, VT, USA
e-mail: mark.haimes@uvmhealth.org

3.2.2 病史与查体

对于老年人群来说询问病史极为重要。由于内科合并症高发，骨质疏松性髋部骨折患者较难处理，预后不确切[1]。在世界范围内，该人群伤后1年死亡率可高达30%，甚至更多的人出现严重脏器功能衰竭[1]。除了病史和其他内科合并症外，评估患者伤前功能状态、社会史、特殊步态、生活状况、功能水平和日常生活活动（activities of daily living，ADLs）也很重要。来自患者家庭和其他医疗保健专业人员的意见对于指导手术决策也至关重要。

应回顾所有服药史、过敏史、既往史、手术外伤史、家族史，包括任何抗凝史、麻醉并发症和血液疾病或心肺疾病家族史。在入院前，与患者讨论疾病及围手术期详细情况尤为重要。最好尽早让患者家属参与病史采集和治疗方案制订，尤其对于本人无法提供详尽病史的患者。

体格检查中患肢通常出现缩短及外旋，但亦有例外。更为重要的是记录比较患侧与健侧情况，以帮助确诊。Stinchfield试验（抗直腿抬高试验）是更敏感的检查，有助于鉴别关节内病变[2]。对于髋关节内微小病变和骨性关节炎，Stinchfield试验敏感性较低；但髋部骨折人群中其敏感性接近100%[3]。良好的心肺检查同样重要，因为此类患者多数患有多种心肺内科合并症，需要检查确认以帮助内科医生和麻醉医生[1]。特别是对于老年痴呆患者或无法提供全面病史的患者，通常要以从头到脚的方式检查头、胸、腹部和所有肢体，这对发现其他损伤很重要。最后，应在护士协助下对所有患者进行良好的皮肤检查，以明确皮肤是否有损伤、裂伤以及压疮；因为它们是发病的重要原因，并在10%~60%的患者中普遍存在[4-6]。

3.2.3 诊断性检查

X线是首选的影像学检查。骨盆正位、单髋关节正侧位以及股骨全长片对于手术计划的制订非常重要。使用标准化标记可用于校准偏差，并利于拟定内固定型号大小。牵引位视图亦有价值，因其有助于识别骨折类型。操作者将患肢轴向牵引和内旋状况下获得的髋关节正位片，即为牵引位视图。在摄片过程中，助手需要通过腋窝进行反向牵引。如

果根据病史和麻醉医生或临床医生的术前计划，有临床需要的话，可以进行胸片检查。

极少数情况下，患者病史和体格检查提示髋部骨折，而在平片上无明显征象。在这种情况下，髋关节MRI可以帮助排除隐匿性髋部骨折。这与美国骨科医师学会（American Academy of Orthopaedic Surgeons，AAOS）的指南一致，该指南为MRI协助诊断隐匿性骨折提供了适当依据[7]。目前关于隐匿性骨折的治疗方法尚存争议，但在与患者及其家属进行深入沟通并合理决策后，手术和非手术干预均适用（见病例1）。

实验室检查用以评估全身状况、并发症、营养状况及内分泌疾病。标准实验室指标包括血常规（complete blood count，CBC）、基本代谢谱（basic metabolic profile，BMP）、凝血酶原时间、国际标准化比值（international normalized ratio，INR）和部分凝血活酶时间。对于骨质疏松性髋骨折患者，应检查钙、镁、磷、碱性磷酸酶、白蛋白、前白蛋白、甲状旁腺激素（parathyroid hormone，PTH）、维生素D、糖化血红蛋白等以辅助判断营养和内分泌状态。由于异常心脏病变的高患病率和尿路感染的高风险，需要进行心电图检查和尿液分析。在美国，还需进行鼻拭子检测耐甲氧西林金黄色葡萄球菌（methicillin-resistant *Staphylococcus aureus*，MRSA），因为MRSA定植可能有损于术后恢复，增加支出，并可能导致术后感染[1, 8-11]。

3.2.4 会诊模式

内科共同管理模式已被证明可改善预后，包括但不限于住院死亡率、长期死亡率和住院时间[1, 12]。经济成本效益分析表明，由骨科、内科、康复科和社会共同组成专门的老年髋部骨折团队可降低成本[13]。由于早期手术治疗可使患者获益[7, 14]，所以关注重点应是通过适当的风险控制以优化手术，加速患者康复。如果患者的内科合并症对麻醉科提供的术前麻醉方案造成困难，应尽早咨询麻醉医生。

3.3 低能量髋部骨折的急诊处理

对患者进行评估后，可行早期处理。由于术前会出现明显排尿困难和疼痛，因此建议使用Foley

导尿管。置入两条外周静脉通路以辅助液体和药物治疗，尽量减少手术室内的置管延迟。骨质疏松性髋部骨折患者很少采用牵引治疗。在一项前瞻性随机对照试验中，选取了连续 100 例股骨颈骨折和股骨转子间骨折的老年患者，并比较了采用 5 lb（约 2.27 kg）重的皮肤牵引与仅垫置枕头两种不同的处置方案。作者的结论是与患肢垫置枕头相比，髋部骨折患者的术前皮肤牵引不能显著缓解疼痛，因此不推荐常规进行皮肤牵引[15]。2011 年 Cochrane 的一篇综述对老年髋部骨折患者（包括 11 个临床试验，共 1 654 名患者）进行了皮肤牵引和无牵引的比较，结果表明：在疼痛缓解程度、术中骨折复位难易度和骨折复位质量方面，两组患者均无显著差异[16]。此外，一项针对 9 例股骨颈骨折患侧与健侧的数字减影血管造影（digital subtraction angiography，DSA）对比研究显示：放置 3 kg 重力牵引时，股骨头灌注会减少；当牵引重力增加为 5 kg 时，股骨头灌注量将进一步减少。这提示牵引将会降低髋部骨折患者的股骨头灌注血流量[17]。因此，我们不提倡对老年患者髋部骨折使用皮肤牵引。这与 AAOS 的建议一致，AAOS 指出有中度证据表明：对于髋部骨折的患者不支持常规术前牵引。

止痛药的应用仅限于非麻醉药，因老年人服用麻醉药物可能有不良反应[18]。作者医院治疗疼痛的主要药物包括对乙酰氨基酚、曲马多和美索巴莫。应为所有髋部骨折患者进行抗凝治疗，若延迟手术可在术前开始抗凝治疗。如果有可能推迟手术，美国胸科医师学会建议使用肝素或低分子肝素抗凝治疗[19]。如果入院患者因心房颤动或其他适应证而已经接受抗凝治疗，则应开始促凝治疗。应通过服用维生素 K 或凝血酶原复合物来使 INR < 1.5[20]。但新鲜冰冻血浆很少与维生素 K 联合应用于逆转抗凝，因为逆转作用迟缓且不彻底[20]。其他新型口服抗凝剂也可使用，例如凝血酶抑制剂和直接 X a 因子抑制剂。现已开发出新的逆转剂应用于接收抗凝治疗的患者以推进手术的开展，但是尚不清楚外科医生还应在术前等待多长时间才能使其满足安全手术的条件。阿司匹林和氯吡格雷的应用不应改变髋部骨折的治疗方案，也不应推迟手术时机。系统回顾研究表明，与接受抗血小板治疗的髋部骨折手术患者和未接受抗血小板治疗的髋部骨折手术患者相比，出血并发症、失血量、输血需求量、死亡率

和住院时间无显著差异[20, 21]。此外，如果推迟抗血小板治疗患者的手术时机，会增加其血栓栓塞和感染并发症风险。尽管存在对服用氯吡格雷和阿司匹林的患者使用血小板输注且安全使用椎管麻醉的病例，但美国地方麻醉学会不建议对该类患者实施椎管内麻醉[20]。

研究表明，对中度风险患者进行区域神经阻滞可以减轻疼痛，甚至减少术后谵妄[22-26]。一项前瞻性随机对照试验以 50 例股骨颈骨折患者为样本比较了布比卡因股神经阻滞 + 静脉注射吗啡和单独静脉注射吗啡的镇痛效果，布比卡因股神经阻滞联合吗啡静脉注射达到最低疼痛评分的时间更快，分别为 2.88 小时和 5.81 小时，且每小时所需吗啡量低于单独静脉注射吗啡组[22]。其结果与髂筋膜室阻滞用于多发骨折的结果类似，甚至疗效更佳，且阿片类全身麻醉药的副作用更少[23, 27-29]。进一步研究表明，局部神经阻滞能使中度危险患者术后谵妄减少，甚至起效时间短于椎管内麻醉的起效时间[25, 26]。总的来说，区域麻醉可能是有益的，应该被认为是髋部骨折患者术前标准方案的一部分。由于专业人员不足及对髂筋膜室阻滞的益处理解不足等影响，实施包含髂筋膜室阻滞在内的髋部骨折方案存在困难[27]。

术前讨论应尽早进行，并尽可能在家属在场的情况下对手术风险、优点和非手术治疗方案详细讨论。手术治疗是大多数患者的首选方法，目的是使患者有最大的机会恢复到基本功能状态。Chlebeck 等对 154 例手术治疗和 77 例非手术治疗的髋部骨折患者进行回顾性对比研究发现，手术组住院率（28.6% vs 3.9%；P<0.000 1）、30 天死亡率（63.6% vs 11.0%；P<0.000 1）和 1 年死亡率（84.4% vs 36.4%；P<0.000 1）显著升高。非手术组的平均预期寿命明显短于手术组（221 天 vs 1 024 天；P<0.000 1）[44]。根据 AAOS 指南，髋部骨折患者在伤后 24~48 小时内接受手术十分重要，可显著改善预后[7]。最近对 42 230 例髋部骨折患者进行的回顾性分析表明，当术前等待时间大于 24 小时，发生并发症的风险将增加，甚至 30 天死亡率更高[14]。尽管这个较新的证据来自回顾性研究，但仍试图根据内科合并症和其他已知混杂因素来匹配患者。此外，1 年死亡率与手术时机呈线性关系，手术时机每延迟 10 小时，死亡率将增加 5%[30]。假设患者病情稳定，24 小时

内应行手术治疗。类似于卒中和心肌梗死的紧急处理原则也可适用于低能髋部骨折的处理。

3.4 高能量髋部骨折

3.4.1 介绍

同大多数骨科创伤一样，髋部骨折患者在年龄上呈双峰分布。年轻患者髋部骨折更可能是高能量损伤机制的结果，如机动车碰撞或高处跌落。

此类患者首诊时应采用高级创伤生命支持（advanced traumatic life support，ATLS）原则处理。骨科评估虽然可能非常有价值，但不应干扰急诊和普通外科创伤小组的 ATLS 治疗。在评估患者的循环状况时，肢体创伤引起的外部出血或骨盆创伤导致的盆腔内出血对于识别早期导致容量损失的潜在部位非常重要。

3.4.2 病史与查体

与骨质疏松性髋部骨折不同的是，在骨科会诊和体格检查之前可能无法获取影像学资料，因此体格检查对于识别损伤极为重要。同普通外科或急诊科团队一同进行的全面骨科评估是二级检查的一部分。骨科医生应进行从头到脚的全面评估，特别留意所有肢体、背部、会阴以及骨盆。所有肢体的皮肤状况、主要长骨是否畸形以及神经血管情况都应做出评估。所有衣物、牵引装置和固定夹板都应在体检时取下，因为很大一部分使用并不恰当，而且对多发伤患者用处有限 [31]。进行背部和脊椎查体时应评估皮肤是否损伤，触诊以评估是否有压痛、肿胀或脱位。直肠指检用以评估神经系统状态，并通过指检后指套染血情况判断骨盆或直肠损伤状况。最终要对骨盆稳定性做出评估并进行彻底的髋部检查。

3.4.3 诊断性检查

根据 ATLS 流程，查体后需进行正位胸片和正位骨盆片的检查。对创伤进行超声重点评估检查后，如果有必要，可以对颈椎、胸部、腹部和骨盆行 CT 检查。股骨颈骨折合并股骨干骨折发病率为 1%~9%，历史上有多达 1/3 的病例被漏诊或被延误诊断 [32]。因此，对于高能量股骨干骨折应行薄层骨盆 CT 检查 [33, 34]（见病例 2）。血液学检查需包括 CBC、BMP、凝血系列、血型和血液筛查。

3.5 高能量髋部骨折的急诊处理

对患者进行适当评估后，一旦明确了损伤类型就应实施治疗。在高能量创伤性损伤中，骨折类型多变，脱位的发生率更高。高能量髋部骨折包括股骨转子间 / 转子下骨折、股骨颈骨折、股骨头骨折以及髋臼骨折。这些骨折可能伴有髋关节脱位或半脱位；也可能伴有骨盆环损伤，此时急需床单捆绑或骨盆固定带稳定骨盆。

所有髋部复位应紧急处理，以保护股骨头软骨及血供。如果存在疑似髋关节脱位或半脱位，应摄片明确并必须进行紧急干预。在良好的麻醉下行闭合复位，复位后应进行 X 线检查。

牵引有助于复位骨折、减轻移位，有助于维持长度及对位、减少肌肉痉挛，并允许填塞止血 [35]。单纯髋关节脱位有诸多治疗方式，此时牵引并没有明显益处。一项对比单纯髋关节脱位肢体牵引治疗与早期负重的回顾性研究表明，其对早期功能恢复的影响无显著差异 [36]。如果伴发髋部骨折，则可能需要使用骨牵引。髋关节牵引可以防止关节软骨压力性坏死以及改善股骨头和髋臼的存活率 [35]。

髋部骨折脱位后应行骨牵引。复位之前需在股骨远端或胫骨近端置入骨牵引来维持复位后稳定性。尽管螺纹钉有可能弯曲，但它能够降低牵引松动的可能性 [37]。骨牵引可使用 5~10 kg，甚至有使用 15 kg 牵引维持数月的病例。除少数病例外，均可选取胫骨近端或股骨远端行骨牵引术。对于怀疑有韧带损伤或胫骨近端骨折的膝关节损伤患者，不应使用胫骨近端牵引。股骨远端牵引最常适用于髋部骨折，其缺点是存在 <1% 的感染风险 [38]，且如果牵引针的位置不能足够靠前或靠后，则可能会占用股骨髓内钉的空间。股骨远端牵引应在干骺端附近距内收肌结节近端 > 0.7 cm 处、距髌骨上极近端 < 2 cm 处从内侧至外侧进针 [45]，目的是避开穿过内收肌裂孔的股动脉，并避免置入膝关节腔 [35]。胫骨近端牵引可于胫骨结节以远 2.5 cm 和以后 2.5 cm 平行关节线处从外侧到内侧进针，其目的是避开腓神经 [35]。

如果关节无法复位或骨折碎片残留在脱位的关

节中，应急诊切开复位[39]。手术可在病情初步稳定后适当延迟，但应在 24 小时内紧急进行切开复位。对 107 例 18~55 岁的股骨颈骨折患者的前瞻性对比研究发现，骨折移位、复位质量和骨不连的发生与较差的身体状况评分相关[40]。此外，在纳入 1 558 例年轻股骨颈骨折的系统回顾中，缺血性坏死和骨不连是导致约 20% 的病例再次手术的最常见并发症，这与骨折移位程度有关[41]。一贯认为这些损伤比骨质疏松性髋部骨折更为紧急。一项对美国和加拿大 540 名骨科医生关于年轻股骨颈骨折紧急性的调查显示，大约 1/4 的人表示愿意在 8 小时内手术，大约 2/3 的人表示骨折通常在 8~24 小时内治疗[42]。高能量髋部骨折的年轻患者治疗很难，由于其合并伤、缺血性坏死、骨不连和再次手术的发生率很高[32, 43]。其伤势更加紧急，强烈建议在 24 小时内实施手术。

3.6 结论

髋部骨折是非常普遍的损伤。团队协作在处理此类损伤时十分重要。骨质疏松性髋部骨折治疗团队由骨科、内科、理疗、营养和社会工作组成。对于高能量髋部骨折患者，团队协作包括以初始稳定为主要目标的普通外科创伤组和急诊科团队。其他的术前处理包括区域阻滞麻醉、髂筋膜室阻滞或股神经阻滞麻醉，这对减轻疼痛甚至术后谵妄有一定益处。在骨质疏松性髋部骨折人群中不应该使用牵引，因为垫置枕头就能达到相同的止痛效果。然而在年轻的高能量人群中，牵引在维持复位和保存软骨中起着重要的作用。抗凝治疗对预防深静脉血栓形成有重要作用，应针对具体病例进行促凝治疗。

病例 1 -

隐匿性股骨转子间骨折：90 岁女性，有地面跌倒病史，负重后持续疼痛。查体：滚动患肢后疼痛，髋关节活动后疼痛。MRI 显示股骨转子间骨折。经过反复讨论，患者接受非手术治疗，避免负重，无进一步移位后骨折愈合（图 3.1）。

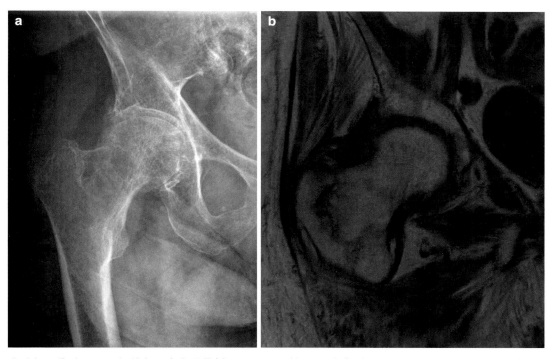

图 3.1 a. 右髋部正位片显示退行性变，未发现骨折。b. MRI 冠状面 T1 加权像显示沿股骨转子间线的低密度影，证实无移位的转子间骨折。

病例 2 -----------------------------

同侧股骨干和股骨颈骨折：26 岁男性，高速机

动车事故后出现同侧股骨干和股骨颈骨折。1 mm 薄层 CT 扫描能更好地显示股骨颈骨折（图 3.2）。

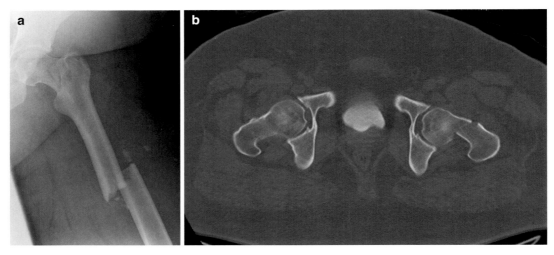

图 3.2　a. 左股骨近端正位片显示股骨干横行骨折，完全移位；股骨颈很难看清，沿股骨颈可见一透亮区。b. 股骨颈薄层 CT 证实左股骨颈骨折。

· 参 · 考 · 文 · 献 ·

[1] Brauer CA, Coca-Perraillon M, Cutler DM, Rosen AB. Incidence and mortality of hip fractures in the United States. JAMA. 2009;302:1573–9.

[2] Mcgrory BJ. Stinchfield resisted hip flexion test. Hosp Physician. 1999;35:41–2.

[3] Maslowski E, Sullivan W, Harwood JF, et al. The diagnostic validity of hip provocation maneuvers to detect intra-articular hip pathology. PM R. 2010;2:174–81.

[4] Beaupre LA, Allyson Jones C, Duncan Saunders L, Johnston DWC, Buckingham J, Majumdar SR. Best practices for elderly hip fracture patients. J Gen Intern Med. 2005;20:1019–25.

[5] Houwing R, Rozendaal M, Wouters-Wesseling W, Beulens J, Buskens E, Haalboom J. A randomised, double-blind assessment of the effect of nutritional supplementation on the prevention of pressure ulcers in hip-fracture patients. Clin Nutr. 2003;22:401–5.

[6] Baumgarten M, Margolis D, Berlin JA, et al. Risk factors for pressure ulcers among elderly hip fracture patients. Wound Repair Regen. 2003;11:96–103.

[7] American Academy of Orthopaedic Surgeons. Management of Hip Fractures in the Elderly—Evidence Based Clinical Practice Guideline. https://www.aaos.org/research/guidelines/HipFxGuideline. pdf. Published September 5, 2014.

[8] Thyagarajan D, Sunderamoorthy D, Haridas S, Beck S, Praveen P, Johansen A. Mrsa colonisation in patients admitted with hip fracture: implications for prevention of surgical site infection. Acta Orthop Belg. 2009;75:252–7.

[9] Shukla S, Nixon M, Acharya M, Korim M, Pandey R. Incidence of MRSA surgical-site infection in MRSA carriers in an orthopaedic trauma unit. J Bone Joint Surg Br.

2009;91:225–8.

[10] Nixon M, Jackson B, Varghese P, Jenkins D, Taylor G. Methicillin-resistant staphylococcus aureus on orthopaedic wards: incidence, spread, mortality, cost and control. J Bone Joint Surg Br. 2006;88:812–7.

[11] Prokuski L. Prophylactic antibiotics in orthopaedic surgery. J Am Acad Orthop Surg. 2008;16:283–93.

[12] Grigoryan KV, Javedan H, Rudolph V. Ortho-geriatric care models and outcomes in hip fracture patients: a systematic review and meta-analysis. J Orthop Trauma. 2014;28:E49.

[13] Swart E, Vasudeva E, Makhni EC, Macaulay W, Bozic KJ. Dedicated perioperative hip fracture comanagement programs are cost-effective in high-volume centers: an economic analysis. Clin Orthop Relat Res. 2016;474:222–33.

[14] Pincus D, Ravi B, Wasserstein D, et al. Association between wait time and 30-day mortality in adults undergoing hip fracture surgery. JAMA. 2017;318:1994–2003.

[15] Rosen JE, Chen FS, Hiebert R, Koval KJ. Efficacy of preoperative skin traction in hip fracture patients: a prospective, randomized study. J Orthop Trauma. 2001;15:81–5.

[16] Handoll HH, Queally JM, Parker MJ. Pre-operative traction for hip fractures in adults. Cochrane Libr. 2011;12:CD000168.

[17] Lin J, Yang H. DSA observation of hemodynamic response of femoral head with femoral neck fracture during traction: can traction really increase the risk of osteonecrosis of the femoral head? J Orthop Trauma. 2012;26:E168.

[18] Abou-Setta AM, Beaupre LA, Rashiq S, et al. Comparative effectiveness of pain management interventions for hip fracture: a systematic review. Ann Intern Med. 2011;155:234–45.

[19] Geerts WH, Bergqvist D, Pineo GF, et al. Prevention of venous thromboembolism: American College of Chest Physicians evidence-based clinical practice guidelines. Chest. 2008;133:381s–453s.

[20] Yassa R, Khalfaoui MY, Hujazi I, Sevenoaks H, Dunkow P. Management of anticoagulation in hip fractures: a pragmatic approach. EFORT Open Rev. 2017;2:394–402.

[21] Soo CG, Della Torre PK, Yolland TJ, Shatwell MA. Clopidogrel and hip fractures, is it safe? A systematic review and meta-analysis. BMC Musculoskelet Disord. 2016;17:136.

[22] Fletcher AK, Rigby AS, Heyes FL. Three-in-one femoral nerve block as analgesia for fractured neck of femur in the emergency department: a randomized, controlled trial. Ann Emerg Med. 2003;41:227–33.

[23] Foss NB, Kristensen BB, Bundgaard M, et al. Fascia iliaca compartment blockade for acute pain control in hip fracture patientsa randomized, placebo-controlled trial. Anesthesiology. 2007;106:773–8.

[24] Haddad F, Williams R. Femoral nerve block in extracapsular femoral neck fractures. Bone Joint Journal. 1995;77:922–3.

[25] Mouzopoulos G, Vasiliadis G, Lasanianos N, Nikolaras G, Morakis E, Kaminaris M. Fascia iliaca block prophylaxis for hip fracture patients at risk for delirium: a randomized placebo-controlled study. J Orthop Traumatol. 2009;10:127–33.

[26] Yun M, Kim Y, Han M, Kim J, Hwang J, Do S. Analgesia before a spinal block for femoral neck fracture: fascia iliaca compartment block. Acta Anaesthesiol Scand. 2009;53:1282–7.

[27] Miller GW, Godrey JJ, Sagmeister ML, Lewis TL. Provision of fascia iliaca compartment block in the acute management of proximal femoral fractures: a national observational study of UK hospitals. Injury. 2016;47:2490–4.

[28] Haines L, Dickman E, Ayvazyan S, et al. Ultrasound-guided fascia iliaca compartment block for hip fractures in the emergency department. J Emerg Med. 2012;43:692–7.

[29] Pinson S. Fascia iliaca (Ficb) block in the emergency department for adults with neck of femur fractures: a review of the literature. Int Emerg Nurs. 2015;23:323–8.

[30] Maheshwari K, Planchard J, You J, et al. Early surgery confers 1-year mortality benefit in hip-fracture patients. J Orthop Trauma. 2018;32:105–10.

[31] Wood SP, Vrahas M, Wedel SK. Femur fracture immobilization with traction splints in multisystem trauma patients. Prehosp Emerg Care. 2003;7:241–3.

[32] Hak DJ, Mauffrey C, Hake M, Hammerberg EM, Stahel PF. Ipsilateral femoral neck and shaft fractures: current diagnostic and treatment strategies. Orthopedics. 2015;38:247–51.

[33] Zettas JP, Zettas P. Ipsilateral fractures of the femoral neck and shaft. Clin Orthop Relat Res. 1981;160:63–73.

[34] Tornetta P III, Kain MSH, Creevy WR. Diagnosis of femoral neck fractures in patients with a femoral shaft fracture: improvement with a standard protocol. J Bone Joint Surg Am. 2007;89:39–43.

[35] Matullo KS, Gangavalli A, Nwachuku C. Review of lower extremity traction in current orthopaedic trauma. J Am Acad Orthop Surg. 2016;24:600–6.

[36] Schlickewei W, Elsässer B, Mullaji A, Kuner E. Hip dislocation without fracture: traction or mobilization after reduction? Injury. 1993;24:27–31.

[37] Althausen PL, Hak DJ. Lower extremity traction pins: indications, technique, and complications. Am J Orthop (Belle Mead NJ). 2002;31:43–7.

[38] Austin DC, Donegan D, Mehta S. Low complication rates associated with the application of lower extremity traction pins. J Orthop Trauma. 2015;29:E259–E65.

[39] Stannard JP, Harris HW, Volgas DA, Alonso JE. Functional outcome of patients with femoral head fractures associated with hip dislocations. Clin Orthop Relat Res. 2000;377:44–56.

[40] Slobogean GP, Stockton DJ, Zeng B, Wang D, Ma B-T, Pollak AN. Femoral neck fractures in adults treated with internal fixation: a prospective multicenter Chinese cohort. J Am Acad Orthop Surg. 2017;25:297–303.

[41] Slobogean G, Sprague S, Scott T, Bhandari M. Complications following young femoral neck fractures. Injury. 2015;46:484–91.

[42] Slobogean G, Sprague S, Scott T, Mckee M, Bhandari M. Management of young femoral neck fractures: is there a consensus? Injury. 2015;46:435–40.

[43] Damany D, Parker MJ, Chojnowski A. Complications after intracapsular hip fractures in young adults: a meta-analysis of 18 published studies involving 564 fractures. Injury. 2005;36:131–41.

[44] Chlebeck JD, Birch CE, Blankstein M, Kristiansen T, Bartlett CS, Schottel PC. Nonoperative geriatric hip fracture treatment is associated with increased mortality: a matched cohort study. J Orthop Trauma. 2019 Feb.

[45] McElvany M, Benninger B, Smith S, Mirza A, Marshall L, Friess D. Are distal femoral traction pins intra-articular? A cadaveric study. J Orthop Trauma. 2013;27(11):e250–3.

4

髂腹股沟入路

Lorenz Büchler and Helen Anwander

王会祥　译

摘　要

　　髂腹股沟入路自前方暴露骨盆，由 Letournel 于 1965 年首次报道，该方法显著改善着前柱移位类型的髋臼骨折的手术效果，并有效降低了并发症的发生率，患者恢复更快。该方法可分为三个标志性解剖窗：第一步显露骶髂关节前和髂窝，第二步显露前柱、前壁和菱形窝，第三步显露耻骨联合。髂腹股沟入路的优势在于：可为骨折复位和钢板定位提供良好的骨盆内侧视野。而其缺点在于：难以直接观察髋臼表面，后柱视野显露欠佳，且不可避免地会破坏腹股沟管的结构完整性。

关键词

　　髋臼，骨折，髂腹股沟，骨盆前入路，下腔静脉

4.1 起源与简介

　　在 20 世纪 60 年代之前，髋臼骨折主要采用非手术治疗，因而经常会出现髋关节持续性脱位、股骨头坏死等并发症，并极易进展为骨关节炎，预后通常较差。1961 年，在 Judet 的指导下，Letournel 对 75 例骨折进行了分类，并提出了根据具体骨折部位选择手术入路的概念 [1, 2]。在当时，髋臼手术主要使用后外侧入路，文献资料可见 2 例使用 Smith Petersen 开发的改良髂股入路治疗横行骨折

和前柱 / 后半横行骨折的病例报道 [3, 4]。然而，在其解剖路径上存在重要血管，导致菱形窝暴露困难，因此选择该入路手术难度仍较大 [2]。为求进一步改善，Letournel 开展了新的研究改良，即通过设计手术切口由远端向中线弯曲的方式，将整个髂窝和骨盆边缘暴露在外。研究最终确定了从髂腹股沟入路至骨盆，保留肌肉的理想手术入路，可延伸显示前柱，并充分暴露骶髂关节到耻骨联合区间髂骨和耻骨的内侧视野 [5]。1965 年以来，在 Judet 和 Letournel 的不懈努力下，该方法已被逐渐推广普及，现已成为治疗前柱骨折的金标准 [5-7]。简而言之，手术主要依靠三个解剖窗：第一窗（侧窗）自骶髂关节延伸至髂腰肌，提供骶髂关节、髂内窝和近侧骨盆边缘的手术路径；第二窗（中间窗）自髂腰肌延伸至髂外血管，提供到骨盆远端边缘、菱形窝表面、髋臼顶、坐骨大切迹和髋臼前壁的手术路径；第三窗（内侧窗）自髂血管延伸至耻骨联合，

L. Büchler (✉)
Department of Orthopaedic Surgery, Kantonsspital
Aarau, Aarau, Switzerland
e-mail: lorenz.buechler@ksa.ch

H. Anwander
Department of Orthopaedic Surgery and
Traumatology, Inselspital, Bern University Hospital,
Bern, Switzerland

提供耻骨结节到耻骨隐窝区域的手术路径，可进行耻骨联合、耻骨上以及精索（男性）或子宫圆韧带（女性）的手术操作[8]。该入路的局限性在于难以进行骨盆后柱和菱形窝下方区域的手术操作，且无法直视髋臼表面情况。

4.2 适应证

髂腹股沟入路可提供骨盆前柱的直接视野，是治疗前壁和前柱骨折的金标准。通过第二窗（中间窗），也可以间接观察到后柱情况及钢板位置。更为重要的是，这种方法可用于骨折情况更为复杂，但主要移位发生在前柱的髋臼骨折，如两柱骨折、前柱后半横行骨折及部分 T 形和横行骨折等。术中可根据关节外解剖结构间接判断关节复位情况，也可通过关节镜及 CT 检查，或观察髋骨骨皮质复位情况进一步确认关节复位质量。通过第二窗（中间窗）更可实现绝大多数情况下髋臼骨折近端或远侧的钢板固定操作。

通过第一窗（侧窗）可直视骶髂关节及髂骨内侧面，可为 C 型骨盆环骨折中的骶髂关节脱位、髂骨翼骨折（新月形骨折）及骶髂关节感染或髂腰肌脓肿及血肿治疗提供良好的操作空间和视野；骨盆菱形窝处骨折常见于髋关节内脱位或全髋关节置换术后假体内突出。通过第二窗（中间窗），可为骨盆菱形窝处的骨折复位及固定提供良好的操作空间和视野。通过第三窗（内侧窗），可为骨盆前环损伤，如会阴骨折等，提供良好的操作空间和视野（图 4.1）。

4.3 手术技巧

4.3.1 术前准备及患者体位

患者予以全身麻醉，肌松完全，插入导尿管排空膀胱。考虑到手术时间长，暴露范围广，应注意术中保温。考虑到术中出血通常较多，应考虑自体血液回输。患者取仰卧位，骨折侧腿部自由悬垂，以便在术中进行髋部屈曲以放松髂腰肌，同时使用股骨转子下置钉进行牵引复位。使用术中透视（X 射线）前后位、双斜位及闭孔斜位评估复位效果。

条件允许的情况下，可选择术中 3D 重建予以评估。手术室有 3D 重建设备的医院，也可以在术中用 3D 重建予以评估。

4.3.2 切口

体表标志主要有髂嵴、髂前上棘和耻骨联合。切口沿髂嵴至髂前上棘，在腹股沟韧带距耻骨联合中线 2 cm 处稍向内侧弯曲。皮肤切开后逐层分离皮下脂肪（图 4.2）。

4.3.3 第一窗暴露

髂外侧嵴外斜肌松解后，可适当屈曲髋关节牵拉髂腰肌向内侧自前方暴露髂内窝至骶髂关节、骨盆缘下方的髂骨内面。术中可通过在菱形窝表面放置牵引器或髋关节屈曲、舒缓肌肉张力的方式，减少髂腰肌内收对手术操作的干扰。可使用骨蜡或暂时性填塞髂窝的方式，控制骨盆滋养孔出血。第一窗（侧窗）为骶髂关节、髂内窝和近端骨盆边缘区域的外科干预提供了可靠的手术入路（图 4.3）。

4.3.4 第二窗显露

沿骨盆边缘自髂前上棘至腹直肌鞘外侧缘切开腹外斜肌腱膜，分离至腹股沟管近端 1 cm 时，需注意识别并保护股外侧皮神经，该神经通常自髂腰

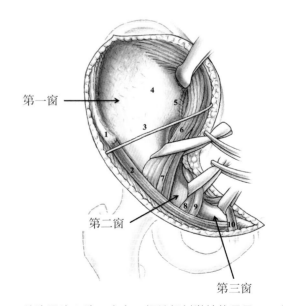

图 4.1 髂腹股沟入路三个窗口相关解剖学结构显示：1，髂前上棘；2，腹股沟韧带；3，股外侧皮神经；4，髂骨翼窝；5，骶髂关节；6，髂腰肌；7，股神经；8，股动脉；9，股静脉；10，输精管／子宫圆韧带。

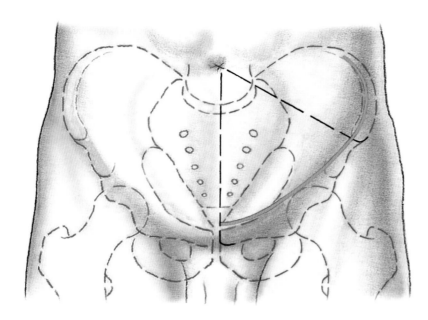

图 4.2　髂腹股沟入路的皮肤切口（红线）。该切口从髂后上棘开始沿髂嵴延伸至髂前上棘，后向内侧弯曲弧形到达耻骨联合上缘中点（经允许引自 Der Unfallchirurg，Springer[9]）。

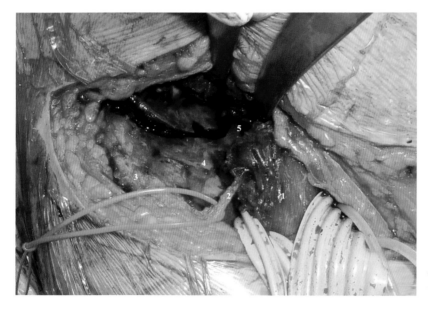

图 4.3　髂腹股沟入路术中显露第一窗（右髋）。1，髂腰肌；2，股外侧皮神经；3，髂前上棘；4，髂窝；5，骨盆边缘。

肌外侧缘穿出，在髂前上棘内下 1~2 cm 处经腹股沟韧带下方进入缝匠肌隔间。随后在腹股沟韧带近端 2~3 mm 处切开腹内斜肌和腹横肌联合腱，注意识别并保护髂腹股沟神经。该神经自腰大肌外侧缘穿出，穿过髂肌、髂嵴前方和腹内斜肌与精索 / 子宫圆韧带伴行。最后，延续切口，识别并游离保护精索 / 子宫圆韧带。

　　为了充分显露第二窗，必须彻底切开髂耻弓。该结构为增厚的斜行腱膜结构，连接耻骨支和腹股沟韧带，分隔内侧的血管间隔和外侧的肌间隔（图 4.4）。髂耻弓外侧肌腔隙包含髂腰肌、股神经和股外侧皮神经，内侧血管腔隙包含髂外动静脉和周围的淋巴管。术中，将髂腰肌和股神经向外侧牵开、髂外血管束向内侧牵开，将髂耻弓进一步解剖游离并彻底切开，可充分暴露髂耻隆起、髋臼顶和方区（图 4.5）。骨膜下剥离耻骨肌和闭孔内肌后适当牵开，可以进一步显露坐骨大切迹和四边体深处的坐骨棘。在切口深面前方，闭孔血管与髂外血管或腹

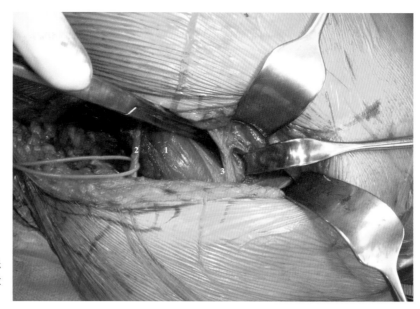

图 4.4　髂耻弓的术中解剖。红色橡皮条标记并保护股外侧皮神经。1，髂腰肌；2，股外侧皮神经；3，髂耻弓。

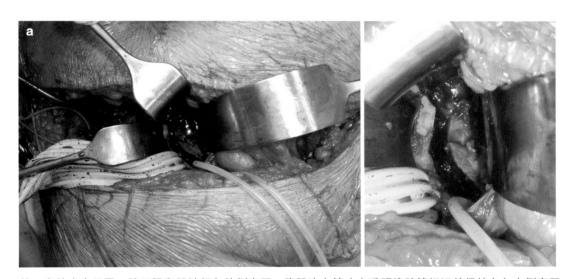

图 4.5　a. 第二窗的术中显露，髂腰肌和股神经向外侧牵开，腹股沟血管（由透明橡胶管标记并保护）向内侧牵开，显露方区。b. 移位的前柱骨折。

壁下血管之间的交通支被称为死亡冠，该处的损伤可导致术中大出血，因此必须结扎处理。

4.3.5　第三窗显露

在第二窗显露基础上，钝性分离耻骨联合与膀胱之间的膜性结构。术中可通过触摸到留置尿管的球囊辨别膀胱。在急性创伤患者中，该间隙常被血肿填充，但极易识别清除。然而，在翻修手术中，该间隙常常粘连严重，分离时易损伤膀胱和腹膜。

术中，向头端牵开膀胱可以更好地辨别腹直肌与精索 / 子宫圆韧带之间的间隙。随后，沿着耻骨支内侧、骨盆缘后方仔细分离耻骨下区域解剖结构。因髂耻弓已被彻底切开，术中可向上轻轻牵开髂外血管扩大暴露区域。第三窗可以较好地显露耻骨后间隙、耻骨联合、耻骨上支和精索（男性）或子宫圆韧带（女性），进一步扩大第三窗还可暴露整个方区和髋臼后柱（图 4.6）。

若需显露对侧耻骨支，可通过松解同侧腹直肌

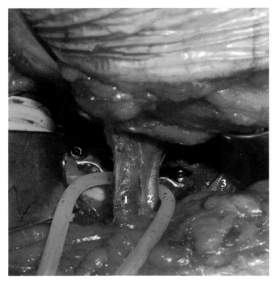
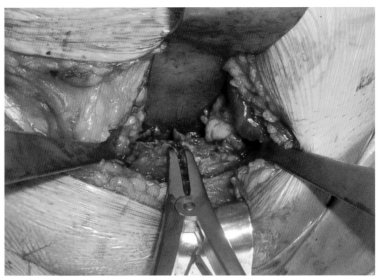

图 4.6　第三窗的术中显露。1，腹股沟动脉；2，腹股沟静脉；3，精索。

图 4.7　髂腹股沟入路的扩大显露（第四窗）：腹直肌左右两部分和精索被置于耻骨上支的两根 Hohmann 拉钩牵开，板状拉钩向头端牵开膀胱。该病例中，复位钳置于耻骨联合两侧，进行骨折复位。

或者沿正中切开两侧腹直肌头交汇处的腹白线予以暴露，类似于 Stoppa 入路（第四窗）（图 4.7）。

4.3.6 骨折复位

因髂腹股沟入路的三个窗无法同时显露，髂腰肌和股神经、髂外血管和淋巴管以及精索 / 子宫圆韧带只能交替牵开。复位一般按照背侧向腹侧的顺序，使用相应的复位钳和顶棒工具实施。针对向内侧移位的骨折，可在斯氏针或螺纹针打入股骨近端或股骨颈后，借针体向外牵引后复位。随后将塑形后的钢板稳妥放置后，自前向后经各窗口以此拧入螺钉予以固定。术中，可通过不同的透视体位，评估骨折复位情况和内固定是否合适。

4.3.7 关闭切口

关闭切口前，需将引流管放置于耻骨后间隙及方区表面。

切口关闭顺序如下：首先将腹内斜肌和腹横肌腱缝合在腹股沟韧带上，修复腹外斜肌和腹直肌鞘的腱膜，恢复腹股沟管上壁的完整性；随后，将腹壁起点原位缝合至髂嵴；最后，依次缝合皮下组织和皮肤。在缝合过程中需避免损伤精索和腹股沟神经，同时应严密缝合避免疝气的发生。髂耻弓无须修复。

4.4 容易损伤的结构和并发症

4.4.1 神经

医源性神经损伤的总体发生率为 2%~20%[10-12]。股外侧皮神经损伤在髂腹股沟入路中最为常见，如过度牵拉导致的神经短期麻痹。该神经固有的解剖位置使其易在切开联合腱或关闭腹内斜肌腱膜时被误伤，进而导致大腿外侧不同程度的神经过敏和感觉障碍。股神经和闭孔神经损伤极少发生，但其后果更为严重，可引起包括屈髋伸膝功能障碍、髋关节内旋障碍和大腿内侧感觉功能障碍等严重并发症。腹股沟神经与精索 / 子宫圆韧带伴行，因此其损伤主要发在修复腹股沟管时。

4.4.2 血管和淋巴管

术中最大限度地减少腹股沟血管周围组织的人为破坏，可有效降低血管损伤风险，并最大限度保留与下肢相通的淋巴管网；术中髂血管或死亡冠的损伤可导致大出血和下肢缺血；术中应避免过分牵拉血管束，其对血管内膜的损伤可诱发局部血栓形成，甚至脱落导致肺栓塞[11]。

4.4.3 精索

精索内包含输精管和睾丸动脉，损伤可导致睾丸缺血和不育。

4.4.4 髋周异位骨化

手术入路与异位骨化的发生率和严重程度关系密切。Letournel 在对 195 例采用髂腹股沟入路治疗髋臼骨折的随访研究中，未发现一例异位骨化[7]。在 Matta 的研究则显示，采用髂腹股沟入路，髋周异位骨化的发生率为 2%，K-L 入路（Kocher-Langenbeck 入路）为 8%，而髂股入路为 20%[12]。

4.4.5 腹股沟疝

髂腹股沟入路的疝气发生率为 2%~3.5%[5, 7]。患有疝气或有疝气手术史，将显著增加手术入路的复杂性，特别是老年患者。在这种情况下，跳过或谨慎地进行第二窗暴露，仅通过扩大第一窗和第三窗进行骨折复位固定更安全。术后必须仔细修补缝合腹股沟管以避免疝气的发生。

病例 -
见图 4.8~图 4.11。

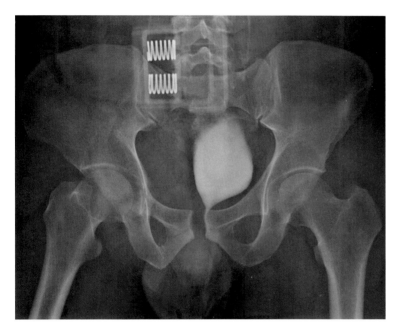

图 4.8 一例 36 岁高坠多发伤男性患者。前后位骨盆 X 线片显示延伸到髂骨翼的前柱骨折伴脱位、髋臼半横行骨折不伴脱位和骨盆环 B 型骨折（开书样损伤，骶骨联合断裂，左侧椎间孔骨折）。

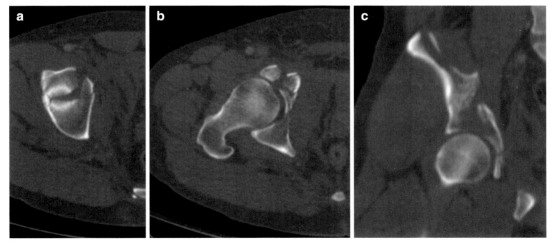

图 4.9 a~c. 同一例患者的术前 CT 扫描，髋臼骨折的轴位（a、b）和冠状位（c）扫描，通过髂腹股沟入路进行切开复位内固定术。

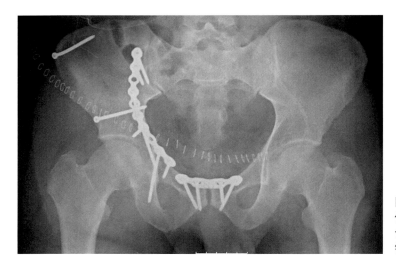

图4.10 术后骨盆前后位片：使用钢板固定前柱和耻骨联合，用两枚 3.5 mm 骨皮质螺钉固定髂骨翼。

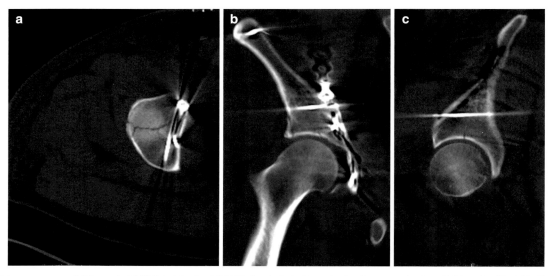

图 4.11   a~c. 术后 CT 扫描横状面（a）、冠状面（b）和矢状面（c）。与图 4.9 相比，骨折已达到解剖复位。

·参·考·文·献·

[1] Judet R, Judet J, Letournel E. Fractures of the acetabulum: classification and surgical approaches for open reduction. Preliminary report. J Bone Joint Surg Am. 1964;46:1615–46.

[2] Letournel E. Fractures of the cotyloid cavity, study of a series of 75 cases. J Chir (Paris). 1961;82:47–87.

[3] Smith-Petersen MN. A new supra-articular subperiosteal approach to the hip joint. JBJS. 1917;s2–15:592–5.

[4] Smith-Petersen MN. Treatment of malum coxae senilis, old slipped upper femoral epiphysis, intrapelvic protrusion of the acetabulum, and coxa plana by means of acetabuloplasty. JBJS. 1936;18:869–80.

[5] Letournel E, Judet R. Fractures of the acetabulum. Berlin: Springer; 1993.

[6] Letournel E. Acetabulum fractures: classification and management. Clin Orthop Relat Res. 1980;151:81–106.

[7] Letournel E. The treatment of acetabular fractures through the ilioinguinal approach. Clin Orthop Relat Res. 1993;292:62–76.

[8] Tosounidis TH, Giannoudis VP, Kanakaris NK, et al. The ilioinguinal approach: state of the art. JBJS Essent Surg Tech. 2018;8:e19.

[9] Keel MJ, Bastian JD, Buchler L, et al. Anterior approaches to the acetabulum. Unfallchirurg. 2013;116:213–20.

[10] Lehmann W, Hoffmann M, Fensky F, et al. What is the frequency of nerve injuries associated with acetabular fractures? Clin Orthop Relat Res. 2014;472:3395–403.

[11] Mardian S, Schaser KD, Hinz P, et al. Fixation of acetabular fractures via the ilioinguinal versus pararectus approach: a direct comparison. Bone Joint J. 2015;97-B:1271–8.

[12] Matta JM. Fractures of the acetabulum: accuracy of reduction and clinical results in patients managed operatively within three weeks after the injury. J Bone Joint Surg Am. 1996; 78:1632–45.

5

髋臼前入路

Claude H. Sagi

麻文谦　译

摘　要

存在很多手术入路可使外科医生能够从骨盆的前后两侧进入、复位和稳定髋臼骨折。虽然现代髋臼骨折手术往往采用一种或多种复合手术入路，但前路手术自应用以来得到了长足发展。重要的是，虽然不同医生倾向不同的手术入路，但外科医生应认识到每种入路的重要性和价值，以便获取髋臼的最佳暴露、复位和稳定。例如，以前不少选择髂腹股沟入路的外科医生现在逐渐开始使用改良Stoppa前入路或前骨盆内入路，作为内侧窗以更加有效地显露四边体和后柱。从某种意义上讲，这并非产生了异议或分歧，而是手术技术正常和必要的发展，有利于推动骨折手术的发展和提高骨折手术的疗效。本章将关注目前常用的髋臼骨折前侧入路的历史演进及技术特点。

关键词

前入路，手术显露，髋臼，髂腹股沟，髂股，Stoppa，骨盆前柱

5.1 髋臼髂股入路

5.1.1 引言与文献回顾

由于时间更迭，对各种术语的通俗化理解逐渐掩盖了对历史的记载，髂股入路和 Smith-Petersen 入路也不例外。由 Marius Nygard Smith-Petersen[1] 最初描述的髋关节前入路用于髋关节成形术的显露，

C. H. Sagi (✉)
Division of Trauma, Department of Orthopaedics and Sports Medicine, University of Cincinnati College of Medicine, Cincinnati, OH, USA
e-mail: sagihc@ucmail.uc.edu

而非髋臼骨折复位和固定的入路。该手术入路的远侧延伸（缝匠肌和阔筋膜张肌之间）类似于其他髂股入路"版本"，近侧显露的主要部分包括阔筋膜张肌以及来自髂骨外侧的臀肌群。髋臼骨折手术治疗的髂股入路，是将髂肌（而不是臀肌和阔筋膜张肌）牵开，露出髂骨内侧面，因此非常适合治疗涉及前柱的骨折。

下文将介绍髂股入路用于优化显露髋臼骨折复位和固定的手术技术。

5.1.2 适应证

髂股入路沿髂嵴进入髂翼至骨盆口边缘。当结合髂前上棘截骨或腹外斜肌、缝匠肌和腹股沟韧带软组织松解后，可显露至前柱、前壁和耻骨上支

外侧半。单独应用髂股入路可用于治疗伴或不伴有累及前壁的高位前柱骨折。与骨盆前入路联合使用（详见 5.2），可成功显露两柱或前＋后半横行骨折，即前柱骨折延伸至髂骨或接近髂前上棘的地方。当患者需要以仰卧位开放复位骶髂关节时，这种手术暴露对髋臼与骨盆环联合损伤也很有帮助。

5.1.3 手术技术

患者平卧位，患侧下肢悬空，膝下垫三角枕以保持髋部在无菌条件下屈曲至 30°~45°。确保可触及大转子，以便在需要复位时进行侧向牵引。皮肤切口自髂前上棘与髌骨外侧连线沿髂嵴向远侧弯至阔筋膜张肌和缝匠肌间隙之间，约 10 cm。切口近端可延伸，沿髂嵴向后至腋中线（图 5.1）。

切口近端需鉴别肌肉神经间隙：腹外斜肌（肋间节段神经）与臀肌（臀浅神经）。解剖回顾：腹外斜肌肌束向下止于髂嵴后部。腹外斜肌应向近侧牵拉以显露间隙，如此可直达骨面，而不会切断阔筋膜张肌或腹外斜肌的肌纤维。遵循这一原则可使术后疼痛最小化，并有助于在手术结束时有更可靠的筋膜闭合（图 5.2）。将腹外斜肌从髂嵴的止点处剥离，露出髂嵴内侧的髂肌，用 Cobb 将其剥离，或用其他骨膜剥离子沿骶髂关节将其向后剥离至骨盆口前缘。保留髂嵴侧腹外斜肌约 2 cm 及对侧缝匠肌的近端附着，以备在需要时进行截骨（详见后文）。

自髂前上棘，于阔筋膜张肌和缝匠肌之间做一个切口分离，以避免损伤股外侧皮神经，后者在髂前上棘与腹股沟韧带之间解剖变异较多。将股外侧皮神经从阔筋膜张肌向远端松解分离，以便随缝匠肌沿中线牵开（图 5.3）。

将阔筋膜张肌从髂骨的外表面剥离直至可触及髂前上、下棘之间凹口。在棘间切迹处放置一个小钳，作为截骨标记，使用弯型骨刀截骨，避免骨折爆裂或骨折线延及髋臼（图 5.4）。截骨完成后，腹外斜肌和缝匠肌应保留附着，以便在二期修复后提供肌肉张力（图 5.5）。采取 90°"台阶"或曲度方式截骨。另外一种方法无须截骨，即将腹股沟韧带从髂前上棘止点处剥离，而将腹外斜肌和缝匠肌作为同一组织袖移动，股外侧皮神经的解剖如上文所述[2]。

截骨完成，可最大限度将腹壁和髂肌牵至中线，有利于对髂骨内侧显露。由于松解了阔筋膜张肌筋膜，股外侧皮神经不会被束缚，可同时牵拉股外侧皮神经与髂前上棘和腹壁，从而避免损伤。

在骨盆内侧，将髂肌和髂腰肌从髂窝／耻骨处剥离，并向内侧牵拉，可显露前柱的下半和骨盆边缘向下至耻骨上支的外侧及前壁底部。如果需要，可以将股直肌直头的止点与髂前上棘剥离（在髂前上棘上保留部分股直肌附着，供以后修复），使髋臼前壁完全暴露。主要的牵开器及其放置位置如下：一把锐性 Hohmann 牵开器置于髂嵴后方髂腰韧带下面，一把锐性 Hohmann 牵开器置于骶翼（骶髂关节的内侧），骨盆缘上方用一把窄的可调节的或一把锐性的 Hohmann 牵开器置于前壁基部或耻骨上支内侧（图 5.6）。

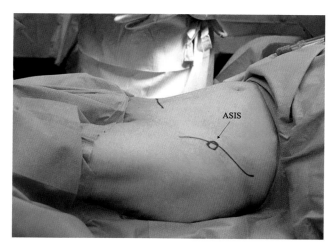

图 5.1　髂股入路术中体位及切口。圆圈为髂前上棘（ASIS）。

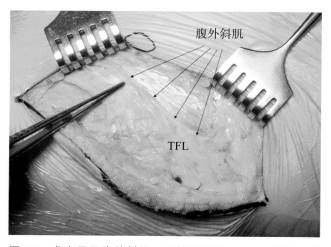

图 5.2　术中显示腹外斜肌、阔筋膜张肌（TFL）间隙。钳子指向髂前上棘，箭头指示腹外斜肌向下止于髂嵴前部。

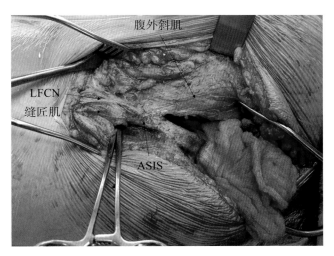

图 5.3 髂前上棘（ASIS）水平显示股外侧皮神经（LFCN）。在缝匠肌外侧筋膜上做一切口，使得在阔筋膜张肌和缝匠肌之间，股外侧皮神经在无张力下随缝匠肌牵向中线。截骨术中保留缝匠肌和腹外斜肌与髂前上棘附着处。

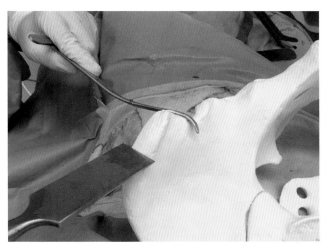

图 5.4 骨模型显示棘间切迹中放置一牵开器，作为髂前上棘后侧 2 cm 处截骨标记。

5.1.4 髂股入路的复位钳操作

5.1.4.1 骶髂关节

通常利用 Jungbluth 或 Farabeuf 复位钳采用双螺钉技术从前路手术复位骶髂关节。将一枚 3.5 mm 的螺钉置于骶髂关节外侧的髂骨，方向从其后缘指向髂后下棘。第二枚螺钉置于骶髂关节内侧的骶翼，与骶孔外侧的骶髂关节平行（图 5.7）。

5.1.4.2 前柱（近端至髂嵴）

通过小切口分离阔筋膜张肌形成一个髂嵴小窗口，用 Farabeuf 钳固定在髂骨翼周围以把持髂骨

（图 5.8）。

5.1.4.3 前柱（远端至骨盆入口）

用骨剥钝性剥离骨盆口，沿四边体到坐骨小切迹外侧的闭孔神经。将弯角复位钳（四方复位钳）的远端齿沿四边体表面置入坐骨小切迹，钳的近端齿根据需要置于前柱骨盆缘骨折线的外侧或髂嵴外侧的外展肌和阔筋膜张肌下。同样，在双柱骨折类型病例中，复位钳可置于上壁或后壁骨块上（图 5.9）。

5.1.5 关闭切口

使用不可吸收缝线将股直肌直头缝合至髂前下

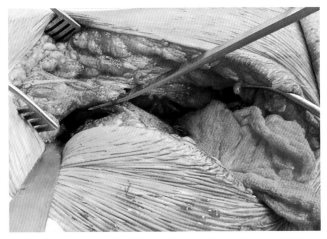

图 5.5 截骨后，缝匠肌和腹外斜肌仍附着于髂前上棘。可见股外侧皮神经与缝匠肌和髂前上棘一同牵拉至中线，从而受到保护。

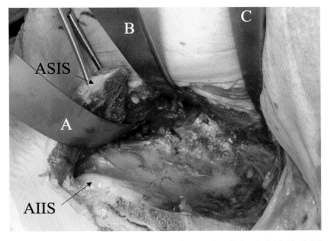

图 5.6 牵开器置于骨盆边缘上方（A）到达骶髂关节外侧的骶翼（B），以及髂腰韧带下方、髂嵴上方（C）。ASIS，髂前上棘；AIIS，髂前下棘。

棘的肌腱断端。用点氏复位钳将截骨后髂前上棘连同腹外斜肌和缝匠肌附着复位，用一枚 3.5 mm 的拉力螺钉固定（图 5.10）。髂窝内置入一条引流管。腹外斜肌连同阔筋膜张肌 / 臀大肌的筋膜重新缝合

至髂嵴上。可吸收缝合线缝合大腿的筋膜浅层和深层，最后全层缝合皮肤。髂前上棘截骨术不需要髋关节保护措施。

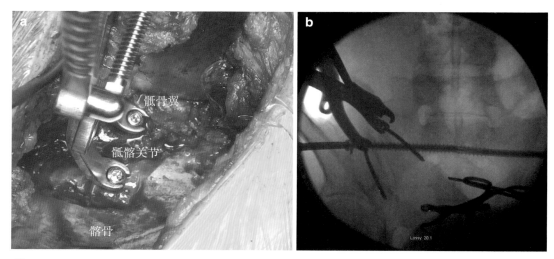

图 5.7　a. 利用 Jungbluth 钳通过螺钉固定骶骨翼和髂翼来复位骶髂关节。b. 术中透视图像显示：用 Jungbluth 钳从前方经髂股入路复位骶髂关节。

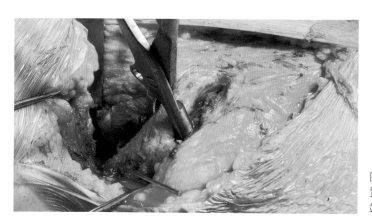

图 5.8　经阔筋膜张肌的小切口放置 Farabeuf 钳，便于髂翼和前柱近端骨折块的复位操作。

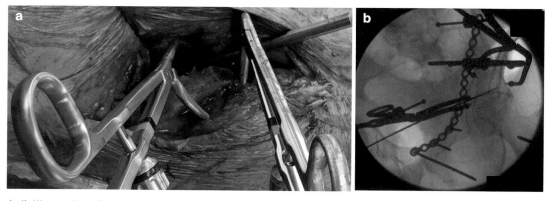

图 5.9　a. 复位钳置于髂翼外壁棘间切迹周围以复位前柱，以及同法复位双柱骨折中上后壁骨块。b. 术中透视显示复位钳复位如图 a 所述。

5.2 髋臼骨折骨盆内前入路

5.2.1 引言与文献回顾

如今被人熟知的由骨盆内前 (anterior intra-pelvic，AIP) 入路进行的髋臼骨折复位固定技术是由 Rives 和 Stoppa 应用补片修复腹股沟疝发展而来的[3]。该入路从腹中线垂直分开腹直肌，然后沿着耻骨上支和骨盆前缘剥离，以暴露前腹壁的内侧面。Rives 和 Stoppa 所描述的手术入路加以延长，可完整显露从骨盆口至骶髂关节的解剖内容，Hirvensalo[4] 和 Cole/Bolhofner[5] 于 1993 年和 1994 年分别报道髋臼复位和固定的结果。这些早期的改良 Stoppa 入路描述了髋臼前柱较低部分和由耻骨联合到骶髂关节的骨盆缘的显露。这些技术可实现前柱远端骨折的复位和稳定，并可在四边体上和耻骨下分别放置支撑钢板。虽然更加关注四边体和后柱远端的显露，但对该技术最初的描述并没有将重点放在此区域的显露操作和器械应用上。

20 年来，外科技术改进良多，改良的手术入路有利于放置复位钳以复位及固定[6]。最近的文献报道了采用骨盆内前入路治疗髋臼骨折的结果和并发症，与传统的髂腹股沟入路相似，解剖复位率为 70%~80%，并发症发生率为 8%~13%[7-9]。

骨盆内前入路的好处如下。

• 改良了四边体粉碎性骨折的入路。

• 改良了后柱从坐骨切迹到坐骨棘的入路。

• 避免剥离腹股沟管、股神经和髂外血管。

• 对于既往有疝修补手术史的患者，可避免通过解剖瘢痕组织和手术留下的网孔。

下文将介绍如何利用骨盆内前入路来优化对髋臼骨折复位和固定的技术。

5.2.2 适应证

AIP 入路用于需要暴露骨盆、髋臼前方的髋臼骨折 (可以单独使用，也可以与其他入路联合应用)。其适用于以下骨折类型：累及前柱、前柱 / 前壁、前加后半横行、累及双柱、T 形骨折 (结合后入路)、横断累及或不累及后柱 (结合后入路)、髋臼骨折伴耻骨联合或骶髂关节脱位。最后，老年性髋臼骨折或与骨质疏松相关的不全性骨折，如存在四边体粉碎性和髋臼穹隆压缩性骨折，很适合采用这种手术方式进行复位和固定。

5.2.3 手术技术

患者仰卧在手术台上。放置导尿管使膀胱排空，以免受伤并术中监测尿量。髋臼骨折侧的下肢置于在一个三角形软垫上，使髋部屈曲 35°~45°，有利于放松髂腰肌、股静脉和髂外血管 (图 5.11)。术者站在患者骨折对侧。与常规相反，患者不应该向受累侧倾斜，虽有利于改善通过骨盆内前入路窗口的视觉效果，但这会使压力转移到大转子上，即将股骨头推入骨盆并使骨折移位。通过大转子的外侧牵引将股骨头从骨盆中牵引出来，并辅助前柱和后柱的临时复位 (图 5.12)。不推荐纵向牵引，因为这种张力作用于髂肌和股 / 髂外神经血管结构，使手术分离更加困难，并置神经血管结构于更大的

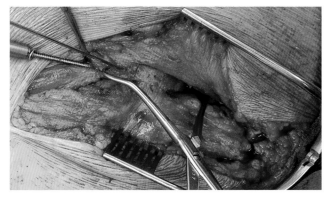

图 5.10 通过钳夹复位和拉力螺钉置入髂骨结节内恢复髂前上棘截骨。置入一根 2 mm 克氏针以维持钳夹和挤压过程中韧带的稳定。

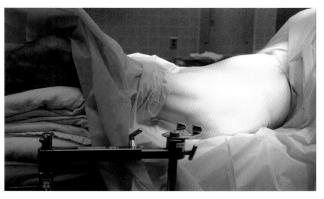

图 5.11 患者平卧位，同侧小腿悬垂，髋部屈曲至 40° 左右。

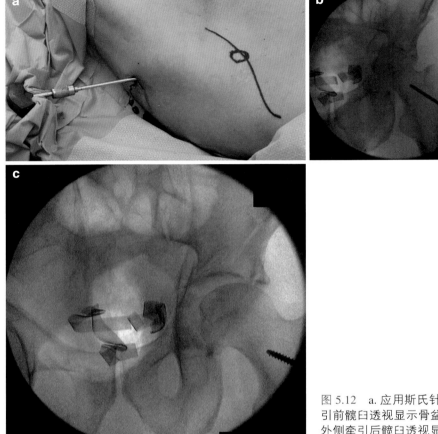

图 5.12　a. 应用斯氏针穿过大转子的侧方牵引。b. 术中外侧牵引前髋臼透视显示骨盆内股骨头位置和前后柱的移位。c. 术中外侧牵引后髋臼透视显示股骨头的偏侧及前柱和后柱骨折移位的改善。

危险中。

　　患者情形不同，如有陈旧切口瘢痕，需剖腹探查，或存在疝气，视具体需要取中线直切口或类似 Pfannenstiel 切口的水平横向切口。分离腹直肌前鞘暴露腹白线，注意保护皮下脂肪层，避免过度的外侧剥离，否则会伤及精索或子宫圆韧带。最佳暴露并不要求浅层组织的广泛剥离，它依赖于腹直肌的游离，这需要沿白线向近端分离和远侧耻骨体前方肌肉分离，否则将影响手术视野及复位钳的放置与操作。如果近端白线中线开裂，进入腹膜腔，只需采用 3-0 线缝合修补腹膜，并在腹直肌前筋膜行 8 字缝合，以防止近端进一步裂开。腹直肌沿着耻骨体的整个上、前方有一个宽的附着，应在耻骨结节的前方和外侧剥离（但不完全切断）（图 5.13）。

　　除单薄的一层腹横筋膜外，脐及弓线以下无腹直肌筋膜。进入真骨盆并避开腹膜腔的最简单方法是在耻骨联合后面的横筋膜上开一小切口，进入耻骨后间隙。用钝性剥离法，将示指置于膀胱和耻骨体后表面之间，从远端至近端分离膀胱上 / 前表面之间以及腹直肌下表面筋膜附着。这点非常重要，因为随着暴露的展开，腹直肌会转向并向损伤侧回缩。骨盆内容物和膀胱需要从受伤的一侧牵开，暴露四边体表面和后柱，如果与腹直肌下表面的粘连不清理干净，盆腔脏器就会被拉入视野，影响髋臼的暴露。如果在暴露或复位 / 固定过程中发现膀胱损伤，采用可吸收缝线进行简单修复。然而，如果在三角区的膀胱基底部、尿道括约肌或尿道部有损伤，则建议进行泌尿科会诊。

　　在腹直肌下放置一个窄 Deaver 牵开器将其向外侧牵开，在耻骨结节外侧，耻骨上支前方放置一把 Hohmann 牵开器，可将一团海绵放在耻骨后间隙，用自动牵引拉钩保护膀胱。应注意避免对自动拉钩施加过大的向下的压力，因为它会对膀胱颈和尿道造成损害。与髂腹股沟入路相似，髂耻筋膜需

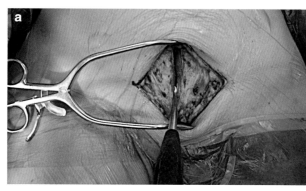
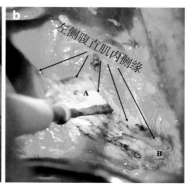

左侧腹直肌内侧缘

图 5.13　a. 术中显示腹直肌近端的松解。b. 术中显示腹直肌远端松解从耻骨结节（A）至耻骨联合（B）向下延伸至耻骨体前部。

要从上耻骨支松解，以使真骨盆和假骨盆之间的通道顺畅。而使用骨盆内前入路，是反向进入，即从大骨盆进入小骨盆。髂耻筋膜松解后，可以看到耻骨筋膜下的肌肉纤维，可以用 Cobb 或其他骨膜剥离器从耻骨上支上将其松解出来。

继续沿耻骨上支和盆腔缘解剖，松解髂腹筋膜，沿盆腔缘剥离髂肌，以便将牵开器置于髂肌下。髂外静脉和动脉位于髂肌内侧。为了防止对髂外静脉的损伤，它应该与腹直肌和髂肌一起向外上方牵引以显露髂窝内侧。安全起见，外科医生必须解决好以下两个问题。

首先，需要确定髂内血管是否有远端分支。骨盆内前入路位于髂内外血管形成的三角区域。偶尔可见髂内血管存在非常远端的分支，在骨盆边缘形成一个三角区。当这种情况发生时，它限制了沿骨盆缘和四边体表面的后缘和远端暴露，因此需要另外一种入路，如髂腹股沟入路（图 5.14）。

其次，外科医生需要确定髂外血管和闭孔血管之间是否存在吻合支（即所谓的死亡冠）。如果髂外血管与闭孔血管相连，不可通过牵拉髂外血管和髂肌暴露髂窝，否则可能会撕裂吻合支或闭孔血管（图 5.15）。

交通血管结扎后，髂外血管可进一步向外牵开，显露髂肌及筋膜。然后沿着骨盆边缘轻轻放置自动牵开器，将盆腔脏器从髋臼处牵向骶髂关节外侧。沿髂肌和骨盆边缘向中线轻轻牵拉髂外静脉的同时，从骶髂关节外侧到耻骨根沿骨盆边缘切开筋膜，这样髂肌就可以从髂内窝分离开。一旦这个空间形成，用一个自动拉钩或牵开器放置在髂肌下，以保护髂外血管。

髂肌被牵向外侧后，从耻骨根锐性剥离髂腰肌纤维，进入腰大肌沟。将第二把锐性 Hohmann 牵开器置于耻骨根外侧的腰大肌沟，以牵开髂腰肌腱，这样就完成了骨盆内前入路头侧部分的暴露，使得整个髂内窝的下半部分从髂前下棘远端到骶髂关节和前柱的尾侧都得以显露（图 5.16）。

骨盆内前入路的下段包括四边体和后柱内侧面的显露。在这一点上，下一步的工作是识别、游离并保护闭孔神经，闭孔神经常在四边体表面的上部、骨盆缘下的脂肪组织中发现，位于闭孔内肌筋

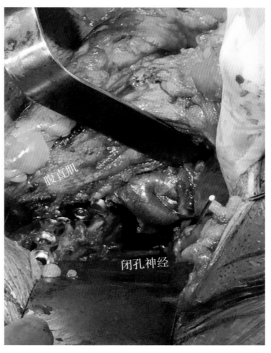

腹直肌

闭孔神经

图 5.14　术中沿骨盆边缘的髂血管低位分支（经允许引自 Marcus Sciadini, MD）。

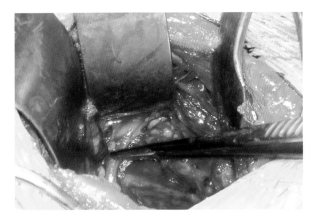

图 5.15　术中显示血管交通支，该手术入路有利于其显露。

膜的起始部。需要行前路手术的髋臼骨折，常伴有股骨头中心脱位与骨盆四边体和后柱的损伤，使得闭孔神经血管束处于紧张状态。除非股骨头已经向外侧回纳，否则手术医生经常会发现，分离和安全牵拉闭孔神经比较困难。遇到这种病例时最好一开始就做股外侧牵引。神经从后面的闭孔到腰骶丛的出口可被全程追踪标记，这样就很容易操作了。外科医生可以根据需要处理神经的内侧和外侧，而不会造成张力以致医源性神经失用（图 5.17）。小心地松解闭孔膜的上外侧部分，进一步松解并游离闭孔神经。这种暴露也有利于为复位夹留出极好的位置（详见下文）。

　　术中一定要注意闭孔动脉和静脉。由于这些血管紧邻神经的下方，经常在需要前方手术入路处理的骨折中受到损伤。然而，如果它们没有伴随骨折而损伤，应当被分离和结扎以避免在四边体及后柱远侧骨折的复位过程中受损而发生出血。与闭孔神经不同，血管分支术中易回缩至骨盆底部，难以寻找与处理。

　　一旦神经被游离并保护，将闭孔内肌从骨盆边缘向远至坐骨棘并向后至坐骨大孔提拉，四边体及后柱中部就容易显露（图 5.18）。再次提醒，在前路暴露时髋关节处于屈曲位，这使得坐骨神经处于紧张状态。如果不小心进入坐骨大孔，除了容易损伤臀上神经血管束外，还可损伤坐骨神经。自动拉钩置于闭孔神经内侧、闭孔内肌外侧，沿着坐骨切迹向下到坐骨棘安全显露四边体及后柱边缘。为保持盆腔脏器被拉向对侧骨盆，牵开器可轻置于坐骨大孔或坐骨小孔内。

　　如果需要全程显露骨折，则需要暴露前柱上部，需要沿髂嵴单独增加一个外侧窗（髂-腹股沟窗，或髂股窗），如 5.1 所述。

5.2.4 复位钳在骨盆内前入路中的运用

5.2.4.1 前柱

前柱复位顺序一般从头端到远端，从后到前。如果头端骨折延伸至髂嵴或位于棘间切迹区域，则需要附加一个外侧窗（详见 5.1）。复位前柱的后部（边缘部分）和尾/前部（耻骨支或根）可以通过骨

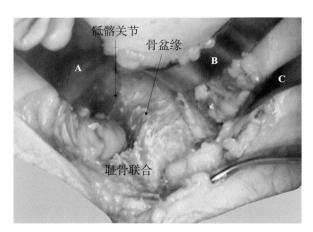

图 5.16　术中牵开器置于骨盆缘骶髂关节前方（A）；置于髂肌下显露髂窝，保护髂外血管（B）；进入腰大肌沟（C），显露从耻骨联合到骶髂关节以及髂内窝下 1/3 的骨盆边缘。

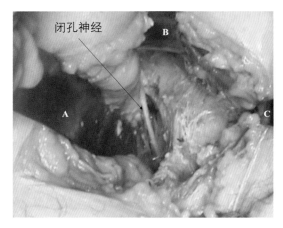

图 5.17　术中显示闭孔神经的游离，以便术者能同时处理神经的内侧和外侧。图片中自动拉钩（A）在坐骨大孔位置，在后柱的后内侧面，紧邻闭孔神经内侧，以便在神经无任何张力的情况下显露四方体。牵引器（B、C）分别在髂肌下方和腰大肌内。

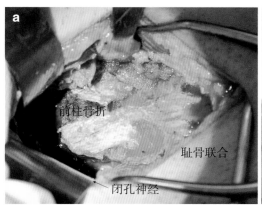
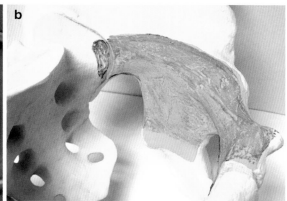

图 5.18　a. 术中显示在闭孔神经无张力下，闭孔内肌向内侧牵拉以暴露四边体及后柱。b. 整个骨盆内前入路术中可暴露显示的范围。

盆内前入路窗口及各种点式复位钳（如 Weber 钳）或角颚钳来完成：对于沿着骨盆边缘前柱后方的复位，可将复位钳的一个齿置于边缘后方进入髂内窝，另一齿置于四边体或后柱的钻孔内；前柱尾端或前部的骨折常发生在耻骨根或支的区域，可将复位钳的一个齿置于腰大肌沟而另一齿置于闭孔神经外侧，术中可直视下保护神经。如上所述，松解闭孔肌膜有助于放置复位钳并保护神经（图 5.19 和图 5.20）。

5.2.4.2 后柱

后柱的复位操作和夹钳的放置取决于骨折类型[10] 的不同特点。如果累及后柱的骨折线位置较高（高于或累及坐骨大切迹），后柱的显露可至坐骨大切迹（图 5.21）。如果骨折线位于坐骨切迹和坐骨棘之间，可在四边体表面钻一个孔，作为钳齿的一个支点，另外一个齿向上置于髂窝内侧上缘（图 5.22）。对于在坐骨棘水平附近的后柱低位的骨折，复位钳的一端（如利用直角夹钳通过骨盆内前入路或复位钳通过外侧窗）置于坐骨小切迹，另外一个齿置于骨盆缘（图 5.23）。最后，沿后柱方向的骨折线形状可能不规则，在这种情形下，夹钳可以垂直于这条骨折线，一个齿位于闭孔，另一个位于坐骨大孔（图 5.24）。

5.2.5 关闭切口

在膀胱前方、耻骨后方放置引流。使用 #1

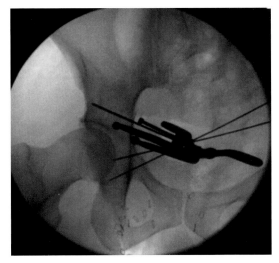

图 5.19　术中透视显示骨盆内前入路中利用复位钳复位较远端的前柱骨折。

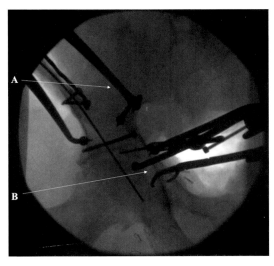

图 5.20　术中透视图像显示利用复位钳复位高位前柱骨折（A）。利用外侧窗来处理近端骨块以及放置"皇后钳"（queen tong），利用点氏复位钳复位低位前柱骨折远端的部分（B）。

缝线连续或间断缝合腹直肌前鞘。腹直肌后方的单层腹横筋膜层的缝合并非必需。严密缝合皮下组织，确保没有无效腔，以避免术后血肿形成或积液。

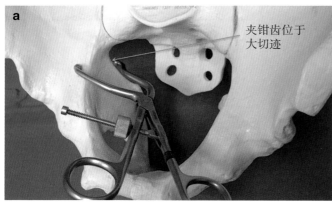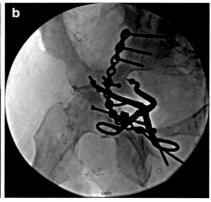

夹钳齿位于大切迹

图 5.21　a. 模型显示用夹钳复位高位后柱骨折，夹钳齿位于坐骨大切迹。b. 术中透视图像显示钳夹复位高位后柱骨折，夹钳齿位于坐骨大切迹。

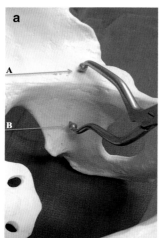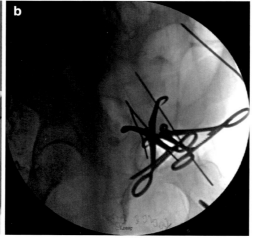

图 5.22　a. 该模型演示复位钳下方齿置于四边体表面复位后柱中部骨折，复位钳一齿位于骨盆缘上方（A），另一齿位于四边体上（B）。b. 术中透视图像显示用复位钳置于四边体表面复位后柱中部骨折。

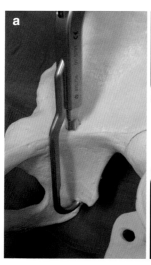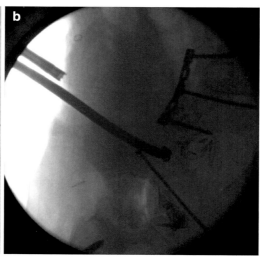

图 5.23　a. 模型演示利用复位钳置于坐骨小切迹（通过外侧窗）复位低位后柱骨折。b. 术中透视图像显示利用复位钳置于坐骨小切迹（通过外侧窗）复位低位后柱骨折。

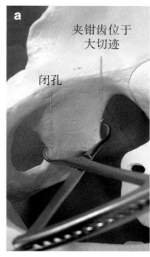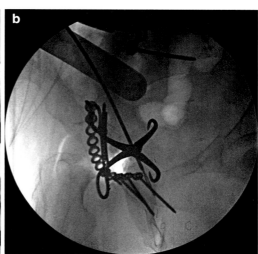

夹钳齿位于
大切迹

闭孔

图 5.24　a. 模型显示复位钳齿位于闭孔和坐骨大孔，复位垂直斜行后柱骨折。b. 术中透视图像显示复位钳齿位于闭孔和坐骨大孔，复位垂直斜行后柱骨折。

· 参 · 考 · 文 · 献 ·

[1] Smith-Petersen MN. Approach to and exposure of the hip joint for mold arthroplasty. J Bone Joint Surg Am. 1949; 31A(1):40–6.

[2] Sagi HC, Bolhofner B. Osteotomy of the anterior superior iliac spine as an adjunct to improve access and visualization through the lateral window. J Orthop Trauma. 2015;29(8):e266–9.

[3] Stoppa RE, Rives JL, Warlaumont CR, Palot JP, Verhaeghe PJ, Delattre JF. The use of Dacron in the repair of hernias of the groin. Surg Clin North Am. 1984;64(2):269–85.

[4] Hirvensalo E, Lindahl J, Böstman O. A new approach to the internal fixation of unstable pelvic fractures. Clin Orthop Relat Res. 1993;297:28–32.

[5] Cole JD, Bolhofner BR. Acetabular fracture fixation via a modified Stoppa limited intrapelvic approach. Description of operative technique and preliminary treatment results. Clin Orthop Relat Res. 1994;305:112–23.

[6] Sagi HC, Afsari A, Dziadosz D. The anterior intrapelvic (modified stoppa) approach for acetabular fracture fixation. J Orthop Trauma. 2010;24(5):263–70.

[7] Shazar N, Eshed I, Ackshota N, Hershkovich O, Khazanov A, Herman A. Comparison of acetabular fracture reduction quality by the ilioinguinal or the anterior intrapelvic (modified Rives-Stoppa) surgical approaches. J Orthop Trauma. 2014;28(6):313–9.

[8] Elmadağ M, Güzel Y, Acar MA, Uzer G, Arazi M. The Stoppa approach versus the ilioinguinal approach for anterior acetabular fractures: a case control study assessing blood loss complications and function outcomes. Orthop Traumatol Surg Res. 2014;100(6):675–80.

[9] Ma K, Luan F, Wang X, Ao Y, Liang Y, Fang Y, Tu C, Yang T, Min J. Randomized, controlled trial of the modified Stoppa versus the ilioinguinal approach for acetabular fractures. Orthopedics. 2013;36(10):e1307–15.

[10] Kistler BJ, Sagi HC. Reduction of the posterior column in displaced acetabulum fractures through the anterior intrapelvic approach. J Orthop Trauma. 2015;29:S14–9.

6

腹直肌旁入路

Johannes D. Bastian, and Marius J. B. Keel
毕　春　王建东　译

摘　要

随着老年人创伤的增加，累及前柱的髋臼骨折的临床特点也发生了变化。在老年人中，股骨头中心性脱位引起的四边体骨折和髋臼顶压缩骨折的发生率更高。腹直肌旁入路从髋关节正上方提供了一个独特而安全的骨盆内腹膜外手术入路。腹直肌旁入路兼具髂腹股沟入路和 Stoppa 入路的优点，可通过第二窗口进入，但不需要解剖腹股沟管（髂腹股沟入路），也不会损失直接进入髋关节的入路（Stoppa 入路）。

关键词

髋臼，骨折，前柱，臼顶压缩，四边体，暴露，前方，骨盆内，腹膜外

6.1 简介与历史

髋臼骨折前路手术治疗的金标准是髂腹股沟入路，这是一个 50 多年前被阐述的真骨盆外的入路[1]。20 世纪 90 年代，改良的 Stoppa 入路被引入，从而首次提供了进入髋臼前方的骨盆内入路[2, 3]。随后，改良 Stoppa 入路被确立为一种有价值的替代方法，其效果与髂腹股沟入路相当[2-13]。此入路避免了腹股沟管解剖及精索游离，减少了术后发生

J. D. Bastian (✉)
Department of Orthopaedic and Trauma Surgery,
Inselspital, University Hospital, Bern, Switzerland
e-mail: johannes.bastian@insel.ch
M. J. B. Keel
Trauma Center Hirslanden, Clinic Hirslanden,
Zürich, Switzerland

斜疝的风险。此外，与髂腹股沟入路相比，改良 Stoppa 入路还可减少手术时间、失血量和输血量。

但是，改良 Stoppa 入路也有一定的局限性。髂腹股沟入路第二窗未被解剖，显露受限，经常需要打开髂腹股沟入路的第一窗。因此，在髋臼骨折复位时，外科医生必须在第一、第三和第四窗口之间切换，易引起牵引损伤，尤其是闭孔神经损伤和术后疝的发生可能性较大。此外，累及前柱的髋臼骨折在过去几十年里也发生了变化。由于人口统计学的变化和老年患者的显著增加，新的难处理的骨折类型，如髋臼顶压缩骨折、四边体的破坏和老年患者股骨头中心性脱位是目前及今后的治疗难点[12, 14-17]。这些特殊的骨折都位于髂腹股沟入路的第二窗内。

因此，理想的手术入路应该可以通过髋关节正上方的入路充分显示骨折线，以便于复位和固定这些复杂的骨折，与髂腹股沟入路第二窗效果类似，

而无须解剖腹股沟管。2012 年报道的腹直肌旁入路可以满足这些要求[18]。在这之后，有更多的研究证实了腹直肌旁入路的安全性和有效性[19–21, 22]，手术视频详细描述了该技术[23]。

腹直肌旁入路的优点如下。

• 充分显露真骨盆、髋臼顶、四边体、后柱和骶髂关节。

• 螺钉放置不受软组织张力的限制，后柱螺钉长度可增加两倍。

• 术中无须更改窗口的单一入路。

• 无腹股沟管剥离。

• 切口长度短。

• 伤口闭合简单。

• 血管可控（髂腰血管、髂内外血管）。

• 腹股沟疝或既往疝修补术患者使用安全。

• 经耻骨上膀胱造瘘术后使用该入路比较安全。

6.2 适应证

腹直肌旁入路用于累及前柱的髋臼骨折（前壁骨折、前柱骨折、横行骨折、移位主要在前柱的 T 形骨折、前柱伴后半横行骨折和双柱骨折），作为单一入路。腹直肌旁入路联合后入路（二腹肌股骨大转子翻转截骨术、髋关节外科脱位）来处理复杂髋臼骨折（T 形骨折、前柱伴后半横行骨折，或双柱骨折），这类骨折往往伴有后柱严重移位和（或）臼顶骨折，单靠前路不能复位。

6.3 手术技术详解

6.3.1 手术显露

患者仰卧位于可透视的手术台上，留置 Foley 导尿管。术前应静脉注射抗生素。患侧下肢消毒无菌巾包扎，以便进行复位操作。主刀医生和洗手护士位于髋臼骨折的对侧。影像增强器放置在受伤的髋关节上方，助手位于患侧。切口标志如图 6.1 所示。皮肤切口沿着腹直肌外侧缘，从外侧到内侧 1/3 的三角形弧形切开，该三角形由连接脐、髂前上棘和耻骨联合的线构成。浅层组织切开后暴露腹

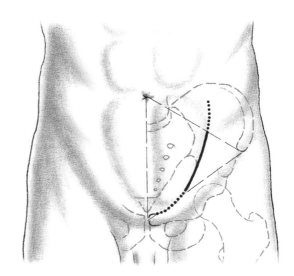

图 6.1　皮肤切口标志：肚脐、髂前上棘（ASIS）和耻骨联合部相连（红色虚线）。皮肤切口（红线）从连接肚脐和 ASIS 的线的外侧和中间 1/3 处的边界开始。切口弧形，朝向连接 ASIS 和联合体的中线和中线中间 1/3 的边界。切口可以延长（虚线）（经允许引自 the British Editorial Society of Bone and Joint Surgery[18]）。

直肌鞘，在腹直肌外侧缘切开（图 6.2）。深层解剖位于真骨盆和假骨盆（图 6.3）内，以形成骨盆内 5 个直肌旁入路手术窗的暴露（图 6.4 和图 6.5）。深层解剖从前往后进行。第一个关键结构是腹壁下血管，很容易识别和避开；第二个结构是男性的输精管或女性的子宫圆韧带。将这些结构向外牵开，并使用可延展的牵开器将膀胱向后牵开，有助于进入第四窗的腹膜后间隙。这个窗可以看到耻骨联合和耻骨上支。切开骨膜，在耻骨上支上放置一个 Hohmann 拉钩。分离和暴露第二、第三窗，暴露断裂的前柱，并进一步向后解剖暴露。第三和第五窗位于腹壁下血管和髂外血管之间。因此，下一个关键的结构是髂外血管，这些血管是可以识别和活动的。在进一步切开骨膜之前，必须在耻骨上支水平的第三窗结扎或夹闭冠状动脉（闭孔血管和髂外血管的交通支）。第五窗的关键结构是闭孔神经血管束。应避免闭孔神经紧张。切开四边体的骨膜，拉开闭孔内肌，直到可见坐骨小切迹。第二窗位于髂腰肌和髂外血管之间。在第二窗骨膜切开进行深层解剖之前，髂腰血管（髂内血管与髂外血管起源的旋髂深血管之间的血管连接）需要控制和结扎。下一个关键结构位于第一窗边缘，是生殖股神经、股外侧皮神经和髂肌。

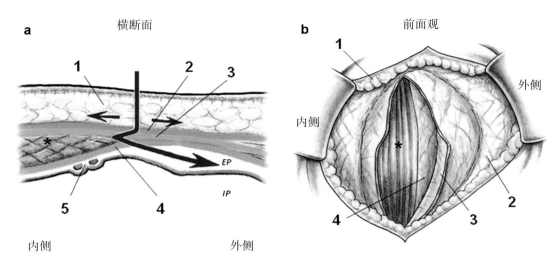

图 6.2　a. 手术野横断面解剖示意图，切开分离方向（红箭头）：1，皮下组织，筋膜；2，腹壁前深筋膜（绿线）；3，腹直肌鞘（蓝线），腹直肌（＊）；4，腹横筋膜（橙线）；5，腹壁下血管。EP，腹膜外间隙，壁膜（黑线）；IP，腹膜内间隙。b. 手术视野示意图：1，皮下组织，腹壁筋膜；2，腹壁前深筋膜；3，腹直肌鞘，腹直肌（＊）；4，腹横筋膜（经允许引自 the British Editorial Society of Bone and Joint Surgery[18]）。

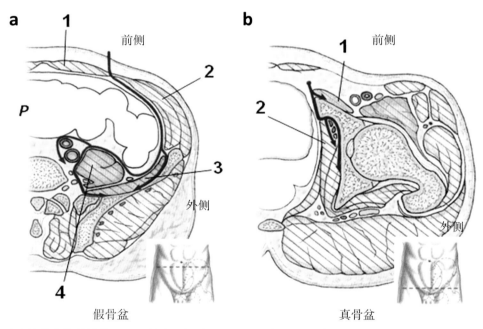

图 6.3　a. 图示骶髂关节水平的横截面。红箭头示假骨盆内的解剖位置：1，腹直肌；2，腹外斜肌和腹横肌；3，髂肌；4，腰大肌，腹膜囊。b. 图示髋关节水平的横截面。红箭头示真骨盆内的解剖位置：1，耻骨肌；2，闭孔内肌（经允许引自 the British Editorial Society of Bone and Joint Surgery[18]）。

6.3.2 骨折复位固定

　　一旦所有窗口都安全打开，骨折线就会清晰可见。可行股骨外侧牵引辅助骨折复位。骨折复位应从关节水平开始，先复位前柱，再复位四边体。当

髋臼顶骨折有压缩骨折块时，可以使用骨膜剥离器直接通过骨折间隙来抬升复位，这是关节内骨折获得解剖复位的关键步骤（图 6.6）。由撞击产生的空隙必须用植骨块填充，以避免复位的臼顶骨折块的二次移位。弓状缘上方的预塑形解剖钢板可用于

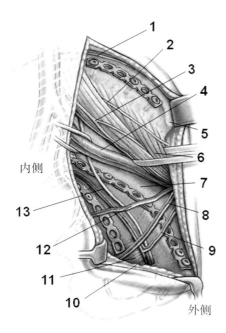

内侧

外侧

图 6.4　暴露：1，髂腹股沟神经；2，股外侧皮神经；3，生殖股神经及其生殖支与股骨支；4，髂外动脉 / 静脉；5，髂前上棘；6，髂腰肌；7，髋臼顶；8，腹壁下血管；9，闭孔动脉与腹壁下或髂外血管交通支；10，闭孔神经与血管（闭孔管）；11，闭孔内肌；12，输精管；13，闭孔神经（经允许引自 the British Editorial Society of Bone and Joint Surgery [18]）。

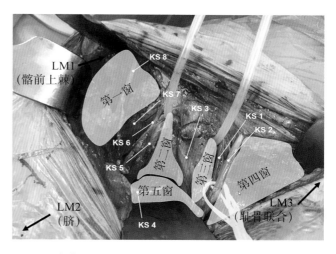

图 6.5　术中照片示腹直肌旁入路从内侧到外侧的骨盆内视野，有五个"手术窗"，基本标志（LM）和关键结构：KS 1，腹壁下血管；KS 2，输精管；KS 3，髂外血管；KS 4，闭孔神经；KS 5，髂腰肌；KS 6，生殖股神经；KS 7，髂肌；KS 8，股外侧皮神经。

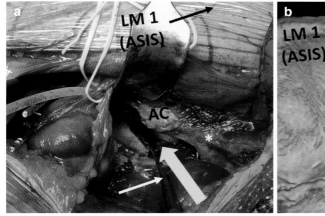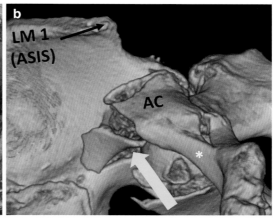

图 6.6　a. 术中照片示 79 岁男性左侧髋臼骨折，腹直肌旁入路获得的第三和第五窗内的内侧到外侧视野（比较图 6.8）。LM 1，髂前上棘（ASIS）；AC，前柱；*，耻骨上支；黄箭头示骨折间隙与臼顶相连；白箭头示插入骨膜剥离子来撬拨复位臼顶压缩性骨折。b. 左半骨盆的三维重建显示符合图 a 的骨性结构。

直接复位骨折（图 6.7）。此钢板由前向后插入，用 2.5 mm 螺纹克氏针初步固定，并透视确认钢板的正确位置。使用带球钉的顶棒放在板上有助于前柱的复位。钢板用 3.5 mm 皮质螺钉固定。将钢板固定在耻骨上支上时，使用一个 Verbrugge 马鞭钳。在弓状缘上方钢板的四边体部分放置一个弯曲的带球顶棒，以复位破裂的四边体。然后在前面固定钢板。使用共线钳（图 6.7）将后柱钳压至前柱来复位。夹钳必须钩入坐骨小切迹，并压在钢板上。对于累及后柱的骨折（尤其是前柱伴后半横行骨折），应根据骨折

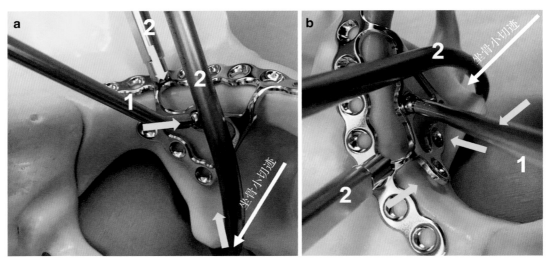

图 6.7　a. 显示四边体和骨盆后缘的骨盆内视图的模型。顶压在弓状缘上方的预塑形解剖钢板的四边体部分上的一个弯曲的球钉顶棒（1），用于直接复位四边体；在后柱上的一个共线夹钳（2）用于直接复位（钩住坐骨小切迹并压住钢板）。b. 相同模型，近外侧视图。

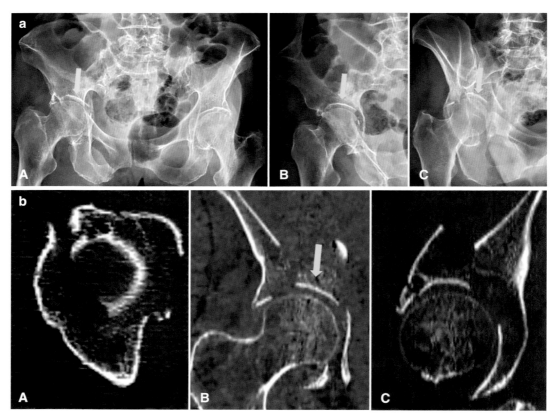

图 6.8　a. 术前影像：前后位（A），髂骨斜位（B），闭孔斜位（C）。图示 74 岁女性患者的髋臼骨折（前柱 / 后半横行），臼顶压缩（黄箭头），四边体骨折，股骨头向骨盆内突出。b. 术前 CT 扫描：轴向（臼顶水平）（A）、冠状面（B）和矢状面重建（C）显示同一患者的髋臼骨折（前柱 / 后半横行）。

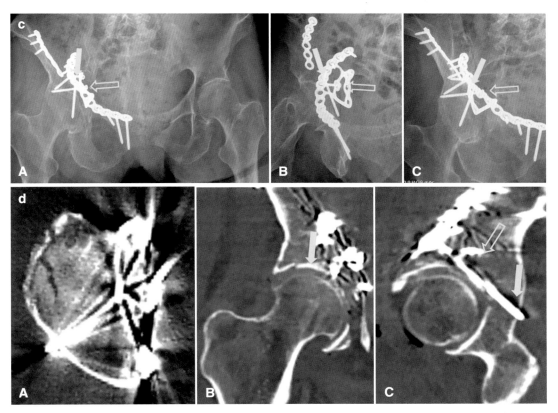

图 6.8 （续）c. 术后 X 线检查：前后位（A），髂骨斜位（B），闭孔斜位（C）。显示臼顶压缩骨折解剖复位。在水平方向放置一个髋臼上螺钉（空心黄箭头），以支撑臼顶骨折块（空心黄箭头）。后柱螺钉用于将后柱压缩至前柱（实心黄箭头）。d. 术后 CT 扫描轴（臼顶水平）（A）、冠状面（B）和矢状面重建（C）显示臼顶压缩骨折解剖复位（B，黄箭头）。图 C 中，空心黄箭头示髋臼上螺钉，实心黄箭头示后柱螺钉。

线位置和粉碎情况，放置髋臼下缘螺钉、后柱螺钉，或两者同时使用以固定后柱。病例如图 6.8 所示。

6.3.3 缝合切口

常规在 Retzius 间隙放置引流管，经创面冲洗、止血、排尿通畅后，用可吸收缝线缝合腹直肌前鞘。逐层缝合皮下及皮肤。

· 参 · 考 · 文 · 献 ·

[1] Judet R, Judet J, Letournel E. Fractures of the acetabulum: classification and surgical approaches for open reduction. Preliminary report. J Bone Joint Surg Am. 1964;46:1615–46.

[2] Hirvensalo E, Lindahl J, Bostman O. A new approach to the internal fixation of unstable pelvic fractures. Clin Orthop Relat Res. 1993;297:28–32.

[3] Cole JD, Bolhofner BR. Acetabular fracture fixation via a modified Stoppa limited intrapelvic approach. Description of operative technique and preliminary treatment results. Clin Orthop Relat Res. 1994;305:112–23.

[4] Ponsen KJ, Joosse P, Schigt A, Goslings JC, Luitse JS. Internal fracture fixation using the Stoppa approach in pelvic ring and acetabular fractures: technical aspects and operative results. J Trauma. 2006;61(3):662–7.

[5] Jakob M, Droeser R, Zobrist R, Messmer P, Regazzoni P. A less invasive anterior intrapelvic approach for the treatment of acetabular fractures and pelvic ring injuries. J Trauma. 2006;60(6):1364–70.

[6] Sagi HC, Afsari A, Dziadosz D. The anterior intrapelvic (modified Rives-Stoppa) approach for fixation of acetabular fractures. J Orthop Trauma. 2010;24(5):263–70.

[7] Andersen RC, O'Toole RV, Nascone JW, Sciadini MF, Frisch HM, Turen CW. Modified Stoppa approach for acetabular fractures with anterior and posterior column displacement: quantification of radiographic reduction and analysis of interobserver variability. J Orthop Trauma. 2010;24(5):271–8.

[8] Laflamme GY, Hebert-Davies J, Rouleau D, Benoit B, Leduc S. Internal fixation of osteopenic acetabular fractures involving the quadrilateral plate. Injury. 2011;42(10):1130–4.

[9] Khoury A, Weill Y, Mosheiff R. The Stoppa approach for acetabular fracture. Oper Orthop Traumatol. 2012;24(4–5):439–48.

[10] Shazar N, Eshed I, Ackshota N, Hershkovich O, Khazanov A, Herman A. Comparison of acetabular fracture reduction quality by the ilioinguinal or the anterior intrapelvic (modified Rives-Stoppa) surgical approaches. J Orthop Trauma. 2014;28(6):313–9.

[11] Isaacson MJ, Taylor BC, French BG, Poka A. Treatment of acetabulum fractures through the modified Stoppa approach: strategies and outcomes. Clin Orthop Relat Res. 2014;472:3345–52.

[12] Bastian JD, Tannast M, Siebenrock KA, Keel MJ. Mid-term results in relation to age and analysis of predictive factors after fixation of acetabular fractures using the modified Stoppa approach. Injury. 2013;44(12):1793–8.

[13] Ma K, Luan F, Wang X, et al. Randomized, controlled trial of the modified Stoppa versus the ilioinguinal approach for acetabular fractures. Orthopedics. 2013;36(10):e1307–e15.

[14] Ferguson TA, Patel R, Bhandari M, Matta JM. Fractures of the acetabulum in patients aged 60 years and older: an epidemiological and radiological study. J Bone Joint Surg Br. 2010;92(2):250–7.

[15] Anglen JO, Burd TA, Hendricks KJ, Harrison P. The "Gull sign": a harbinger of failure for internal fixation of geriatric acetabular fractures. J Orthop Trauma. 2003;17(9):625–34.

[16] Bastian JD, Giannoudis PV. Central acetabular fracture dislocations: are existing classifications comprehensive? Injury. 2014;45(12):1807–15.

[17] Prasartritha T, Chaivanichsiri P. The study of broken quadrilateral surface in fractures of the acetabulum. Int Orthop. 2013;37(6):1127–34.

[18] Keel MJ, Ecker TM, Cullmann JL, et al. The pararectus approach for anterior intrapelvic management of acetabular fractures: an anatomical study and clinical evaluation. J Bone Joint Surg Br. 2012;94(3):405–11.

[19] Bastian JD, Savic M, Cullmann JL, Zech WD, Djonov V, Keel MJ. Surgical exposures and options for instrumentation in acetabular fracture fixation: pararectus approach versus the modified Stoppa. Injury. 2016;47:695.

[20] Keel MJ, Tomagra S, Bonel HM, Siebenrock KA, Bastian JD. Clinical results of acetabular fracture management with the pararectus approach. Injury. 2014;45(12):1900–7.

[21] Mardian S, Schaser KD, Hinz P, Wittenberg S, Haas NP, Schwabe P. Fixation of acetabular fractures via the ilioinguinal versus pararectus approach: a direct comparison. Bone Joint J. 2015;97-B(9):1271–8.

[22] von Rüden C, Wenzel L, Becker J, Thannheier A, Augat P, Woltmann A, Bühren V, Perl M. The pararectus approach for internal fixation of acetabular fractures involving the anterior column: evaluating the functional outcome. International orthopaedics. 2018. https://doi.org/10.1007/s00264-018-4148-8.

[23] Keel MJB, Siebenrock KA, Tannast M, Bastian JD. The pararectus approach: a new concept. JBJS Essent Surg Tech. 2018;8(3):e21.

7

骨盆及髋部外侧入路

Joseph M. Schwab, Chad Beck, and Klaus A. Siebenrock
王　谦　译

摘　要

髋部和骨盆的外侧手术入路，对治疗成人髋部创伤和退行性髋部病变至关重要。本章将着重介绍两种普适性良好的手术入路，即由 Judet 和 Letournel 推广的 Kocher-Langenbeck 入路和由 Ganz 推广的髋关节外科脱位入路。Kocher-Langenbeck 入路是一个已经沿用了 70 年的手术入路，但其在某些类型的髋臼骨折治疗中仍独具优势。髋关节外科脱位 Ganz 入路也已被使用了近 20 年，至今仍被认为是一种安全有效的手术入路，难以替代。两种入路技术均具有挑战性，对细节要求较高，但仍可经充分学习来实践掌握。

关键词

Kocher-Langenbeck 入路，髋关节外科脱位，髋臼骨折，股骨髋臼撞击症，大转子翻转截骨术

7.1 Kocher-Langenbeck 入路

7.1.1 介绍

Kocher-Langenbeck 入路（以下简称 K-L 入路），在经典分类中也被称为后入路，是髋部和髋臼手术的一种主要入路，通过该入路可以完整显露髋臼后柱，并且可扪及自方区至真骨盆缘的骨表面。Judet

J. M. Schwab (✉) · C. Beck
Department of Orthopaedic Surgery, Medical College
of Wisconsin, Milwaukee, WI, USA
e-mail: jmschwab@mcw.edu
K. A. Siebenrock
Department of Orthopaedic and Trauma Surgery,
Inselspital, Bern University Hospital,
Bern, Switzerland

和 Letournel 在 1958 年首次报道了 K-L 入路[1]，并在后续描述了 K-L 入路的延长入路，以显露髋臼上方的前柱区域。这项技术包括劈开臀肌止点或类似于"Y"形的延长切口。此外，Siebenrock 在 K-L 入路基础上，提出了可以在术中扩大转子截骨，以增加对髋臼上壁和后柱上部的暴露的扩展解剖入路[2]。然而，尽管有这些技术改良，现在临床使用的 K-L 入路仍以 Judet 所描述的方法为主。

7.1.2 适应证

K-L 入路仍作为切开复位内固定术的主要入路，用于治疗后壁累及为主的髋臼骨折，尤其适用于以下骨折类型[3]。

- 后壁骨折。
- 后柱骨折。

- 后柱伴后壁骨折。
- 横行伴后壁骨折。
- 横行骨折，主要骨折移位位于后柱。
- T 形骨折的后方复位固定。

K-L 入路虽然可以很好地显露髋臼后柱，并且可直接触及四边体表面，但它无法显露髋臼前方。因此，以下骨折类型为 K-L 入路禁忌。

- 前壁骨折。
- 前柱骨折。
- 横行骨折，主要骨折移位位于前柱。
- 双柱骨折。
- T 形骨折的前方复位固定。
- 前柱伴后半横行骨折。
- 前柱伴前壁骨折。

当髋臼骨折合并股骨头骨折，或计划采用转子截骨显露髋臼后上壁骨折时，建议选择侧卧位（详见下文）而非俯卧位进行手术。

7.1.3 体位

K-L 入路的体位一般选择侧卧位或者俯卧位。

7.1.3.1 侧卧位 [3, 4]

患者侧卧于平坦、透光的手术床，患肢在上消毒铺巾。该体位与全髋关节后入路体位类似，主要区别在于：消毒巾须铺在髂嵴上方，后方过中线，以便于术中触诊髂后上棘作为体表标志。健侧下肢须用适当软垫保护，以防止压力相关性并发症出现。

7.1.3.2 俯卧位 [5]

俯卧位中，一般采用专业骨盆手术床以助于患者维持适当体位，放置胸垫避免患者胸部及乳房受压。髂前上棘放置软垫，有助于骨盆的支撑，放置会阴柱，充分固定骨盆。划皮前，应在患侧下肢置入股骨远端牵引针，并匹配牵引装置组件；将足置于脚架中，以便术中膝关节屈曲；调节体位至髋关节轻度过伸、膝关节屈曲位，以减少坐骨神经张力，实现安全牵拉（图 7.1）。

另外一种俯卧位采用完全透光的骨盆手术床。在这种体位下，胸垫放置同前。患者置于俯卧位后须轻度过伸髋关节并保持膝关节屈曲。为此，术前须在患者膝下垫枕，在胫骨前方放置消毒巾。这一髋关节轻度过伸体位，也可在术中由助手抬高膝部，将消毒巾铺在大腿前方。

7.1.4 仪器、设备和植入物

7.1.4.1 手术床

- 俯卧位专用骨盆牵引床。
- Jackson 手术床或者允许 C 臂机侧位透视的手术床。

7.1.4.2 器械

- 骨盆牵引装置，包括长弯形坐骨神经拉钩。
- 骨折复位工具，包括骨盆复位钳、高低钳、球形钉棒和骨钩。

7.1.4.3 内植物

- 3.5 mm 骨皮质螺钉，3.5 mm 锁定螺钉，3.5 mm 骨盆重建钢板。

7.1.4.4 备选

- 术中自体血回输（红细胞回收器）。
- 术中透视，O 臂机或 CT。
- 其他内植物，例如弹簧板、微型螺钉，或者经皮螺钉套件。

7.1.5 步骤

7.1.5.1 显露

术前须首先确定骨性标志，包括股骨干、髂后上棘、大转子等。皮肤切口沿股骨干自远端向近端，跨过大转子水平后，向后弧向髂后上棘（图 7.2）。手术医生的手掌可以作为切口长度的参考。自大转子顶部沿股骨干方向切口长度大约为一掌长，

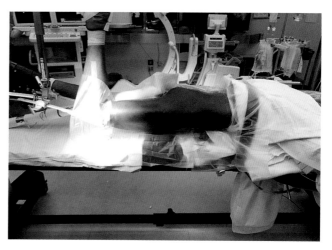

图 7.1　患者俯卧于透光手术床，股骨远端牵引针及足部固定器用于术中髋关节位于轻度过伸及膝关节屈曲位。肢体广泛消毒，便于触及骨性标志。导尿管、胸管或者其他管路须避开放射投照区。

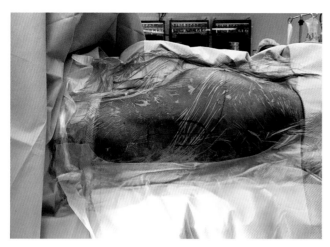

图 7.2 标记好皮肤切口。标记线一条自股骨干延伸至大转子顶点，另一条在经大转子平面后弧形延长至髂后上棘。

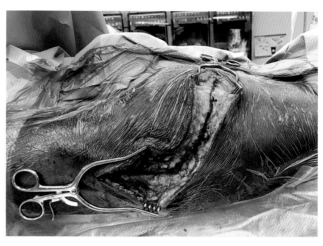

图 7.3 切开皮肤、皮下组织后沿切口方向切开筋膜。

自大转子顶部弧形向髂后上棘方向的切口大致两掌宽。此时，自大转子顶部至臀大肌腱的切口长度恰好是大转子顶部沿股骨干切口长度的 2 倍。对于肥胖或肌肉发达的患者，大转子顶部至髂后上棘区域切口须做必要延长，以便于充分显露。

深部组织的显露，首先须分离皮下脂肪直至髂胫束。在能够充分显露深部组织的前提下，须尽量减少对脂肪组织的破坏。而切除过多的髂胫束，会在缝合伤口后形成无效腔，引起局部积液。随后，沿髂胫束方向将其纵向切开，向近端延伸至大转子，向髂后上棘方向沿肌纤维方向切开臀大肌筋膜（图 7.3）。随后，沿臀大肌纤维方向自大转子处起分开臀大肌，直至第一个血管神经束位置。此时可显露外旋肌群，清除覆盖其表面的脂肪和结缔组织后，于臀中肌肌腹放置钝性拉钩，有助于充分显露（图 7.4）。辨认清楚梨状肌腱后用高强度缝线缝扎标记，切断后向后牵引控制，切断位置须选择在远离股骨止点 1 cm 处，以免损伤沿股骨后方上行、支配股骨头血流的滋养血管（图 7.5）。沿肌腹深面可以找到闭孔内肌以及孖肌的腱性融合部。以此为标记，可以向髋臼后方分离骨面至坐骨大小切迹水平。在坐骨小切迹处，孖肌 / 闭孔内肌肌腹处下方，

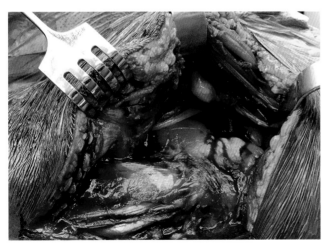

图 7.4 髂胫束、臀大肌和筋膜切开后可显露髋臼后方结构和股骨近端。沿大转子可以清楚地显露股外侧肌腱和肌肉。自切口的近端至远端深面（自右向左）可以辨认坐骨神经。此时术中尚未切断短外旋肌群。

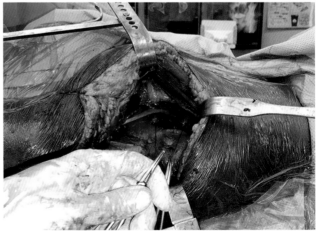

图 7.5 短外旋肌标记后自股骨侧止点游离掀开。梨状肌（近端）和闭孔内肌 / 孖肌（远端）自股骨侧止点以远 1 cm 处切断，避免影响股骨近端血流。

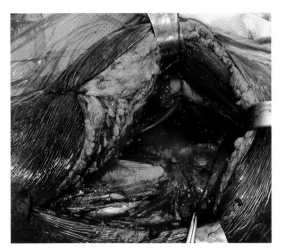

图 7.6　坐骨神经一般走行于肌腱汇合处的后方，拉钩置于坐骨小切迹，向后牵开短外旋肌群，可保护坐骨神经。

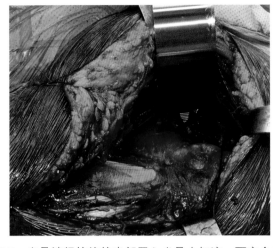

图 7.7　坐骨神经拉钩的尖部置入坐骨小切迹，可安全地拉开坐骨神经，显露髋臼后方。

放置拉钩并适度牵开可起到保护坐骨神经的作用（图 7.6 和图 7.7）。为更好地分离暴露，必要时需切除臀小肌肌腹。然而，当骨折累及臀小肌肌腹附近骨质，或任何其他外旋肌群肌腹有损伤或坏死迹象时，必须将其切除。若不予切除，术后极易发生异位骨化。若须进一步显露切口深面，可将股方肌自坐骨结节处剥离后提起。但须保留股方肌股骨侧，避免损伤在股方肌深面穿行的股骨头营养血管。

7.1.5.2 伤口闭合

在关闭创面前，须充分清理坏死的肌肉组织，特别是臀小肌。充分冲洗手术创面后，将短外旋肌群缝合回肌肉起点。须注意的是，缝合点不可过于靠近股骨侧，避免意外损伤股骨头营养血管。逐层缝合前，须分别于髂胫束深面和皮肤深面放置引流管一根。

7.1.6 术后康复

大多数髋部骨折患者可在术后进行足趾点地的部分负重锻炼。这可在一定程度上减少术侧髋部应力。若患者存在髋关节脱位及关联损伤，须在术后 6 个月内佩戴髋关节防脱位支具。佩戴要点包括：限制屈髋小于 90°，避免屈髋内收动作（如跷二郎腿），避免健侧卧位。此外，膝关节支具也可以起到防止髋关节过度屈曲的作用。如何预防异位骨化目前仍存在争议，但是可以明确的是，在充分清理损伤及坏死的肌肉组织，尤其是臀小肌后，异位骨

化的发生率极低，不需要特殊治疗。在目前预防异位骨化所采取的治疗措施中，大剂量非甾体抗炎药的使用会显著增加骨不连的发生率 [6]。放疗结合肌肉充分清创虽然可以有效减少 Brooker Ⅲ~Ⅳ 期异位骨化的发生率，但其预防效果并不显著高于其他方法 [7, 8]，而且还存在诱发肉瘤的风险 [9, 10]。

7.2 大转子截骨及髋关节外科脱位

7.2.1 介绍

Ganz 等自 1992 年开始使用髋关节外科脱位入路（Ganz 入路），并于 2001 年正式发表了该入路和 213 例病例的治疗结果 [11]。该项入路的发明有赖于研究者对股骨头血供极为细致的解剖分析，特别是发现了旋股内侧动脉在成人股骨头血供中起支配作用这一关键现象 [12]。该入路通过股骨大转子截骨显露髋关节囊，避免了旋股内侧动脉损伤的可能。该入路还可以更好地观察髋关节的病理改变，例如股骨髋臼撞击症、Legg-Calve-Perthes 病，以及其他一些导致髋关节退变的"特发性"疾病 [13-21]。

7.2.2 适应证

Ganz 入路可以清楚地显露股骨近端及髋臼关节面，因此被广泛应用于髋关节内病变的手术治疗中。以下情况可考虑采用 Ganz 入路。

- 股骨髋臼撞击症[14, 15]。
- 股骨头骨折或者合并髋臼后壁骨折[22]。
- 股骨骨骺滑脱（急性和慢性）[19, 21]。
- Legg-Calve-Perthes 病和 Perthes 样缺损[18, 23]。
- 滑膜增生紊乱，例如滑膜软骨瘤病和色素沉着绒毛结节性滑膜炎[24]。

7.2.3 体位

该手术入路的体位类似于传统髋关节置换的后侧入路[11, 25]。患者取侧卧位，健侧在下，患肢自由悬垂，术中应可使髋关节置于屈髋 90° 位。术前需在健侧下肢上方放置支撑垫，以防止意外损伤，并为患侧肢体手术提供操作平台（图 7.8）。将无菌袋置于患者前方，用于放置术中经外科髋关节脱位处理后的患侧肢体。

7.2.4 仪器、设备和内植物

7.2.4.1 手术台

- Jackson 手术床，或可摆放侧卧位、带体位架的透 X 线手术床。

器械

- Langenbeck 拉钩、弧形勺状拉钩和双弯 Hohmann 拉钩有助于软组织无损牵拉。
- 长弯剪用于髋关节脱位时剪断股骨头圆韧带。
- 弧形骨刀和（或）高速磨钻用于股骨头及髋臼缘的修整。
- 髋关节脱位过程中也可应用关节镜无水近距离观察髋关节，无须液体灌注。
- 当存在凸轮型股骨髋臼撞击症时，备好各种

尺寸的塑料半球形股骨头试模，有助于术中确认适当的股骨头截骨。

内植物

- 3.5 mm 骨皮质螺钉用于大转子骨块的固定。
- 缝合锚用于髋臼盂唇的修补、再固定或者重建。
- 微型螺钉或者埋头钉用于关节面的固定（包括股骨头骨折、股骨头复位截骨）。
- 股骨近端钢板用于股骨旋转截骨术。

备选

- 关节镜刨削器用于滑膜清理（例如色素沉着绒毛结节性滑膜炎、滑膜软骨瘤病）。

7.2.5 步骤

7.2.5.1 显露

以大转子顶点为中心，沿股骨前 1/3 轴向切开皮肤 20~25 cm。经臀大肌前缘，Gibson 间隙显露髋关节[11, 25, 27]，臀下动脉分支在臀中肌、臀大肌之间的筋膜内走行，在臀大肌前缘穿出阔筋膜[25]（图 7.9）。血管穿阔筋膜后继续走行于皮下脂肪，切开时先在远端找到阔筋膜，随后向近端逐步分离，即可看见穿行动脉，极易辨识。锐性剥离臀大肌前缘，将臀大肌牵向后方，暴露臀中肌。术中保留臀中肌筋膜，有助于保护臀上神经，以及走行于筋膜内的臀上动脉分支。

随后，将患侧髋关节充分内旋以显露臀小肌、梨状肌、短外旋肌。这些后方结构保护着股骨头最主要的营养血管——旋股内侧动脉（medial femoral circumflex artery，MFCA），因此在操作中须避免对

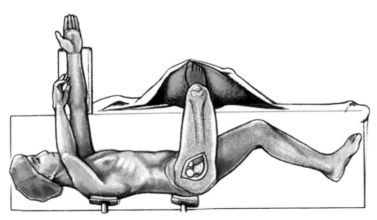

图 7.8 患者取侧卧位，将支撑垫置于下方非手术肢体上方，以保护下方肢体并为手术侧肢体提供稳定支撑（经允许引自 Springer[26]）。

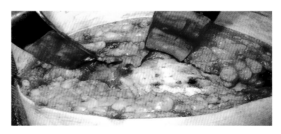

图 7.9 穿支血管通常位于臀大肌前缘。确认好这些血管，则可在血管前方沿股骨方向切开筋膜。

其造成损伤[12]。

7.2.5.2 转子截骨

充分暴露后，即可进行大转子截骨术，可以根据患者的手术目标采用水平截骨或者阶梯截骨。例如，当转子位置较高或者股骨颈相对较长时适合使用水平截骨，阶梯截骨则可以更好地对抗臀中肌牵拉向上的移位，故而患者在术后可更早进行功能康复[28, 29]。然而，不论是水平截骨还是阶梯截骨都须将摆锯旋内15°~20°以补偿股骨前倾。截骨前，用电刀自大转子顶端至股外侧肌后缘做一条标志线。电凝过程同时破坏了旋股内侧动脉的转子分支，可有效减少转子截骨出血。但同时须谨慎避免转子截骨过于靠近近端内侧，否则极易损伤旋股内侧动脉。旋股内侧动脉是股骨头血供的主要来源，其损伤易导致医源性股骨头缺血坏死，后果极为严重。

7.2.5.3 改良：阶梯截骨

取窄摆锯从大转子顶点自后向前截骨，向近端延伸至截骨长度的1/2。锯片留于截骨处作为参考平面。取宽摆锯自股外侧肌附着点远端边缘处，于不同平面切入，向近端延伸至第一次截骨切口远端约6 cm处。然后，取6 mm骨刀凿通两处阶梯，松动转子骨块[26, 28, 29]（图7.10）。

7.2.5.4 改良：水平截骨

取摆锯沿烧灼标记线从前至后截骨（图7.11）。如果希望实现截骨后原位解剖固定，骨皮质前方或者前上部分可以通过撬开骨块的方式分离，其不规则的骨折面可为后续解剖固定截骨时提供便利（骨折面严丝合缝即为解剖复位）。若需要骨块移位的话（例如大转子推移术），截骨须全部通过摆锯完

成。通常截下来的转子骨块的厚度约为1.5 cm。

7.2.5.5 关节囊显露

转子截骨完成后，内旋下肢，同时将转子骨块向前方牵开。该动作将松弛股骨远端至臀大肌止点中点间的股外侧肌肌纤维，松动转子骨块。此外，臀中肌近段1~2 cm的肌腱也附着在大转子骨块上，须进行适当游离，将骨块向前牵开。有时会有少量梨状肌纤维与骨块附着，须经仔细松解后才可松动骨块。

臀小肌、梨状肌之间切开，显露关节囊。为便于关节囊的显露，髋关节须轻度屈曲外旋，并将臀中肌、臀小肌向上牵开。

7.2.5.6 关节囊切开

自前外侧沿股骨颈方向"Z"字形切开关节囊（图7.12）。在切开关节囊时，采用"反挑式"，可最大限度避免对关节软骨或盂唇造成不必要的医源性损伤。随后，分别沿髋臼近侧边缘，以及大转子前外侧顶端扩展切口。髋臼部的切口，须沿髋臼向后方继续延长至梨状肌腱。在切开大转子前外侧部分时，须注意保护小转子前方的旋股外侧动脉。

7.2.5.7 术中髋关节脱位

屈曲外旋使髋关节脱位。在股骨颈下方放置骨钩并轻轻牵拉，可帮助实现髋关节脱位。随后，使用弯剪刀剪断股骨头圆韧带，将股骨头完全脱出。在仔细检查其完整性后，妥善放置该侧肢体。

7.2.5.8 切口关闭

缝合关节囊时，须使用可吸收缝线，按原解剖位置缝合。间距不宜过密，便于囊内渗液流出。囊内积液将引起关节压力增高，可致医源性股骨头坏死。关节囊缝合后，复位大转子骨块，并向股骨颈

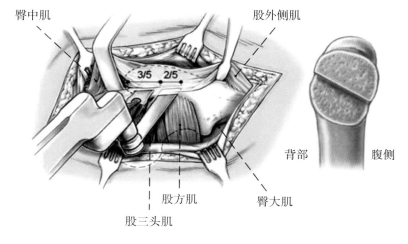

图7.10 阶梯截骨的操作：首先窄摆锯自转子顶点于近端截骨3/5的长度，之后使用第二把摆锯行另一平面截骨，向远端内侧截骨2/5的长度，两处截骨由窄的骨刀（约6 mm）连通，完成截骨（经允许引自Springer[26]）。

臀中肌　　股外侧肌

3/5　2/5

背部　腹侧

股方肌　臀大肌

股三头肌

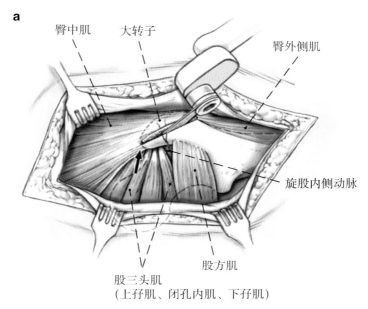

图 7.11　a. 水平转子截骨，锯片以深度约
15 mm，范围自大转子内侧缘延伸至股外侧
肌止点远端，切开大转子，操作时忌向近段
内侧走行。b. 截骨完成后，松解股外侧肌纤
维，便于将转子骨块向前翻转（经允许引自
Springer[26]）。

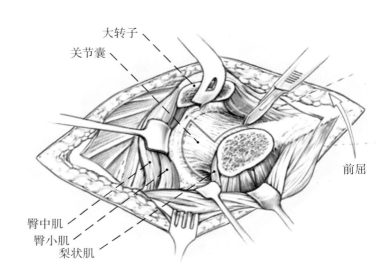

图 7.12　从大转子移行部起，自前方沿股骨
颈方向切开关节囊。采用"反挑式"，保护
软骨及关节盂唇。切口至关节囊近端沿髋臼
缘向后延伸，远端沿股骨干方向向内延伸至
小转子（经允许引自 Springer[26]）。

下方及小转子方向，拧入 2~3 枚 3.5 或 4.5 mm 骨皮质螺钉，完成固定（图 7.13）。使用可吸收线连续缝合修复臀大肌筋膜及髂胫束。

放置深、浅引流减少血肿形成，将有利于早期被动活动。

7.2.6 术后康复

持续被动活动可在最大限度上减少关节粘连。住院期间，预防机械性和药物性深静脉血栓，术后抗凝药物须维持至少 30 天。

转子水平截骨的患者，术后可进行足尖点地锻炼，可在术后 6~8 周内，由部分负重，渐进过渡到完全负重。一旦可以完全负重，即可开始外展肌力恢复训练[25]。

阶梯截骨的患者，术后即可进行 50% 部分负重。可在术后 3~6 周内，根据临床具体情况，逐渐

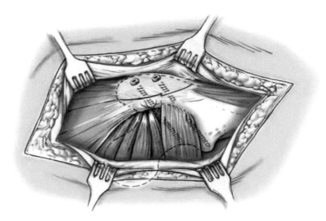

图 7.13　转子截骨的复位和固定。采用 2 枚 3.5 mm 骨皮质螺钉向小转子方向固定骨块。图示为阶梯截骨，该方法同样适用于水平截骨（经允许引自 Springer[26]）。

过渡到完全负重。一旦可以完全负重，即可开始外展肌力恢复训练[28, 29]。

·参·考·文·献·

[1] Judet R, Judet J, Lagrange J. Gibson's postero-external approach without section of the trochanter in surgery of femur neck fractures and in osteotomies. Presse Med. 1958;66:263–4.

[2] Siebenrock KA, Gautier E, Ziran BH, Ganz R. Trochanteric flip osteotomy for cranial extension and muscle protection in acetabular fracture fixation using a Kocher-Langenbeck approach. J Orthop Trauma. 1998;12:387–91.

[3] Tosounidis TH, Giannoudis VP, Kanakaris NK, Giannoudis PV. The Kocher-Langenbeck approach: state of the art. JBJS Essent Surg Tech. 2018;8:e18. https://doi.org/10.2106/JBJS. ST.16.00102.

[4] Negrin LL, Benson CD, Seligson D. Prone or lateral? Use of the Kocher-Langenbeck approach to treat acetabular fractures. J Trauma. 2010;69:137–41. https://doi.org/10.1097/ TA.0b013e3181b28ba6.

[5] Letournel E, Judet R. Surgical approaches to the acetabulum. In: Elson RA, editor. Fractures of the acetabulum. Berlin: Springer; 1993. p. S-363–97.

[6] Sagi HC, Jordan CJ, Barei DP, et al. Indomethacin prophylaxis for heterotopic ossification after acetabular fracture surgery increases the risk for nonunion of the posterior wall. J Orthop Trauma. 2014;28:377–83. https://doi.org/10.1097/ BOT.0000000000000049.

[7] Davis JA, Roper B, Munz JW, et al. Does postoperative radiation decrease heterotopic ossification after the Kocher-Langenbeck approach for acetabular fracture? Clin Orthop Relat Res. 2015;474:1430–5. https://doi.org/10.1007/s11999-015-4609-y.

[8] Rath EMS, Russell GV, Washington WJ, Routt MLC. Gluteus minimus necrotic muscle debridement diminishes heterotopic ossification after acetabular fracture fixation. Injury. 2002;33:751–6.

[9] Farris MK, Chowdhry VK, Lemke S, et al. Osteosarcoma following single fraction radiation prophylaxis for heterotopic ossification. Radiat Oncol. 2012;7:140. https://doi. org/10.1186/1748-717X-7-140.

[10] Mourad WF, Packianathan S, Shourbaji RA, et al. Radiation-induced sarcoma following radiation prophylaxis of heterotopic ossification. Pract Radiat Oncol. 2012;2:151–4. https://doi. org/10.1016/j. prro.2011.06.005.

[11] Ganz R, Gill TJ, Gautier E, et al. Surgical dislocation of the adult hip a technique with full access to the femoral head and acetabulum without the risk of avascular necrosis. J Bone Joint Surg Br. 2001;83:1119–24.

[12] Gautier E, Ganz K, Krügel N, et al. Anatomy of the medial femoral circumflex artery and its surgical implications. J Bone Joint Surg Br. 2000;82:679–83.

[13] Beck M, Kalhor M, Leunig M, Ganz R. Hip morphology influences the pattern of damage to the acetabular cartilage: femoroacetabular impingement as a cause of early osteoarthritis of the hip. J Bone Joint Surg Br. 2005;87:1012–8. https://doi. org/10.1302/0301-620X.87B7.15203.

[14] Clohisy JC, St John LC, Schutz AL. Surgical treatment of femoroacetabular impingement: a systematic review of the literature. Clin Orthop Relat Res. 2010;468:555–64. https://doi. org/10.1007/s11999-009-1138-6.

[15] Espinosa N, Rothenfluh DA, Beck M, et al. Treatment of femoro-acetabular impingement: preliminary results of labral refixation. J Bone Joint Surg Am. 2006;88:925–35. https://doi. org/10.2106/JBJS.E.00290.

[16] Ganz R, Parvizi J, Beck M, et al. Femoroacetabular impingement: a cause for osteoarthritis of the hip. Clin Orthop Relat Res. 2003;417:112–20. https://doi. org/10.1097/01. blo.0000096804.78689.c2.

[17] Ross JR, Schoenecker PL, Clohisy JC. Surgical dislocation of the hip: evolving indications. HSS J. 2013;9:60–9. https://doi. org/10.1007/s11420-012-9323-7.

[18] Siebenrock KA, Anwander H, Zurmühle CA, et al. Head reduction osteotomy with additional containment surgery improves Sphericity and containment and reduces pain in Legg-Calvé-Perthes disease. Clin Orthop Relat Res. 2014;473:1–10. https://doi. org/10.1007/s11999-014-4048-1.

[19] Slongo T, Kakaty D, Krause F, Ziebarth K. Treatment of slipped capital femoral epiphysis with a modified Dunn procedure. J Bone Joint Surg Am. 2010;92:2898–908. https:// doi.org/10.2106/ JBJS.I.01385.

[20] Steppacher SD, Huemmer C, Schwab JM, et al. Surgical hip dislocation for treatment of femoroacetabular impingement: factors predicting 5-year survivorship. Clin Orthop Relat Res. 2014;472:337–48. https://doi.org/10.1007/s11999-013-3268-0.

[21] Ziebarth K, Zilkens C, Spencer S, et al. Capital realignment for moderate and severe SCFE using a modified Dunn procedure. Clin Orthop Relat Res. 2009;467:704–16. https://doi. org/10.1007/s11999-008-0687-4.

[22] Haefeli PC, Marecek GS, Keel MJB, et al. Patients undergoing surgical hip dislocation for the treatment of acetabular fractures show favourable long-term outcome. Bone Joint J. 2017;99-B:508–15. https://doi.org/10.1302/0301-620X.99B4.37681.

[23] Albers CE, Steppacher SD, Schwab JM, et al. Relative femoral neck lengthening improves pain and hip function in proximal femoral deformities with a high-riding trochanter. Clin Orthop Relat Res. 2015;473:1378–87. https://doi.org/10.1007/s11999-014-4032-9.

[24] Sink EL, Beaulé PE, Sucato D, et al. Multicenter study of complications following surgical dislocation of the hip. J Bone Joint Surg Am. 2011;93:1132–6. https://doi.org/10.2106/JBJS. J.00794.

[25] Espinosa N, Beck M, Rothenfluh DA, et al. Treatment of femoro-acetabular impingement: preliminary results of labral refixation. Surgical technique. J Bone Joint Surg Am. 2007;89(Suppl 2 Pt.1):36–53. https://doi.org/10.2106/JBJS. F.01123.

[26] Tannast M, Siebenrock KA. Die offene Therapie des femoroazetabulären Impingements. Oper Orthop Traumatol. 2010;22:3–16. https://doi.org/10.1007/s00064-010-3001-7.

[27] Gibson A. Posterior exposure of the hip joint. J Bone Joint Surg Br. 1950;32-B:183–6.

[28] Bastian JD, Wolf AT, Wyss TF, Nötzli HP. Stepped osteotomy of the trochanter for stable, anatomic refixation. Clin Orthop Relat Res. 2009;467:732–8. https://doi.org/10.1007/s11999-008-0649-x.

[29] Schoeniger R, LaFrance AE, Oxland TR, et al. Does trochanteric step osteotomy provide greater stability than classic slide osteotomy? A preliminary study. Clin Orthop Relat Res. 2009;467:775–82. https://doi. org/10.1007/s11999-008-0668-7.

8

延长髂股和联合入路

Marius J. B. Keel

滕　跃　黄伟杰　译

摘　要

　　延长髂股（extended iliofemoral，EIF）入路适用于横行、T 形或一些合并复杂因素的双柱髋臼骨折，例如经臼顶负重区的横行骨折亚型、合并骨盆前环病变、骶髂关节损伤、单独坐骨切迹骨折块、延伸到后壁的骨折、臼顶游离骨折或压缩骨折，以及复杂髋臼骨折的后期重建（伤后大于 3 周）。由于该入路存在较高的并发症发生率，比如异位骨化以及术后功能恢复一般甚至较差，使得联合入路越来越受欢迎。联合采用骨盆内经股直肌旁入路和大转子翻转截骨髋关节外科脱位，解剖重建复杂髋臼骨折，并发症发生率较低。

关键词

　　复杂髋臼骨折，延长髂股入路，联合入路，髋关节外科脱位，骨盆内入路，股直肌旁入路，漂浮体位

8.1 延长髂股入路

8.1.1 延长髂股入路的概念

　　延长髂股入路由 Letournel[1] 提出，初衷是为了通过单一解剖入路来获得双柱的同时显露。这个入路可以直视从髂嵴到坐骨结节的整个髂骨的外侧面。此外，以髂耻隆突和髂腰肌腱为内侧界，髂窝的内部也可得以显露。切口的暴露在肌间隙内进

行，股神经支配的肌肉牵向内侧，而由臀上和臀下神经血管束支配的肌肉牵向后外侧[2]。

8.1.2 延长髂股入路的手术技术

　　患者侧卧位，患肢处于活动状态或置于骨牵引床上。皮肤切口从髂后上棘的后侧开始，沿着髂嵴向前。在髂前上棘的水平，切口在阔肌膜张肌的内侧缘向远端延伸，指向髌骨的外上极。然后从髂骨翼外表面以骨膜下剥离的方式将臀肌和阔筋膜张肌游离。切开阔筋膜张肌的筋膜层，并将其向外侧牵开。通过该切口显露髂前上棘。通过切断外展肌或者大转子截骨，获得阔肌膜张肌 - 臀肌肌皮瓣。仔细保护臀上血管神经束，显露坐骨大切迹。在确认坐骨神经后，采用 Kocher-Langenbeck 入路的方法

M. J. B. Keel (✉)
Trauma Center Hirslanden, Clinic Hirslanden, Zürich,
Switzerland
e-mail: mkeel@traumazentrum.ch

切断小外旋肌腱。随后，将股直肌腱向内侧牵拉。旋股外侧血管的升支在远端结扎。将股直肌反折头从关节囊上离断。同时游离腹外斜肌在髂嵴的止点以及缝匠肌和腹股沟韧带髂前上棘的附着点。上述操作的效果也可以通过髂前上棘截骨获得。最终完成髂窝的显露。在髋臼顶及后侧，将髋关节囊边缘切开（图 8.1）。作为该切口的扩展，可以切断臀大肌的股骨止点。随着复位和固定的完成，所有切断的肌腱和止点必须依次缝合修复，如果采用大转子和（或）髂前上棘截骨，需要用螺钉进行固定修复。

8.1.3 延长髂股入路的适应证

延长髂股入路适用于横行、T 形或一些合并复杂因素的双柱髋臼骨折[3]。上述复杂因素包括：在横行或 T 形骨折类型中经臼顶负重区的骨折亚型、合并骨盆前环病变、骶髂关节损伤（图 8.2）、单独坐骨切迹骨折块（图 8.3）、延伸到后壁的骨折或臼顶游离骨折或压缩骨折。此外，复杂髋臼骨折的后期重建（伤后大于 3 周）同样是延长髂股入路的经典适应证。然而，随着髂腹股沟或 Kocher-Langenbeck 这些单一入路手术经验的增加，Matta 在临床中越来越少采用延长髂股入路进行手术[3]。在一项回顾性研究中，单一入路手术的增加，使得平均手术时间减少，解剖复位大幅增加，术中及术后并发症的发生率明显降低[4]。

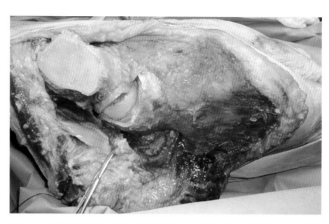

图 8.1 延长髂股入路尸体解剖。通过大转子截骨和关节囊边缘切开，完全游离阔肌膜张肌 – 臀肌肌皮瓣。图中髂窝尚未暴露。

8.1.4 延长髂股入路的并发症

延长髂股入路治疗复杂髋臼骨折的优势在于仅需单个入路即可完成手术。然而，由于无名骨、臀中肌和臀小肌血供中断，采用该入路有感染、异位骨化、皮瓣坏死和延长术后并发症等风险[2]。

Matta 采用该入路治疗的 106 例复杂髋臼骨折中，60% 的骨折是双柱骨折，术后平均随访 6.3 年，优良率达到 64%[5]，36% 为一般或差。术后功能的恢复较大程度上依赖于精确的复位。复位标准分为解剖复位（移位在 0~1 mm）、一般（移位在 2~3 mm）以及差（移位大于 3 mm），分别占 72%、22% 及 6%。67% 的患者在伤后 3 周内进行手术，

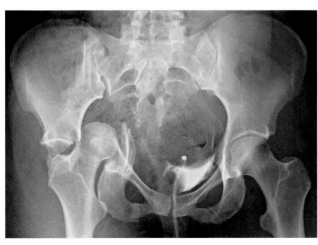

图 8.2 骨盆正位（前后位），经臼顶 T 形骨折，合并同侧骶髂关节损伤。

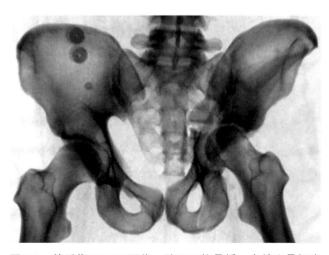

图 8.3 前后位 3D CT 图像，髋臼双柱骨折，合并坐骨切迹游离骨折块。

另外 33% 则在受伤 3 周后进行手术。30% 的患者发生严重的异位骨化，并导致预后不良。

在 2002 年，Stöckle 报道的 50 例患者的并发症中，复位丢失占 8%，严重的异位骨化占 13%，股骨头缺血性坏死占 4%[6]。通过 2 年的随访发现，影像学及临床效果优良率在 74%。4 例患者进行了全髋关节置换。总的来说，由于异位骨化的发生率较高，采用延长髂股入路治疗的复杂髋臼骨折患者中，30%~40% 预后不良。采用延长髂股入路存在预后不良的风险，最终需要进行全髋关节置换[3]。

8.2 联合入路

8.2.1 联合入路的概念及适应证

作为延长髂股入路的替代方案，可同时采用前方和后方入路，即联合入路。通常可以同时或循序使用[7]。在同一期手术或者分期手术中，无论由前方入路到后方入路，或由后方入路到前方入路，前柱或后柱的固定不应影响仍处于移位的对侧柱。联合入路的适应证与延长髂股入路的相似。

8.2.2 联合入路的手术技术

Routt 描述了在同一个麻醉期间，通过前后联合暴露，采用序贯手术进行切开复位内固定[7]。Goulet 在 1989 年首次报道了在漂浮体位下同时采用髂腹股沟和 Kocher-Langenbeck 入路[8]。然而，在半卧位时，这两种入路有各自的局限性，因此使得联合入路存在技术难度。采用骨盆内入路，如改良的 Stoppa 入路，或者股直肌旁入路[9]，联合转子翻转截骨股骨头外科脱位，充分暴露关节，可以获得彻底的解剖复位[10]。联合入路的成功取决于术者实施每种单一入路的经验。

8.2.3 联合入路的并发症和结果

Goulet 报道了 31 例髋臼骨折，结果显示：优 35%，良 42%[8]。Routt 的 24 例患者中，有 88% 获得解剖复位，有 16% 出现严重的异位骨化。在另外一组研究中，10 例患者序贯采用髂腹股沟和 Kocher-Langenbeck 入路，7 例患者中只有 3 例获得解剖复位[11]。Moroni 报道 18 例双柱骨折，分期采用髂腹股沟入路及 Kocher-Langenbeck 入路，解剖复位率较低，仅为 28%[12]。联合骨盆内及后方入路的临床及影像学资料尚不足。然而，所能提供的病例（图 8.4 和图 8.5）的初步经验显示，结果优异，并发症发生率低。

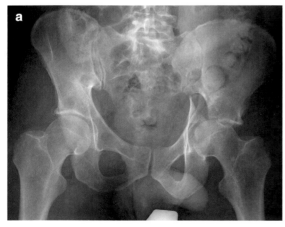
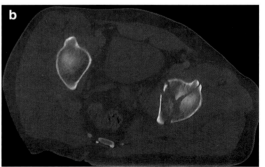

图 8.4　a~i. 46 岁男性，因滑雪事故受伤，左侧经臼顶负重区的 T 形骨折，合并股骨头压缩。骨盆前后位（a），在臼顶层面的轴位 CT（b）。

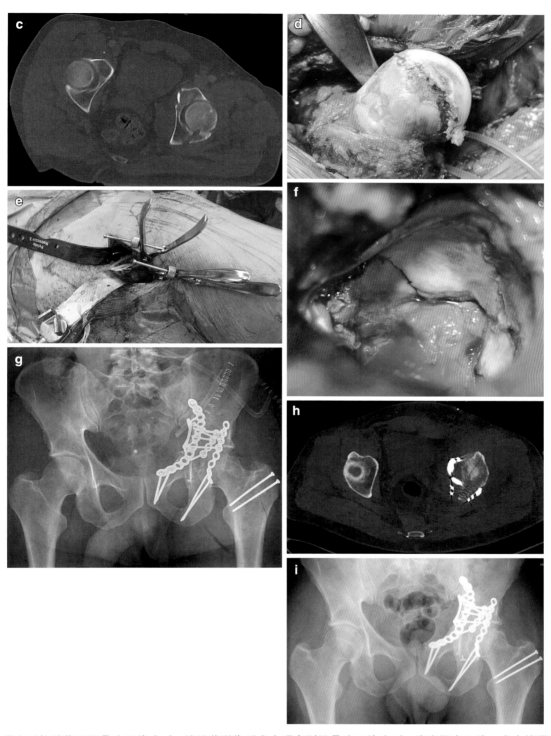

图 8.4 （续）后柱移位及股骨头压缩（c）。髋关节脱位后术中观察到股骨头压缩（d），腹直肌旁入路，术中使用牵开器和复位钳（e），经关节腔看到解剖复位和固定后（f）。漂浮侧卧位的骨盆前后位（g），经臼顶的轴位 CT，显示解剖重建（h）。术后 2 年的骨盆前后位，患者无疼痛感（i）。

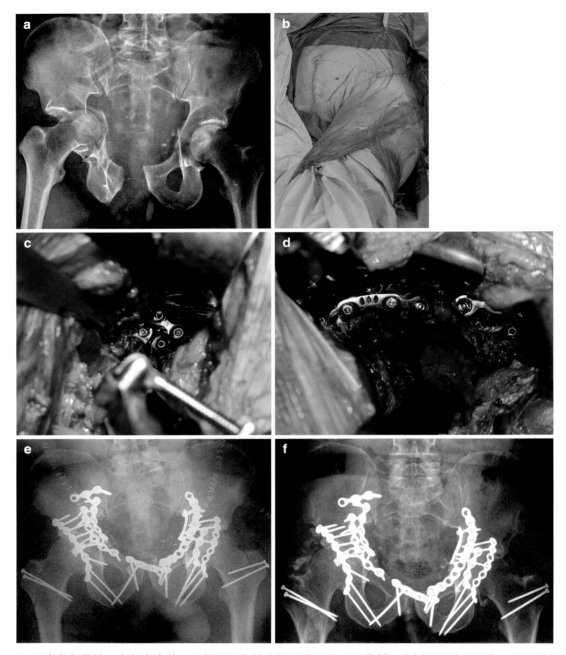

图 8.5 a~f. 62 岁老年男性，自行车事故，左侧经臼窝结合部关节面的 T 形骨折，右侧髋关节后脱位，经臼顶负重区的 T 形骨折，伴有骶髂关节损伤，同时合并耻骨联合分离。右髋复位后的骨盆前后位图像（a）。左髋手术重建，术中漂浮体位图像（b）。第一次手术中，采用 Jungbluth 钳进行右侧骶髂关节复位（c）；同一麻醉的第二次手术中，经右侧腹直肌旁入路钢板固定前柱和耻骨联合（d）。术后骨盆前后位影像（e）和术后 8 个月骨盆前后位影像（f），显示两侧髋关节的功能相同，但是存在一定程度的异位骨化。

· 参 · 考 · 文 · 献 ·

[1] Letournel E. Les fractures du còtyle. Etude d'une serie de 75 cas. J Chir. 1961;87:83–92.

[2] Mayo KA. Surgical approaches to the acetabulum. Tech Orthip. 1990;4:24–35.

[3] Tannast M, Najibi S, Matta JM. Two to twenty-year survivor-ship of the hip in 810 patients with operatively treated acetabular fractures. J Bone Joint Surg Am. 2012;94:1559–67.

[4] Gusic N, Sabalic S, Pavic A, Ivkovic A, SotosekTokmadzic V, Cicvaric T. Rationale for more consistent choice of surgical approaches for acetabular fractures. Injury. 2015;46S:S78–86.

[5] Griffin DB, Beaulé PE, Matta JM. Safety and efficacy of the extended iliofemoral approach in the treatment of complex fractures of the acetabulum. J Bone Joint Surg (Br). 2005;87-B:1391–6.

[6] Stöckle U, Hoffmann R, Südkamp NP, Reindl R, Haas NP. Treatment of complex acetabular fractures through a modified extended iliofemoral approach. J Orthop Trauma. 2002;16:220–30.

[7] Routt ML Jr, Swiontkowski MF. Operative treatment of complex acetabular fractures. Combined anterior and posterior exposures during the same procedure. J Bone Joint Surg Am. 1990;72:897–904.

[8] Goulet JA, Bray TJ. Complex acetabular fractures. Clin Orthop Relat Res. 1989;240:9–20.

[9] Keel MJB, Ecker TM, Cullmann JL, Bergmann M, Bonel HM, Büchler L, Siebenrock KA, Bastian JD. The Pararectus approach for anterior intrapelvic management of acetabular fractures. An anatomical study and clinical evaluation. J Bone Joint Surg Br. 2012;94-B:405–11.

[10] Keel MJB, Ecker TM, Siebenrock KA, Bastian JD. Rationales for the Bernese approaches in acetabular surgery. Eur J Trauma Emerg Surg. 2012;38:489–98.

[11] Guerado E, Cano JR, Cruz E. Simultaneous ilioinguinal and Kocher-Langenbeck approaches for the treatment of complex acetabular fractures. Hip Int. 2010;20(Suppl 7):S2–S10.

[12] Moroni A, Caja VL, Sabato C, Zinghi G. Surgical treatment of both-column fractures by staged combined ilioinguinal and Kocher-Langenbeck approaches. Injury. 1995;26:219–24.

9

创伤性髋关节脱位

Mark Rickman and Lorenz Büchler

陆晴友　译

摘　要

　　单纯髋关节脱位相对少见，然而，一旦脱位往往会后遗功能残疾。髋关节脱位中，股骨头向后脱位最为多见（80%~90%），通常是由于髋关节处于屈曲位时受到轴向冲击暴力所致，如坐在车内股骨受到仪表盘部位的突然撞击。病理性髋关节形态学变化如凸轮型股骨髋臼撞击，或受力时股骨处于后旋位，是创伤性髋关节后脱位发生的独立危险因素。其次是前脱位，约占脱位的 10%。而其他形式的单纯性脱位较为罕见，多见于骨折脱位中，例如闭孔和中央型脱位。脱位后应于 12 小时内尽早复位，这对改善预后至关重要。术前需常规 CT 检查，麻醉下评估关节稳定性将有助于术前规划和制订术后早期活动方案。外科手术适用于手法复位失败、脱位伴骨折、复位不全或麻醉下检查中发现髋关节不稳定的病例。脱位复位后髋关节功能远期预后多优良，但仍有 20% 的患者出现缺血性坏死和创伤性关节炎。该类患者常同时合并其他伤情，故而影响总体预后。

关键词

　　髋关节，关节脱位，创伤性脱位，闭孔脱位，股骨头，切开复位，闭合复位，髋关节预后

9.1 流行病学和损伤机制

　　髋关节属内在稳定性关节，股骨头纳入髋臼内并通过周围肌肉组织、关节唇、关节囊和相关的增强结构 / 韧带（尤其是髂股韧带和轮匝带）以及股骨头圆韧带进一步加强关节的稳定性。因此，髋关节脱位往往意味着高能量损伤（并发症严重）。据报道，高达 95% 的脱位病例伴有危及生命的损伤与骨折[1]。因此，影像学上除了髋臼骨折，还须仔细分辨是否伴有股骨头或股骨颈部的骨折，同时应进行细致查体以免遗漏远处损伤。后脱位常与膝关节损伤一同发生，在司机中最为常见，这符合仪表盘撞击造成脱位的损伤机制。然而，也有人提出了一些其他理论，如刹车踏板损伤等[2]。10% 的后脱位伴有坐骨神经损伤[3]，延迟复位时损伤风险显著增大[4]。髋关节脱位不仅会对髋关节造成直接损

M. Rickman (✉)
Centre for Orthopaedic and Trauma Research,
Discipline of Orthopaedics and Trauma, University of
Adelaide, Adelaide, SA, Australia
Department of Orthopaedics and Trauma, Royal
Adelaide Hospital, Adelaide, SA, Australia
e-mail: mark.rickman@sa.gov.au

L. Büchler
Department of Orthopaedic Surgery, Kantonsspital
Aarau, Aarau, Switzerland

伤，更可累及股骨头血供，从而导致股骨头缺血性坏死。

Epstein 等认为由于髋关节在极度外旋时，头臼后部撞击时的杠杆作用，迫使股骨头前移导致前脱位[5]。Upadhyay 等发现在后脱位的一组患者中股骨颈前倾角度偏小，因此判断髋关节在内旋时可能更易发生撞击而后脱位[6]。最近有几位研究者通过对类似机制的推测分析，认为凸轮型股骨髋臼撞击与后脱位密切相关[7-10]。

然而，无论其确切机制如何，脱位时股骨头与髋臼边缘都存在明显的接触，在此压应力和剪切应力的共同作用下可造成髋臼边缘骨折、股骨头或髋臼软骨损伤等常见并发症。一般认为，前脱位比后脱位更严重，因为在这类患者中，典型的股骨头损伤位于其后部；目前，尚因缺少相关文献证据支持，难以证实或反驳这一观点。

当股骨头脱位时，圆韧带必然撕脱，圆韧带常自股骨头（可能导致严重的股骨头损伤）或从头凹表面撕脱并附带骨块。复位后这些撕脱骨块往往遗留于关节腔内，如不取出，势必造成复位不确切和进一步的损伤。

创伤性关节炎是髋关节脱位最常见的远期并发症，主要是关节表面损伤、残留在关节腔内的游离体以及损伤后关节轻度不稳等因素所致。

股骨头缺血性坏死的发生率仅次于创伤性关节炎，后果严重。目前文献报道为 1%~15%[11-14]，但确切的发病率尚无定论。过去治疗常须进行较长时间牵引，但如今认为牵引时间与缺血性坏死或继发性髋关节不稳之间没有明显的相关性。另外，早期负重对预后的影响仍不清楚[5, 15]，即刻复位的

重要性也难以确定。迄今为止，病例收集最完备、随访时间最长的是 Upadhyay 和 Moulton 于 1981 年[16]发表的研究报告。在该研究涉及的 80 多个病例（53 例无骨折后脱位）中，55 例患者的随访时间超过 10 年，缺血性坏死发生率为 6%，相当于其他作者报道的中位数。尽管在 Upadhyay 论文中有 2 例脱位后期发生缺血性坏死、预后不良，但由于例数太少，仍无法确定复位时间和缺血性坏死率之间的相关性。然而，目前密切相关研究包括：在 Reigstad 报道中，在 6 小时内复位的病例中未发现股骨头缺血性坏死；而在 Hougard 的研究中，超过 6 小时复位的 127 例病例预后不良。Kellam 和 Ostrum[17] 在 2015 年发表了相关问题的文献综述并得出如下结论：后脱位发生缺血性坏死的可能性约为前脱位的两倍，12 小时之内复位对发生缺血性坏死的总体风险影响显著，但尚无确切证据表明如不在 6 小时以内复位会导致预后不良。因此虽应尽早复位，但也不能忽视安全而匆忙上阵。无论是前脱位还是后脱位，长时间未复位都可导致股骨头缺血性坏死、骨性关节炎等不良后果，严重时常需行人工关节置换术。

9.2 临床和影像学评估

大多数骨科医生都熟悉髋关节置换时髋关节脱位及下肢旋转的位置。从临床角度看，除了致伤因素为高能量暴力，外伤脱位与术中脱位无明显差异。后脱位（图 9.1）往往会造成下肢内旋固定，伴或不伴有髋关节屈曲和内收；而前脱

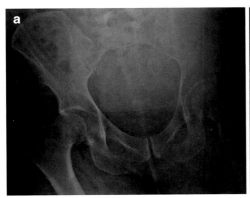
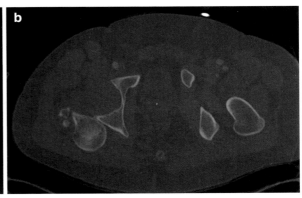

图 9.1   a. 髋关节后脱位的 X 线片。b. 同一病例的 CT 扫描，显示股骨头嵌于髋臼后方。

位（图 9.2）通常会导致关节外旋、外展和后伸；闭孔脱位的位置变化大，主要取决于下肢的外展程度。

脱位后须及时检查并记录患者是否有神经或血管损伤情况。若对复位前状态了解欠佳，将难以判断闭合复位后出现坐骨神经麻痹症状，甚至导致不必要的急诊手术。

在大多数医疗机构里，初始影像学检查多为普通骨盆前后位 X 线片。绝大多数脱位很容易经平片辨识，但脱位的方向和相应合并损伤却很难经此判断，CT 扫描则可对此进行更好地评估。仔细阅读术前 X 线片和 CT 扫描，可以发现小的后壁片状骨折，借此可以判断是否存在髋臼壁，进而确定本次损伤是否为单纯脱位。

MRI 的必要性仍存在争议，尽管它可帮助判断股骨头的血供情况[18]，并可确定臼唇或软骨是否损伤，但目前仍主要以随访时辅助检查的身份出现，或者用于评估复位不全，特别是在患者骨骼尚未发育成熟的情况下。

9.2.1 分类

可以根据脱位方向或相关损伤进行分类。在单纯性脱位（即没有任何髋臼或股骨头骨折）中，可以按发生率递减的顺序分为后、前或闭孔脱位。常被描述的中心型骨折脱位，其实并非真正的脱位，而是髋臼骨折伴股骨头的向内移位。这种描述性分类有助于临床医生的复位操作、对缺血性坏死发生率的预判及远期疗效的评估。

最常用的与损伤相关的分类是 Thompson 和 Epstein 的分类[11]，尽管五个类型中都可能伴有骨折，但 II ～ IV 型为髋臼骨折，V 型为股骨头骨折（图 9.3）。仅 I 型被称为"有或没有微小骨折"。然而，这是一个有用且广泛应用的分类，他们的结果很好地表明，在 116 个病例中，前脱位表现良好，30 个 I 型后脱位中有 20 个获得良好或极好的结果，而 68 例 II ～ V 型中只有 13 个有良好或极好的结果。必须指出的是，本报告的良好结果为运动范围减少 25% 以内，伴随微小 X 线改变（平均 3 年 9 个月），

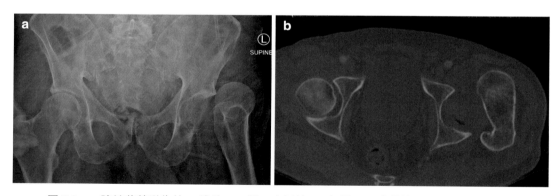

图 9.2　a. 髋关节前脱位的 X 线片。b. 同一病例的 CT 扫描，更清楚地显示了脱位的方向。

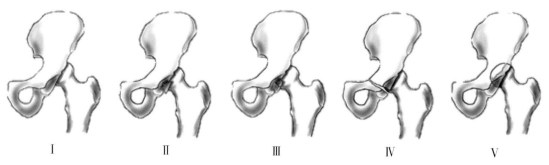

图 9.3　Thompson & Epstein 的创伤性髋关节脱位分类。I，有无轻微骨折；II，髋臼后缘单一大骨折；III，髋臼边缘粉碎性骨折有或无主要碎片；IV，髋臼缘和底部骨折；V，有股骨头骨折（经允许引自 Springer[19]）。

并且这些病例很可能会恶化并发展为关节炎。

9.3 复位和评估、决策

所有单纯性脱位都须复位。无股骨颈骨折时，通常可以徒手操作，但需在深度镇静或全身麻醉下使肌肉松弛后方可施行，且复位后应立即透视确认并评估髋关节不稳定的程度。基于以上原因，在手术室中进行复位是最佳选择。但考虑到复位时效性，若无法立即或早期进入能使用透视机的环境，也可在镇静（麻醉）监护下，在急诊室复位。

9.3.1 复位方法

复位时先牵引下肢（可旋转或不旋转），同时进行反向牵引。无论何种方向，大多数脱位均可经手动牵引复位。现介绍两种复位的有效方法。

100 年前，Allis[20] 就报道了他的复位技术。患者取仰卧位，反向牵引骨盆。助手将双手压住双侧髂前上棘固定骨盆（最早报道中使用绷带和地板挂钩将骨盆固定，实现反向牵引），术者在患者屈膝屈髋 90° 位垂直持续牵引，几秒后再进行轻微内收 / 旋转，促使股骨头滑过臼唇纳入髋臼。为了便于施加牵引力，术者必须位于患者上方并拥有足够的操作空间。这可以通过降低患者高度（躺在地上操作）或者升高术者位置（站立到床上）实现；如果患者躺在病床上，术者在床边操作，复位将非常困难。

早在 1889 年，Stimson[21] 就描述了重力辅助下复位的方法。患者俯卧，患侧下肢悬垂于床的侧面，屈膝屈髋 90° 后于小腿后部施加牵引。其实，该操作与 Allis 法相似，但由于重力的辅助，牵引时则较为省力。缺点是患者需要俯卧，但在创伤状态下，难以安全实行。

此外，人们还报告了许多其他复位方法[22-26]，主要是通过各种方式利用支点或助手来帮助术者复位。

9.3.2 复位失败

如闭合复位无果，则需切开复位，但必须进行详细的术前规划——由于外伤导致的解剖结构变

化，手术显露更加困难，且术中还须同时处理合并伤。这种情况往往预后较差。McKee 等[27] 记录了 25 例高能量脱位无法闭合复位的患者，多有伴随损伤，包括坐骨神经麻痹（28%）、股骨头或颈部骨折（36%），25 例患者中只有 6 例预后良好。Canale 和 Manugian[28] 认为髋关节闭合复位失败可能是因为股骨头脱出关节囊破孔后遭遇到嵌顿扣锁，或因梨状肌移位穿过髋臼阻挡了股骨头还纳。在合并骨折时，大的关节内碎片也可阻碍复位。若后壁骨块较大，将严重影响到髋关节稳定性，以至于即使复位成功也难以维持。

如果需要切开复位，术前必须行 CT 扫描；CT 可提供伴随损伤以及导致复位失败可能原因的重要信息，并直接影响到手术策略的制订。

9.3.3 复位评估

闭合复位后，需要仔细查看影像学信息以评估复位是否正确。在某些情况下，普通平片就可很好地显示复位效果，可据此制订进一步的治疗策略；然而，在大多数情况下，尽管髋关节已复位，常因骨、软骨或关节唇碎片嵌入股骨头与髋臼之间而导致影像学异常（图 9.4～图 9.6）。若对平片影像表现存疑应及时复查。CT 扫描方便易行，可清楚显示骨碎片以及是否有复位不全，但辐射较大。虽然 MRI 的普及度相对较低，却可提供臼唇及相关软组织损伤信息，而这些损伤则可能是造成关节难以完全复位的原因。然而，MRI 扫描评估软骨损伤的准确性存在争议，Tannast 等报道[18]，经手术验证 67% 合并软骨损伤的样本中，只有 16%～21% 的病例在 MRI 上表现为软骨损伤。在实际使用中，CT 即可简单、快捷地提供所需的必要信息，这意味着 MRI 的作用主要体现在后期随访阶段，或者偶尔用于复位不全而 CT 找不出原因的病例。

值得注意的是，当脱位完全复位，但 CT 扫描显示髋臼窝内遗有一小碎骨块时，只需确定碎片不在关节面之间就无须处理。早期形成的瘢痕组织可以将其封锁在髋臼窝内，后期骨块会被逐步吸收消失。

9.3.4 稳定性评估

复位之后（无论切开还是闭合），对关节不稳

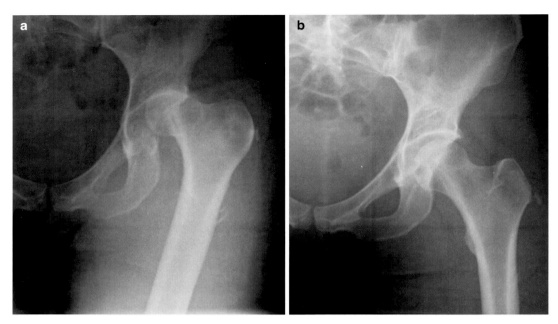

图 9.4　a. 髋关节后脱位前后位 X 线片。b. 复位后的前后位 X 线片显示关节不全复位，关节间隙略有增加。

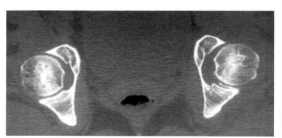

图 9.5　CT 扫描显示关节中有游离的骨碎片。

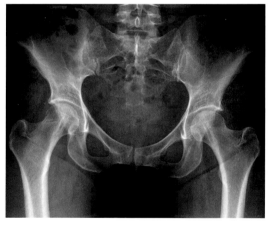

图 9.6　关节镜下取出游离碎片后，前后位 X 线片显示关节已完全复位。

定性的评估有助于进一步治疗决策的制订。通过屈髋 90° 后内旋 / 外展，直到发现髋关节开始半脱位（前脱位时外旋 / 内收）来评估关节稳定程度。闭合复位后，如髋关节稳定性欠佳，则需要认真考虑手术探查与修复；在这种情况下，常意味着关节囊伴有明显撕裂和关节臼唇分离。稳定性测试足够帮助医生完成判断，MRI 更可清晰地看到具体影像。对于稳定、完全复位的髋关节，即使合并有软组织损伤，也可以经非手术治疗获得良好的效果。

9.4 保守治疗

如今，保守治疗都是通过不同程度的卧床休息和牵引来进行，其优势在于可以避免危险期再脱位、促使软组织愈合、减少负重引起的关节损伤。然而，如果髋关节测试稳定性良好，科学的活动管理即可避免再次脱位；而最近的研究显示，早期负重并无显著损害 [29]。

因此，若单纯脱位复位良好，且麻醉状态下检查显示稳定，那么只要患者感觉舒适，即可完全负重。但需注意 6 周内避免做超过 90°的屈曲与 10°的内旋动作。虽然这期间症状明显好转，但仍建议 6 周内扶双拐行走，提醒患者避免患髋大幅度活动。

9.5 手术治疗

单纯髋关节脱位手术治疗的唯一绝对指征是不可复位和复位不全。相对适应证包括在麻醉状态下检查表现出不稳定；MRI 发现大片有待修复的软组织损伤以及 CT 上明确的软骨嵌压。

不可复位髋需紧急处理，而复位不全髋必要时可延期 1~2 天；多数外科医生会在此期间进行牵引，以避免因骨碎片嵌入，造成摩擦及二次损伤。对于不稳定、软组织或股骨头损伤的可择期手术，但仍应在几天内完成。

手术入路取决于损伤情况和术者的技术；大多数伴或不伴股骨头损伤的单纯脱位均可通过侧方或后方入路安全手术，必要时可增加股骨转子部截骨。该入路不仅可以充分显露后关节囊和臼唇，更可显露整个股骨头以便于处理软骨损伤。然而，对于无法复位的前脱位，建议采用前入路（例如 Smith-Petersen 入路），因为即使行转子部截骨，后路所能显露出的手术视野也难以解决复位阻挡。须特别注意的是，所有不可复位的髋关节脱位，因正常结构偏移，周围组织张力较高，术中须谨慎操作。

股骨头撞击损伤或软骨磨损治疗难度较大，这会对整体远期预后产生负面影响，具体如何处置将在第 11 章中详细讨论。对于 Pipkin 骨折，在实现解剖复位的同时，还应尽可能修复软组织以获得关节的稳定性，这包括修复撕裂的臼唇、闭合破损的关节囊，并尽可能修接撕裂的腱性组织。

9.5.1 脱位后髋关节镜的应用

近年来，人们对脱位后应用髋关节镜探查/手术的兴趣日趋浓厚。可分为早期应用（主要是去除游离体或关节唇修复）或晚期应用（类似的适应证、评估已愈合的软骨表面）。

Keene 和 Villar[30] 率先报道了 2 例髋关节脱位复位后关节镜下游离体摘除的病例，文中强调了小心牵引关节以避免进一步损伤股骨头血供的重要性。

Mullis 和 Dahners[31] 报道了 36 例复位后的患者，虽无明确的临床指征，但在平均 15 天内行髋关节镜检查时却发现了 92% 的病例中有关节内游离体的存在，但文章中未提供患者的预后情况。

Wylie 等[32] 对 12 例脱位（11 例在受伤后 30 天内）复位后有持续髋关节症状的患者进行了关节镜检查，发现 8 例有游离体，8 例有关节唇的损伤。然而，论文中未提到患者的随访结果。

总结有关脱位后髋关节镜检查的现有文献后可以得出：髋关节镜可用于治疗影像学上已明确的特定部位损伤；可能发现尚未受重视的病理变化，但这些优势能否转化为患者实质性福音，尚有待证实。

早期髋关节脱位后关节镜检查所关注的问题是可能的液体外渗和筋膜间室综合征。虽然已有腹腔综合征病例的报告[33]，但目前对创伤后髋关节镜检查是否会发生类似事件尚无文献报道；尽管如此，外科医生必须警惕这一理论上无法排除的风险。Mullis 曾明确指出渗漏是常见的，然而尚未导致任何临床问题。

9.6 总体结果

1962 年 Brav 和 1980 年 Epstein 分别报道了 2 个大宗的髋关节前脱位病例群，共 88 例病例。其中，Brav 有 34 例，平均随访 18 个月；Epstein 有 54 例，平均随访 17 个月。Drainhoffer 等也在 1994 年报告了另外的 12 例，平均随访为 8 年。

所有病例总体的优良率为 76%（使用 Thompson/Epsteins 方法），1/4 是中或差，缺血性坏死为 5%，创伤后关节炎为 17%，骨化性肌炎为 4%。

Thompson 和 Epstein 把后脱位分为 Ⅰ～Ⅴ型，但解释起来却颇为困难，在其 5 种损伤分类中，有 3 种均与某种形式的髋臼骨折有关。

Upadhyay 研究了 74 例通过闭合复位方法治疗的单纯后脱位，随访平均时间为 14.5 年。其中 56 例（76%）预后良好，6 例在 3 年内发生了股骨头缺血性坏死，16% 的病例发生了骨性关节炎。体力劳动者的预后往往更差，矿难中受伤的矿工骨性关节炎的发生率高达 45%。

在以上报道中，CT 尚未得到广泛应用。脱位时即使没有髋臼缘撕裂，股骨头的嵌刮挤压损伤也可导致预后不良。在过去没有 CT 的情况下，很难发现并处理这类损伤。然而，令人遗憾的是，虽然如今 CT 已普及，但仍有部分患者因各种原因依然未能使用到这一技术并接受相应治疗。

·参·考·文·献·

[1] Hak DJ, Goulet JA. Severity of injuries associated with traumatic hip dislocation as a result of motor vehicle collisions. J Trauma. 1999;47(1):60–3.

[2] Monma H, Sugita T. Is the mechanism of traumatic posterior dislocation of the hip a brake pedal injury rather than a dashboard injury? Injury. 2001;32(3):221–2.

[3] Cornwall R, Radomisli TE. Nerve injury in traumatic dislocation of the hip. Clin Orthop Relat Res. 2000;377:84–91.

[4] Hillyard RF, Fox J. Sciatic nerve injuries associated with traumatic posterior hip dislocations. Am J Emerg Med. 2003;21(7):545–8.

[5] Epstein HC. Traumatic dislocations of the hip. Clin Orthop Relat Res. 1973;92:116–42.

[6] Upadhyay SS, Moulton A, Burwell RG. Biological factors predisposing to traumatic posterior dislocation of the hip. A selection process in the mechanism of injury. J Bone Joint Surg. 1985;67(2):232–6.

[7] Steppacher SD, Albers CE, Siebenrock KA, Tannast M, Ganz R. Femoroacetabular impingement predisposes to traumatic posterior hip dislocation. Clin Orthop Relat Res. 2013;471(6):1937–43.

[8] Berkes MB, Cross MB, Shindle MK, Bedi A, Kelly BT. Traumatic posterior hip instability and femoroacetabular impingement in athletes. Am J Orthop (Belle Mead NJ). 2012;41(4):166–71.

[9] Manner HM, Mast NH, Ganz R, Leunig M. Potential contribution of femoroacetabular impingement to recurrent traumatic hip dislocation. J Pediatr Orthop B. 2012;21(6):574–8.

[10] Krych AJ, Thompson M, Larson CM, Byrd JW, Kelly BT. Is posterior hip instability associated with cam and pincer deformity? Clin Orthop Relat Res. 2012;470(12):3390–7.

[11] Thompson VP, Epstein HC. Traumatic dislocation of the hip; a survey of two hundred and four cases covering a period of twenty-one years. J Bone Joint Surg Am. 1951;33-a(3):746–78.

[12] Upadhyay SS, Moulton A, Srikrishnamurthy K. An analysis of the late effects of traumatic posterior dislocation of the hip without fractures. J Bone Joint Surg. 1983;65(2):150–2.

[13] Paus B. Traumatic dislocations of the hip; late results in 76 cases. Acta Orthop Scand. 1951;21(2):99–112.

[14] Stewart MJ, Milford LW. Fracture-dislocation of the hip; an end-result study. J Bone Joint Surg Am. 1954;36(A:2):315–42.

[15] Brav EA. Traumatic dislocation of the hip. JBJS. 1962;44-A:1115–34.

[16] Upadhyay SS, Moulton A. The long-term results of traumatic posterior dislocation of the hip. J Bone Joint Surg. 1981;63b(4):548–51.

[17] Kellam P, Ostrum RF. Systematic review and metaanalysis of avascular necrosis and posttraumatic arthritis after traumatic hip dislocation. J Orthop Trauma. 2016;30(1):10–6.

[18] Tannast M, Pleus F, Bonel H, Galloway H, Siebenrock KA, Anderson SE. Magnetic resonance imaging in traumatic posterior hip dislocation. J Orthop Trauma. 2010;24(12):723–31.

[19] Kanakaris NK, Giannoudi MP. Fractures-dislocations of the hip. In: Lasanianos NG, Kanakaris NK, Giannoudis PV, editors. Trauma and orthopaedic classifications. A comprehensive overview. London: Springer; 2014. p. 293–8.

[20] Allis OH. XI. Everted dorsal dislocations of the hip. Ann Surg. 1911;54(3):371–80.

[21] Stimson LA. Five cases of dislocation of the hip. Clin Orthop Relat Res. 1988;231:3–6.

[22] Dahners LE, Hundley JD. Reduction of posterior hip dislocations in the lateral position using tractioncountertraction: safer for the surgeon? J Orthop Trauma. 1999;13(5):373–4.

[23] Lefkowitz M. A new method for reduction of hip dislocations. Orthop Rev. 1993;22(2):253–6.

[24] Marya SK, Samuel AW. Piggy back technique for relocation of posterior dislocation of the hip. Injury. 1994;25(7):483–4.

[25] Nordt WE 3rd. Maneuvers for reducing dislocated hips. A new technique and a literature review. Clin Orthop Relat Res. 1999;360:260–4.

[26] Schafer SJ, Anglen JO. The East Baltimore lift: a simple and effective method for reduction of posterior hip dislocations. J Orthop Trauma. 1999;13(1):56–7.

[27] McKee MD, Garay ME, Schemitsch EH, Kreder HJ, Stephen DJ. Irreducible fracture-dislocation of the hip: a severe injury with a poor prognosis. J Orthop Trauma. 1998;12(4):223–9.

[28] Canale ST, Manugian AH. Irreducible traumatic dislocations of the hip. J Bone Joint Surg Am. 1979;61(1):7–14.

[29] Schlickewei W, Elsasser B, Mullaji AB, Kuner EH. Hip dislocation without fracture: traction or mobilization after reduction? Injury. 1993;24(1):27–31.

[30] Keene GS, Villar RN. Arthroscopic loose body retrieval following traumatic hip dislocation. Injury. 1994;25(8):507–10.

[31] Mullis BH, Dahners LE. Hip arthroscopy to remove loose bodies after traumatic dislocation. J Orthop Trauma. 2006;20(1):22–6.

[32] Wylie JD, Abtahi AM, Beckmann JT, Maak TG, Aoki SK. Arthroscopic and imaging findings after traumatic hip dislocation in patients younger than 25 years of age. J Hip Preserv Surg. 2015;2(3):303–9.

[33] Fowler J, Owens BD. Abdominal compartment syndrome after hip arthroscopy. Arthroscopy. 2010;26(1):128–30.

10

髋臼骨折

Ippokratis Pountos and Peter V. Giannoudis

王建东　译

摘　要

　　髋臼骨折是年轻人高能量创伤或老年人低能量创伤影响所致的结果。它们是较少见的伤害，可能与发病率和死亡率有关。这些损伤导致了关节重建的棘手问题。手术目的是恢复关节的同心圆结构，尽量减少或延长关节炎的发生。超过 2 mm 的台阶或间隙被视为手术的指征。我们有多种方法和内植物可用于治疗髋臼骨折。一期关节置换在处理髋臼骨折方面起着一定作用，特别是在既往存在骨关节炎和骨量有严重影响的老年人中。

关键词

髋臼骨折，骨盆，创伤，Y 形软骨，内固定，全髋关节置换

10.1 流行病学和受损机制

　　髋臼骨折是与重大疾病发病率和致命性相关的罕见损伤。多年来，其在美国和欧洲的发病率一直没有改变。每年骨盆骨折的发病率为 35~40 例 /10 万例。髋臼骨折仅占骨盆骨折的大约 10%[1, 2]。

　　髋臼骨折的流行病学显示了双模态年龄分布。第一个高峰代表在机动车碰撞或从高处坠落后遭受高能量创伤的年轻患者。第二个峰值对应于骨密度降低和低能量损伤的老年患者。此前，人们一直认为，大约 80% 的髋臼骨折是机动车碰撞的结果，11% 是坠落的结果[3]。严格道路安全法规的执行降

低了高能量髋臼骨折的发生率；但另外一方面，由于预期寿命的延长以及更为活跃的生活方式[4]，低能量骨折正变得越来越普遍。一些研究将低能量髋臼骨折的发生率量化为所有髋臼骨折的 25%[5-7]。有理由认为，观察到的老年人髋臼骨折发生率的增加也是基于诊断水平的提高，比如现在很容易运用 CT 来评估简单低能量损伤导致的跌倒后的髋部疼痛。

　　髋臼骨折男性多于女性，这在老年人中尤其明显。近期发现这与常见的脆弱性骨折形成对比，如桡骨远端骨折和骨盆环骨折，它们更多见于女性[2, 5]。高能性髋臼骨折中常见的相关损伤包括骨盆和下肢骨折以及头部、胸部和腹部等危及生命的损伤[3, 8]。骨折块损伤相邻的神经血管结构或穿透肠道或泌尿生殖道的情形并不常见。

　　骨折形态取决于股骨头在撞击时的位置、暴力的幅度和方向以及骨骼的基本强度。在年轻人中，它们由于高能量创伤而发生，并且通常与多重伤

I. Pountos · P. V. Giannoudis (✉)
Academic Department of Trauma & Orthopaedics,
School of Medicine, University of Leeds, Leeds, UK
e-mail: p.giannoudis@leeds.ac.uk

害有关。后柱骨折与撞击时股骨头处于内旋位置相关，而前柱骨折则发生于股骨头处于外旋位置。同样，股骨头外展时可导致穹顶下部骨折，而内收则导致髋臼顶断裂。股骨头的骨折-脱位与暴力的大小密切相关。同样，骨折的粉碎程度和关节面压缩程度也与传导的能量和骨骼的基础强度有关。

在老年人中，骨折特征表现出较高的变异性。低能量损伤，暴力经大转子直接传向髋臼的前内侧位置。四边体骨折和臼顶压缩骨折在老年患者中更为常见[5]。前壁骨折以及前柱加后半横行骨折和双柱骨折在老年人中更为普遍[5, 9]。

10.2 临床和影像学评估

髋臼骨折可能是严重创伤的结果，并且可能与其他危及生命的损伤相关。因此，应根据高级创伤生命支持（ATLS）原则对创伤患者进行初步评估和管理。其主要目的是稳定病情，识别和治疗危及生命的情况，并启动支持性治疗。只有在患者病情稳定后，才能对损伤进行进一步评估，并同时制订手术或非手术处理髋臼骨折的计划。

骨盆和髋臼骨折后 24 小时内死亡的主要原因是急性失血。此后，多器官衰竭是最常见的死亡原因。患者的年龄、早期生理退化和其他损伤（头部或躯干）的存在都是维持生存的负预测因子[10]。不

稳定的髋臼骨折很可能需要输血。在一项研究中，双柱骨折的平均输血需求为 8.8 个单位，而前柱加后半横行骨折为 6.4 个单位[10]。理想的血浆、血小板、冷沉淀和其他凝血因子的量与红细胞输血量的关系目前尚不清楚[9, 11]。当前数据倾向于血浆：红细胞：血小板输血的目标比率为 1：1：1[11]。血和血液制品的输入应以凝血曲线和凝血病程度评估为指导。传统的凝血测试仍然是标准，但其他标记，如血栓弹力图和旋转血栓弹力测定可以允许实时评估凝血。目前，液体、血液和血液制品的输血以各地区的规章制度为指导。

临床评估需要全面的病史和系统的临床检查。确定既往病史和目前使用的药物至关重要。必要的镇痛是为了减少患者的痛苦，并方便临床检查。初级或二级调查可以识别损伤的特点，例如在髋关节后脱位中腿的位置。存在髋关节脱位需要迅速的复位。应在急诊镇静下进行闭合复位。万一复位不成功，需要 CT 来明确导致复位障碍的原因，以及制订进一步手术计划。偶尔需要全麻和透视检查。如果医生开放复位治疗经验有限，建议将患者转移到能够处理这些创伤的医疗中心。在髋关节后脱位伴坐骨神经损伤的患者中，及时复位与更好的预后相关。

影像学检查为髋臼骨折分类提供基本信息，通常建议 CT 检查，无论是否进行三维重建。X 线检查应包括三种主要影像：前后位视图、髂骨斜位视图和闭孔斜位视图（Judet 像）（图 10.1）。前后位

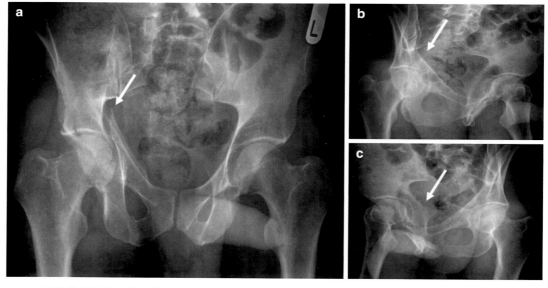

图 10.1　a~c. 骨盆放射影像。前后位像（a）和 Judet 视图——闭孔斜位像（b）和髂骨斜位像（c）。箭头示骨折位置。

视图对于评估患者创伤很重要，在进行 ATLS 后，一般都能实现。在骨盆损伤患者评估中，前后位视图可以给出几种结构的轮廓信息。在此影像中可见的六个基本标记包括髋臼的前壁和后壁、泪滴、臼顶、髂耻线（前柱）和髂坐线（后柱）（图 10.2）。髂骨斜位视图提供了髂翼的正面视图像和闭孔环的侧面视图，从而使后柱和前壁得以凸出。拍摄此视图，患者需向患侧倾斜 45°。另外，闭孔斜位视图用于评估闭孔环、后壁和前柱，拍摄时要求患者向健侧旋转 45°。

　　CT 有助于显示更精细的细节[12]。应包括整个骨盆，并获取具有 1.5~3 mm 间隔的轴向切面，并获取带状的切面厚度（图 10.3）[13]。CT 允许可视化其他片段和模糊的断裂线，这些碎片和模糊的断裂线以前在普通胶片下不可见。CT 可以显示骨折片的数量和大小、是否存在关节面的粉碎、压缩和头臼不匹配（关节软骨存在台阶）、位移程度和柱的旋转，以及骨折块是否卡在关节腔内（图 10.4）。它还可以确认是否存在伴随的骨盆损伤，如骶骨骨折、骶髂关节损伤、软组织损伤和血肿。人工骨盆模型通常有助于绘制和理解骨折模型以及骨折固定的模

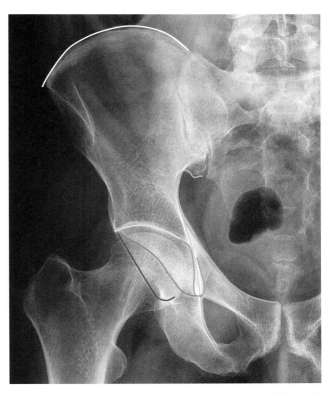

图 10.2　髋臼的影像学标志：粉红线 = 髂耻线（前柱）；浅蓝线 = 髂坐线（后柱）；深蓝线 = 后壁；红线 = 前壁；绿线 = 泪滴；黄线 = 臼顶；白线 = 髂翼。

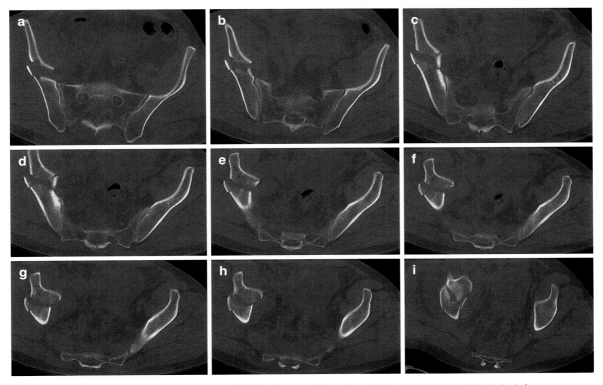

图 10.3　a~i. 轴向切面，显示左侧髋臼的双柱骨折，显示关节与近端骨盆主骨的完全分离。

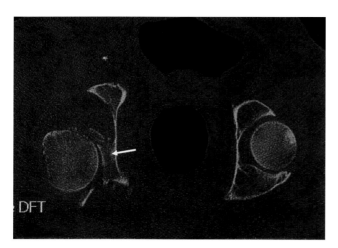

图 10.4　轴切显示右髋臼骨折的边缘压缩（白箭头）。

板。3D 重建或最近先进的 3D 打印对外科医生非常有帮助。

　　三维 CT（3D CT）重建将扫描的 CT 数据转换为标准坐标，以创建 3D 图像。目前的软件可以通过从髋臼中移除股骨头以及移除直肠或通过静脉造影剂来更好地显示主要骨折线[14]。多项研究显示，3D 重建提高了外科医生对骨折形态的理解，但是，需要谨慎，因为在这个过程中，一些重要信息被软件消除了，例如细微的骨折线[15-17]。正在越来越受欢迎的另外一种方法是快速成型与 3D 打印技术[18, 19]。

该技术允许基于 CT 扫描的复杂真实模型的制造。骨科医生不仅可以通过模型，还可以通过制作引导模板，以及通过预弯或定制钢板来辅助手术[18, 19]。

10.3 分类

　　髋臼骨折的准确分类对于指导合适的处理至关重要。早期的分类系统最初描述了髋关节脱位的方向，后来有 Knight 和 Smith 的"钟面"分类以及 Rowe 和 Lowell 的"Y"分类[20, 21]。1961 年，Letournel 和 Judet 分类出现，这是迄今为止最全面、最广泛采用的系统[22]。

　　Letournel 和 Judet 将髋臼骨折分为简单和复合两种基本类型（图 10.5）[22]。简单骨折类型是一个壁或一个柱的骨折以及横行骨折；简单骨折的五个亚型包括后壁、后柱、前壁、前柱和横行骨折。复合骨折较为复杂，包括 T 形骨折、后柱伴后壁骨折、横行伴后壁骨折、前方伴后半横行骨折、双柱骨折。

　　Letournel 和 Judet 分类是基于无名骨的形态特征。作者意识到，髋臼骨折位于前后柱之间，它们提供稳定性的支柱。髂嵴、髂棘、耻骨支以及髋臼前内侧面组成前柱，而后柱由坐骨、一直到坐骨切

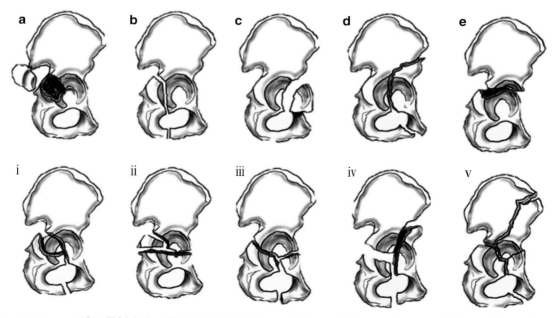

图 10.5　Judet-Letournel 髋臼骨折分类。基本类型骨折包括：a，后壁；b，后柱；c，前壁；d，前柱；e，横行骨折。复合类型骨折包括：ⅰ，后柱后壁；ⅱ，横行伴后壁；ⅲ，T 形骨折；ⅳ，前方伴后半横行；ⅴ，双柱骨折（经允许引自 Springer[23]）。

迹的髋臼的后半部分组成。因此，前柱骨折会破坏髂耻线，而后柱骨折会破坏髂坐线。除了柱之外，髋臼前壁和后壁分别代表了髋臼的前关节或后关节表面。髋臼横行骨折的骨折线局限于髋臼部位，累及前柱和后柱。横行骨折的骨折线相对位于髋臼的横向平面上并向内向上。在 X 线影像上，髂耻线和髂坐线断裂，但闭孔环完好无损。双柱骨折的骨折线将髂骨分开，使髋臼的任何一个骨折块不与骶髂关节相连（图 10.3）。双柱骨折的特征是在闭孔斜位视图上可以看到马刺征，它代表坐骨支带的后移，实质上断开了髋臼顶与轴向骨架的连接。最后，T 形髋臼骨折表示横向断裂的组合，该骨折向下延伸到了闭孔环中。同样，对于双柱骨折，这些断裂会破坏闭孔环，导致影像学上髂耻线和髂坐线失去连续性。这些骨折不累及髂骨翼，因此能够与双柱骨折区别开来。

据报道，有人试图扩大和改进 Judet-Letournel 的骨折分类。其中，Harris 分类采用基于 CT 的方案，能够对更多的骨折亚型进行分类，并在壁和柱之间引入更多的对称性[24, 25]。这种分类的两个主要不同之处是：首先，对壁和柱的定义不同（髋臼的唇称为壁，而其内侧称为柱）；其次，前柱缩短至髂耻线顶端。Harris 等根据所涉及的柱对骨折进行分类，并对延伸的骨折线进一步分类。

AO 组织还开发了字母数字分类系统，采用并扩展了 Letournel 和 Judet 分类。AO 分类旨在描述严重性并预测最终结果。A 型骨折包括单壁或单柱的部分关节内骨折。B 型骨折是部分关节内横行骨折，包括横行伴后壁（B1）、T 形（B2）和前方伴后半横行骨折类型（B3）。最后，C 型骨折包括累及双柱的完全关节内骨折，包括与髂骨分离的臼顶骨折，这也被称为"浮动髋臼"。为了改进分类的预测值，增加了旨在增加信息和观察关节表面状况的限定词。此类限定词包括股骨头脱位 / 半脱位，以及软骨损伤、骨软骨和存在压缩骨折。

10.4 保守治疗

几十年来，对髋臼骨折的处理纯粹是保守治疗。手术治疗是经由 Judet 等的基础研究开始的。通过改进放射学理解和长期随访研究证实，即使髋臼负重面上的微小残余不匹配也会导致关节炎，而类似骨折则可以通过内固定达到解剖复位[26, 27]。

对髋臼骨折进行保守治疗的指征正在缩小。无移位的骨折或至多 2 mm 的移位可以保守治疗。患者必须保持非负重状态 6~8 周，定期进行 X 线检查，以评估关节匹配性是否保持一致。保持髋臼解剖生物力学负重面的骨折可采用手术治疗。然而，标准各不相同。在 Oslon 和 Matta 的研究中使用的标准是：① CT 显示髋臼关节面上 10 mm 完整（相当于 45° 的顶弧角）；② 牵引下透视前后像和闭孔斜位像，股骨头与髋臼相匹配；③ 超过 50% 的后壁完好无损[28]。关于最小顶弧角，随后的实验研究报告了不同的角度值。在尸体骨盆的生物力学研究中，Vrahas 等提出，< 45°、< 25° 和 < 55° 的中、前和后顶弧角需要手术治疗[29]。其他临床和实验研究报告了比较测量结果，但前角在 42° ~52° 之间除外[30, 31]。就后壁骨折而言，一些作者提出，涉及后壁至多 20% 的骨折是稳定的，而在涉及超过 40% 的后壁骨折，存在动态临床不稳[32, 33]。髋关节屈曲时进行应力透视，以排除不稳定（关节间隙增宽提示不稳定）。

先前已对一些双柱骨折提出了保守治疗[13, 34-36]。在这些骨折中，盂唇和关节囊保持完好，允许在股骨头上方的骨块塑形。股骨头的内移和骨块间无法避免的间隙是已知的。这种现象被称为"二次匹配"，但在 5% 的双柱骨折中很少发现[34]。Magu 等报道，尽管内侧半脱位，但 88.8% 的双柱骨折具有二次匹配性，其功能效果良好[36]。

患者相关因素在手术和保守治疗之间的决策中起着至关重要的作用。在许多情况下，合并损伤的严重程度要求延迟手术，而手术的医疗禁忌并不少见。一些作者主张对严重损伤的患者进行早期经皮固定。骨牵引可用于此类情况，以保护关节软骨。其他危险因素包括撕脱伤或软组织脱套伤的情况，包括存在开放骨折、伤口感染和钝性创伤造成的软组织病变。在一些患者中，Morel-Lavallee 损伤的存在（闭合的脱套伤伴随血肿淋巴肿）很可能需要延迟手术，因为手术显著增加感染率。耻骨上导管的存在被认为是通过髂腹股沟入路的禁忌证，因为导管的细菌可能定植。最后，患者的年龄长期以来被认为是选择手术的决定性因素，60 岁以上的患者往往采取保守治疗。目前的文献支持这样一种观点，即老年患者不应被排除在手术固定之外，但在决策过程中应考虑包括合并症、症状性关节炎、活动水平、骨储备不良等可能导致复位丢失的高风险因素[7]。

10.5 手术治疗

实现关节面的解剖复位，结合坚强的内固定，允许早期活动，是髋臼骨折手术治疗的目的和理由。导致负重表面位移超过 2 mm 的骨折和导致股骨头半脱位的骨折应进行手术治疗。后壁骨折涉及超过 40% 范围的需要固定[28, 32, 33]。造成髋关节内骨碎片或与关节面间的圆韧带撕脱有关的损伤通常需要切除。严重粉碎性骨折手术治疗的另外一个指征是保留足够的骨储备和避免不愈合，这将提高后续髋关节重建术后获得良好结果的机会。

10.5.1 手术入路的选择

骨折的类型和形态决定了手术入路的选择（表10.1）。Kocher-Langenbeck 入路、髂腹股沟入路、改良 Stoppa 入路是最常用的。对于更为复杂的骨折以及粉碎性骨折，可以采用联合入路。

表 10.1　髋臼骨折治疗方法的入路选择

骨折类型	方法
后壁	Kocher-Langenbeck 入路
后柱	Kocher-Langenbeck，或改良 Stoppa 入路，或腹直肌旁入路
前壁	髂腹股沟入路，或髂股入路，或改良 Stoppa 入路，或腹直肌旁入路
前柱	髂腹股沟入路，或髂股入路，或改良 Stoppa 入路，或腹直肌旁入路
双柱	髂腹股沟入路，或扩展髂股入路，或联合入路
横行或 T 形（后壁移位）	Kocher-Langenbeck 入路
横行或 T 形（向前移位）	髂腹股沟入路，或 Stoppa 入路
前方加后半横行	髂腹股沟入路
四边体骨折	髂腹股沟入路，或髂股入路，或改良 Stoppa 入路，或腹直肌旁入路

10.5.1.1 Kocher-Langenbeck 入路

Kocher-Langenbeck 入路用于后壁和后柱损伤。这种入路导致的易损伤的结构包括坐骨神经、旋股内侧动脉、臀上动脉和神经。臀上动脉是损伤时出血的重要原因。一般来说，在这种情况下，填塞可以控制，然而，有时直接结扎甚至栓塞是必需的。Kocher-Langenbeck 入路治疗髋臼骨折的异位骨化发生率高于其他入路。

大转子截骨或大转子翻转截骨可以增加Kocher-Langenbeck 入路的显露范围。这些截骨术提供了臼顶更好的显露，也能一定程度地显露前柱。截骨后大转子具有很高的不愈合率，可能导致外展肌无力，需要有经验的医生来处理，需要额外的内植物来重新固定大转子。为了克服这些问题，翻转截骨术得到了推广。截下的大转子完整保留了臀中肌肌腱附着和股外侧肌腱起点。这样，两者肌力平衡，使转子截骨块保持在适当位置并防止转子向近端移位。

10.5.1.2 髂股入路

髂股入路可进入髂骨翼、骶髂关节前方和整个内侧髂窝。它允许手指触及四边形表面和坐骨大切迹。须注意避免损伤臀上神经血管束、坐骨神经、股外侧皮神经和股动脉穿支。

10.5.1.3 髂腹股沟入路

髂腹股沟入路可暴露髂窝、真骨盆边缘、前壁和前柱、四边体和骶髂关节，因此，前壁骨折、前柱骨折、前柱伴后半横行骨折以及一部分双柱骨折可以通过这种入路处理。有损伤危险的器官包括股神经、股血管、髂外血管、股外侧皮神经、闭孔神经和精索，冠状动脉应确认并结扎（髂外动脉或上腹部深下动脉与闭孔动脉之间的血管吻合术），否则一旦意外损伤，可能是术中出血的重要来源。

10.5.1.4 改良 Stoppa 入路

髂腹股沟入路的一个替代入路是改良 Stoppa 入路[37]。这是一种经腹直肌的骨盆内腹膜外入路[38]。它提供了进入耻骨、耻骨支后部、髂耻骨隆起、坐骨支和切迹以及骶髂关节前部的通道[37-39]。有损伤危险的器官包括闭孔神经和血管、死亡冠、髂外血管和膀胱。

10.5.1.5 腹直肌旁入路

腹直肌旁入路是 Stoppa 入路的替代方案[40]。适应证包括累及前柱和四边形侧壁的骨折。腹直肌旁入路用途广泛，在需要固定骨盆后方的情况下无须另做切口。注意保护腹膜、下腹壁血管、精索和髂外血管等结构。

10.5.2 切开复位内固定技术

髋臼骨折的复位往往是其手术治疗中最困难的部分。如果可能的话，手术应该尽早进行。如果手术延迟 3 周或更长时间，骨折复位可能会很困难，甚至不可能。一个全面的术前计划，包括骨折固定过程中可能需要解决的困难、材料和器械，是非常重要的。术中可采用多种方法恢复解剖结构，固定骨折。这些技术包括钢丝环扎、特殊复位工具和内植物、术中牵引和对塌陷骨软骨碎片的抬升技术。

专门用于骨盆和髋臼手术的复位工具被设计出来，在复位骨折的过程中起着至关重要的作用。尖型复位钳，其尖端可插入预钻的骨孔或垫圈中，有助于加强固定。Farabeuf 或 Jungbluth 钳夹结合两枚皮质螺钉进行复位也是选择方法。手术器械包括用于后柱骨折复位的高低钳，或用于双柱骨折复位的单管或双管复位钳。钢丝通过坐骨大切迹或小切迹环扎有助于复位，甚至可以保留以提高疗效。

术中牵引通常是必要的。可通过牵引台对肢体进行牵引。牵引台应允许在各个方向施加牵引力。手动牵引可由助手代替牵引台。复位时可直接牵引股骨头或骨盆。直接置入股骨头的 Schanz 钉或大转子上的骨钩可以帮助关节牵伸。此外，使用 Schanz 钉可以提供强有力的杠杆来复位骨折和避免大骨折块的旋转。

关节面匹配性的恢复通常需要塌陷的骨软骨块碎片的抬升复位（图 10.6）。一旦这些骨折块被抬升复位，软骨下的骨缺损就会产生，这可能需要植骨。自体髂嵴三骨皮质移植是目前的金标准，然而，像羟基磷灰石颗粒或磷酸钙这样的成骨缺损填充材料也可以使用。通常，塌陷关节面骨折块的抬升复位可以通过原来存在的骨折来完成。如果不能直接看到骨折块，可以通过骨皮质开窗或球囊成形术，然后植骨来实现复位。在复杂的外周压缩骨折中，可以在完整的股骨头上进行骨折块抬高和塑形。

髋臼骨折的固定需要一系列不同大小和长度的螺钉，以及可三维塑形的重建钢板。AO 原则包括

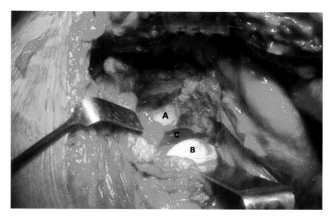

图 10.6　经 Kocher-Langenbeck 后入路暴露的髋臼边缘压缩。A，压缩关节面骨块；B，股骨头；C，髋臼。

解剖复位、骨块间拉力螺钉与中和钢板坚强固定。钢板可用于固定或支撑骨块（最常见的是后壁骨折），或作为"弹簧板"（改良 1/3 管板，切开远端孔，尖齿弯曲 90°，用于固定碎骨块）（图 10.7 和图 10.8）[41]。可选用 3.5 mm 皮质螺钉固定的 3.5 mm 重建钢板（直或弯）作为内植物。术中操作应非常小心，以确保螺钉不会穿透关节腔。

10.5.3 微创技术和导航

术中导航在髋臼骨折的治疗中得到了应用。它需要一个特殊的影像增强器，允许三维重建。与传统方法相比，这种技术有几个优点：第一，它可以提供更高的分辨率，有助于更好地理解和控制骨折固定期间与之后关节复位的质量[42]；第二，使用螺钉导航可以在关节周围空间安全地置入"高危"螺钉；第三，它允许经皮或微创放置金属内植物。这些优点在经皮髂骶螺钉置入术和经皮髋臼骨折固定术中得到了证明，报告的结果是可喜的[43-46]。关于辐射暴露，现有的研究表明，这与传统的荧光透视相当，甚至更低[43, 44]。导航的主要限制是除了移动图像系统、导航器和辅助设备外，还需要对手术室进行大量的资金投入[43]。

关节镜技术可应用于髋臼骨折的固定。关节镜技术是微创技术，提供了优越的髋关节可视化，有助于诊断，甚至允许骨折复位。去除松动的骨软骨碎片、关节清创或冲洗可降低骨关节炎的风险[47]。然而，在技术要求上，髋关节镜和髋臼骨折治疗的重要经验是必不可少的。一些作者报道使用关节镜，即使存在股骨头骨折或脱位的情况，髋臼骨折

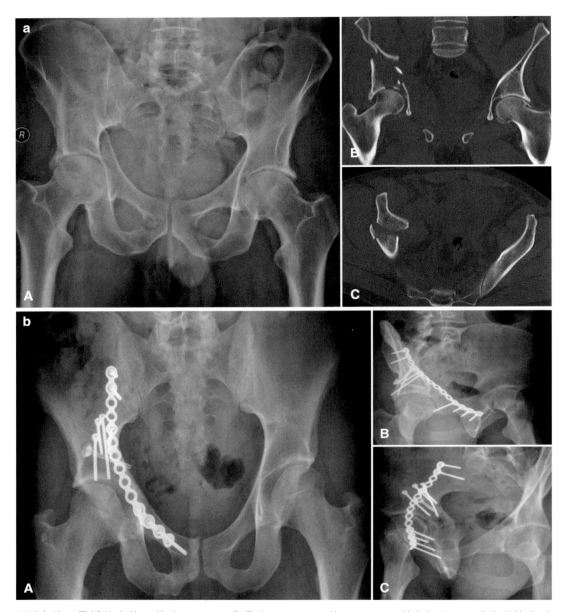

图 10.7　a. 两列右髋臼骨折的术前 X 线片。A，AP 位骨盆；B，CT 冠状面；C，CT 轴向切面。b. 重建后的术后 X 线片。A，骨盆入口视图；B，闭孔斜位；C，髂骨斜位。

复位术后也获得了良好结果[48-50]。Yamamoto 等报道了一个病例系列研究，关节镜检查能够检测到 70% 的病例中存在小的游离骨软骨或软骨碎片，这在平片或 CT 中都无法检测到[50]。当关节镜用于评估损伤后症状性髋关节病变时，也有类似的发现。游离体、唇撕裂、台阶畸形和骨软骨损伤是 CT 或 MRI 难以诊断的损伤，但可以通过关节镜轻松识别和处理[51]。髋关节镜的并发症是罕见的，报道的并发症包括静脉血栓栓塞、周围神经损伤、化脓性关节炎、

器械断裂、腹部液体外渗或引起室隔综合征[52]。

10.5.4　手术结果

髋臼骨折手术治疗的结果在大多数病例中是优良的（表 10.2）[26, 53-62]。最近的荟萃分析报告显示 79% 的患者获得了良好的结果[62]。然而，这一数字因使用的具体工具而异[62]。与不良预后相关的因素包括治疗延迟、存在关节不匹配、存在合并损伤和骨坏死[54]。并发症并不少见，包括医源性神经麻

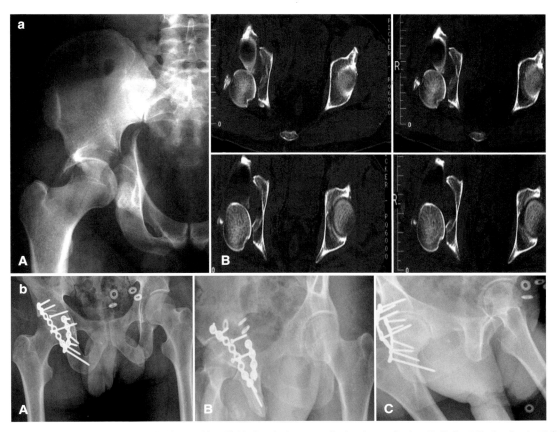

图 10.8 a. 左髋臼横行伴后壁骨折的术前骨盆前后位像（A）和 CT 图像（B）。b. 术后图像骨盆正位（A）、闭孔斜位（B）和髂骨斜位（C）显示重建髋臼骨折。

痹、感染、深静脉血栓和股骨头缺血性坏死[26, 54, 56]。异位骨化的发生率因研究而异，与手术入路和骨折形态有关[56]。大多数患者的临床和放射学结果良好。步态分析研究注意到，尽管患者的步行速度会恢复，但步态、肌肉力量和结果会恶化[53, 63]。类似地，骨盆的前倾和髋关节外展力矩峰值显示恢复不完全[53]。建议尽早强化肌肉力量训练，以使步态和功能恢复进一步提高[53, 63]。

10.5.5 骨盆和股骨合并骨折的影响

骨盆和髋臼的联合损伤是一种毁灭性的二元损伤。这类患者受到多处创伤，并且损伤严重程度评分（ISS 评分）很高，复苏经常面临严峻挑战。合并伤患者在就诊时有较高的输血要求和较低的收缩压[64]。然而，他们的发病率各不相同，报告的发病率可能高达 16%[64]。骨折类型与单独损伤中观察到的不同；髋臼后部骨折不太常见，在合并损伤的情况下，前后压缩性骨盆损伤似乎更常见[65]。不同研

究的死亡率在 1.5%~13% 之间[64, 65]。一旦患者病情稳定，就需要对损伤进行详细评估，同时制订整体治疗策略，以解决损伤问题[64]。在理想情况下，骨盆损伤需要一开始就进行精确的复位，然后重建髋臼[66]。骨盆残余移位量、患者年龄和 T 形髋臼骨折是髋臼残余移位的预测因素[66, 67]。

股骨头骨折常合并髋臼骨折。Beckmann 等证实这种发病率约为髋臼骨折的 18%[68]。最常见的是后壁骨折（56.3%），而髋关节前脱位和后脱位的发生率分别为 66.7% 和 71.9%[68]。髋臼骨折合并股骨骨折预后不良[68, 69]。以往认为，即使是最轻微的股骨头骨折，其预后不良的风险也大于 10%[68]。髋臼骨折合并同侧股骨颈骨折也有毁灭性结果。这种损伤组合有 93% 的股骨头缺血性坏死风险[1]。这一发病率远高于股骨颈 Garden Ⅲ 型和 Ⅳ 型骨折 30%~40% 的已知坏死率[70]。假设在髋臼损伤时血管系统有广泛的损伤，即使髋臼骨折复位良好，血管重建也有障碍[71]。

表 10.2 介绍髋臼骨折手术治疗结果的近期部分研究

研究	病例数	年龄	骨折类型	结论和结果
Ochs 等 [26]	858	49.4 (12~92)	基本骨折类型 42.5%，复合骨折类型 57.5%	• 20% 的患者出现并发症 • 并发症包括神经麻痹（5.6%）、感染（2.3%）、血栓形成（2.7%）、血肿（1.9%）和多器官损伤（0.7%）
Kubota 等 [53]	19 （男 15）	52.5 (26~77)	12 例部分关节内单柱骨折，2 例部分关节内横行骨折，5 例双柱骨折	• 骨盆前倾和髋外展力矩峰值在术后 12 个月出现不完全恢复 • 术后早期髋外展肌力的改善可改善功能预后
Dunet 等 [54]	72 （男 56）	41.6 (16~75)	45 例简单骨折（62.5%），27 例复合骨折类型（37.5%）	• 25 例全髋关节置换，伤后至手术时间平均 3.7 年 • 与不良预后相关的因素包括：无功能治疗、初始牵引、前后一致性缺损、初始牵引、VAS、骨关节炎和骨坏死
Meena 等 [55]	118 （男 99）	38.75 (16~65)	基本骨折类型 45.8%，复合骨折类型 54.2%	• 临床疗效优良 79 例（67%），良 52 例（33%） • 复位不良、合并损伤、骨折移位 >20 mm、关节脱位、终结性手术时间晚等导致预后差
Anizar-Faizi 等 [56]	30 （男 23）	39.9 (14~81)	17 例基本骨折类型（56.7%），13 例复合骨折类型（43.3%）	• 20 例（66.7%）患者结果优良（Harris 髋部评分 > 80 分） • 术后并发症有：深部感染（6.7%）、医源性坐骨神经损伤（10.0%）、缺血性坏死（16.7%）、异位骨化（3.3%）、髋关节退行性改变（43.3%）和复位丢失（3.3%）
Bhat 等 [57]	59 （男 45）	38.35 (18~60)	15 例复合骨折类型（33%），30 例基本骨折类型（67%）	• 放射学评估显示 16% 的髋关节优，54% 良好，20% 一般，10% 较差 • 42 例（70%）均获优良结果 • 并发症包括：内植物松动脱出、术后脱位、医源性神经麻痹、浅表伤口感染、术中出血和骨关节炎
Borg 和 Hailer [58]	101 （男 76）	49 (17~83)	61 例复合骨折类型（60%），40 例基本骨折类型（40%）	• 术后并发症包括深部感染 4 例，血栓栓塞并发症 6 例 • 78 例（77%）患者保留髋关节，21 例接受全髋关节置换术，其余 2 例有环状结石
Iqbal 等 [59]	50 （男 36）	44.20 (± 11.65)	基本骨折类型 84%，复合骨折类型 16%	• 35 例（70.0%）临床转归优良 • 影像学结果解剖复位 39 例（78.0%），关节匹配 5 例（10.0%），关节不匹配 6 例（12.0%）
Clarke-Jenssen 等 [60]	253 （男 197）	42 (12~78)	基本骨折类型 99 例（39%），复合骨折类型 154 例（61%）	• 36 例患者全髋关节置换（14%） • 股骨头损伤和髋臼压缩是失败的强烈预测因素
Negrin 和 Seligson [61]	167 （男 111）	41.8 (14~85)	65 例后壁（38.9%），34 例后柱（20.4%），51 例横行骨折（30.5%），17 例 T 形骨折（10.2%）	• 创伤后关节炎 36 例（21.6%），全髋关节置换 17 例 • 医源性损伤 9 例（3 例永久性），感染 8 例（4.8%），术后失血性休克 26 例（15.6%） • 5 例因二次复位失败而进行翻修手术

10.5.6 初次髋关节置换

髋臼骨折后的全髋关节置换（total hip replacement，THR）有两种不同的情况：第一，在髋臼骨折被认为固定后预后差的情况，一期髋关节置换；第二，在保守治疗或手术治疗后出现骨关节炎，二期髋关节置换。

一期 THR 的指征是根据损伤的严重程度并基于既往切开复位内固定术后的报告结果确定的。它允许早期完全负重，并避免了二期 THR。已报道的适应证包括复杂或不可重建的髋臼骨折、并发髋关节骨性关节炎、合并股骨头骨折和骨质量差（表 10.3）[72-79]。研究发现可通过钢缆固定、加强环、植骨和防突出笼来加强 THR[72, 73, 75, 77-79]。在一项研究中，THR 假体是单独使用的[76]。

THR 治疗创伤后关节炎的适应证与晚期髋关节疾病相似。影响日常活动的疼痛和僵硬以及影像学征象是创伤后关节炎主要的表现。面临的挑战是可想而知的，因此术前准备至关重要。这些挑战包括骨缺损、内固定残留、金属内固定突出、骨盆畸形和骨坏死。在 THR 过程中处理骨缺损是令人生畏的。骨性空洞甚至前、后壁的完全缺损以及髋臼顶缺损可能需要广泛的植骨。可使用特殊的 THR 翻修内植物（环、笼、网）、打压植骨或用钢板和螺钉固定的结构性植骨[80]。除骨缺损外，骨盆畸形还可能扭曲正常解剖结构，危及髋臼部件的正确放置，导致早期磨损或脱位。详细的术前计划是必要的，术中 X 线透视有助于确定理想的髋臼杯外展和前倾角。

一种有潜在破坏性后果的情况是在既往开放复位内固定的病例中存在低毒性感染。在关节间隙迅速恶化或影像与临床症状不匹配的情况下，应强烈怀疑这一点。基本检查包括血液检查（白细胞计数、中性粒细胞、C 反应蛋白和红细胞沉降率），如果高度怀疑，需穿刺抽吸检验。如果证实感染，需要移除内植物和进行关节清创。在根除感染后，可以进行二期重建。

髋臼骨折后延期 THR 的结果有显著差异。在 7.3 年的随访中，Romnes 等报道了影像学观察有 53% 的髋臼松动，其中 13.7% 的进行了翻修。随后的研究显示存活率在 70%~97% 之间[76, 81-84]。最常见的并发症包括异位骨化、感染、早期松动和脱位[81]。

表 10.3　髋臼骨折后全髋关节置换结果及并发症的研究

研究	病例数	结果	并发症	翻修率	作者评论
Mears 和 Velyvis[72]	57	优良率 79%	• 深静脉血栓形成 5% • 异位骨化 10%	5%	髋臼创伤和髋关节置换均有丰富经验
Tidermark 等[73]	10	优良率 60%	• 深静脉血栓形成 10% • 异位骨化 40%	10%	所有患者都能独立行走（3 名患者有助步器）
Mouhsine 等[74]	18	17 例结果良好（共 18 例）	• 脱位 6%	0%	钢缆固定和早期 THR 能提供良好的一期固定，稳定髋臼骨折，并允许早期活动
Sarkar 等[75]	19	不适用	• 感染 16% • 髋臼杯松动 16% • 髋臼柄松动 5% • 脱位 10% • 陶瓷头断裂 5%	42%	并发症不常见，坚实的支撑至关重要
Sermon 等[76]	54	优良率 58%	• 异位骨化 28%	8%	一期 THR 的翻修率和异位骨化的发生率较低
Herscovici 等[77]	22	平均 Harris 髋关节评分 74（42~86）分	• 异位骨化 18% • 伤口裂开 4% • 髋关节脱位 6 例（27%）	22%	联合开放复位内固定和 THR 是老年患者的有效选择
Enocson 和 Blomfeldt[78]	15	平均 Harris 髋关节评分 88 分	• 无并发症	0%	一期 THR 结合加强环、植骨是一种安全的选择，预后功能良好

注：THR，全髋关节置换。

· 参 · 考 · 文 · 献 ·

[1] Mears DC, Velyvis JH, Chang CP. Displaced acetabular fractures managed operatively: indicators of outcome. Clin Orthop Relat Res. 2003;407:173–86.

[2] Mauffrey C, Hao J, Cuellar DO 3rd, Herbert B, Chen X, Liu B, Zhang Y, Smith W. The epidemiology and injury patterns of acetabular fractures: are the USA and China comparable? Clin Orthop Relat Res. 2014;472:3332–7.

[3] Giannoudis PV, Grotz MR, Papakostidis C, Dinopoulos H. Operative treatment of displaced fractures of the acetabulum. A meta-analysis. J Bone Joint Surg Br. 2005;87:2–9.

[4] Al-Qahtani S, O'Connor G. Acetabular fractures before and after the introduction of seatbelt legislation. Can J Surg. 1996; 39:317–20.

[5] Ferguson TA, Patel R, Bhandari M, Matta JM. Fractures of the acetabulum in patients aged 60 years and older: an epidemiological and radiological study. J Bone Joint Surg Br. 2010;92:250–7.

[6] Toro JB, Hierholzer C, Helfet DL. Acetabular fractures in the elderly. Bull Hosp Jt Dis. 2004;62:53–7.

[7] Guerado E, Cano JR, Cruz E. Fractures of the acetabulum in elderly patients: an update. Injury. 2012;43(suppl 2):S33–41.

[8] Kregor PJ, Templeman D. Associated injuries complicating the management of acetabular fractures: review and case studies. Orthop Clin North Am. 2002;33:73–95.

[9] Culemann U, Holstein JH, Köhler D, Tzioupis CC, Pizanis A, Tosounidis G, Burkhardt M, Pohlemann T. Different stabilisation techniques for typical acetabular fractures in the elderly--a biomechanical assessment. Injury. 2010;41:405–10.

[10] Magnussen RA, Tressler MA, Obremskey WT, Kregor PJ. Predicting blood loss in isolated pelvic and acetabular high-energy trauma. J Orthop Trauma. 2007;21:603–7.

[11] Kaur P, Basu S, Kaur G, Kaur R. Transfusion protocol in trauma. J Emerg Trauma Shock. 2011;4:103–8.

[12] Jouffroy P, Sebaaly A, Aubert T, Riouallon G. Improved acetabular fracture diagnosis after training in a CT-based method. Orthop Traumatol Surg Res. 2017;103:325–9.

[13] Tornetta P 3rd. Displaced acetabular fractures: indications for operative and nonoperative management. J Am Acad Orthop Surg. 2001;9:18–28.

[14] Geijer M, El-Khoury GY. Imaging of the acetabulum in the era of multidetector computed tomography. Emerg Radiol. 2007;14:271–87.

[15] Scheinfeld MH, Dym AA, Spektor M, Avery LL, Dym RJ, Amanatullah DF. Acetabular fractures: what radiologists should know and how 3D CT can aid classification. Radiographics. 2015;35:555–77.

[16] Garrett J, Halvorson J, Carroll E, Webb LX. Value of 3-D CT in classifying acetabular fractures during orthopedic residency training. Orthopedics. 2012;35:e615–20.

[17] Kickuth R, Laufer U, Hartung G, Gruening C, Stueckle C, Kirchner J. 3D CT versus axial helical CT versus conventional tomography in the classification of acetabular fractures: a ROC analysis. Clin Radiol. 2002;57:140–5.

[18] Chana-Rodríguez F, Mañanes RP, Rojo-Manaute J, Gil P, Martínez-Gómiz JM, Vaquero-Martín J. 3D surgical printing and pre contoured plates for acetabular fractures. Injury. 2016;47:2507–11.

[19] Chen X, Chen X, Zhang G, Lin H, Yu Z, Wu C, Li X, Lin Y, Huang W. Accurate fixation of plates and screws for the treatment of acetabular fractures using 3D-printed guiding templates: an experimental study. Injury. 2017;48:1147–54.

[20] Knight RA, Smith H. Central fractures of the acetabulum. J Bone Joint Surg Am. 1958;40-A:1–16.

[21] Rowe CR, Lowell JD. Prognosis of fractures of the acetabulum. J Bone Joint Surg Am. 1961;43:30–59.

[22] Judet R, Judet J, Letournel E. Fractures of the acetabulum: classification and surgical approaches for open reduction—preliminary report. J Bone Joint Surg Am. 1964;46:1615–46.

[23] Kanakaris NK, Giannoudi MP. Fractures-dislocations of the hip. In: Lasanianos NG, Kanakaris NK, Giannoudis PV, editors. Trauma and orthopaedic classifications. A comprehensive overview. London: Springer; 2015. pp. 285, 289.

[24] Harris JH Jr, Lee JS, Coupe KJ, Trotscher T. Acetabular fractures revisited: part 1, redefinition of the Letournel anterior column. AJR Am J Roentgenol. 2004;182:1363–6.

[25] Harris JH Jr, Coupe KJ, Lee JS, Trotscher T. Acetabular fractures revisited. 2. A new CT-based classification. AJR. 2004;182:1367–75.

[26] Ochs BG, Marintschev I, Hoyer H, Rolauffs B, Culemann U, Pohlemann T, Stuby FM. Changes in the treatment of acetabular fractures over 15 years: analysis of 1266 cases treated by the German Pelvic Multicentre Study Group (DAO/DGU). Injury. 2010;41:839–51.

[27] Judet R, Judet J, Letournel E. Fractures of the acetabulum. Acta Orthop Belg. 1964;30:285–93.

[28] Olson SA, Matta JM. The computerized tomography subchondral arc: a new method of assessing acetabular articular continuity after fracture (a preliminary report). J Orthop Trauma. 1993;7:402–13.

[29] Vrahas MS, Widding KK, Thomas KA. The effects of simulated transverse, anterior column, and posterior column fractures of the acetabulum on the stability of the hip joint. J Bone Joint Surg Am. 1999;81:966–74.

[30] Harnroongroj T, Suangyanon P, Tharmviboonsri T, Harnroongroj T. Posterior acetabular arc angle of the femoral head assesses instability of posterior fracture-dislocation of the hip. Int Orthop. 2013;37:1141–5.

[31] Harnroongroj T, Wattanakaewsripetch M, Sudjai N, Harnroongroj T. Acetabular roof arc angles and anatomic biomechanical superior acetabular weight bearing area. Indian J Orthop. 2014;48:484–7.

[32] Vailas JC, Hurwitz S, Wiesel SW. Posterior acetabular fracture-dislocations: fragment size, joint capsule, and stability. J Trauma. 1989;29:1494–6.

[33] Keith JE Jr, Brashear HR Jr, Guilford WB. Stability of posterior fracture-dislocations of the hip. Quantitative assessment using computed tomography. J Bone Joint Surg Am. 1988;70:711–4.

[34] Matta JM. Operative indications and choice of surgical

approach for fractures of the acetabulum. Tech Orthop. 1986; 1:13.

[35] Sen RK, Veerappa LA. Long-term outcome of conservatively managed displaced acetabular fractures. J Trauma. 2009; 67:155–9.

[36] Magu NK, Rohilla R, Arora S. Conservatively treated acetabular fractures: a retrospective analysis. Indian J Orthop. 2012;46:36–45.

[37] Cole JD, Bolhofner BR. Acetabular fracture fixation via a modified Stoppa limited intrapelvic approach. Description of operative technique and preliminary treatment results. Clin Orthop Relat Res. 1994;305:112–23.

[38] Guy P. Evolution of the anterior intrapelvic (Stoppa) approach for acetabular fracture surgery. J Orthop Trauma. 2015;29(Suppl 2):S1–5.

[39] Archdeacon MT, Kazemi N, Guy P, Sagi HC. The modified Stoppa approach for acetabular fracture. J Am Acad Orthop Surg. 2011;19:170–5.

[40] Bastian JD, Savic M, Cullmann JL, Zech WD, Djonov V, Keel MJ. Surgical exposures and options for instrumentation in acetabular fracture fixation: Pararectus approach versus the modified Stoppa. Injury. 2016 Mar;47(3):695–701.

[41] Richter H, Hutson JJ, Zych G. The use of spring plates in the internal fixation of acetabular fractures. J Orthop Trauma. 2004;18:179–81.

[42] Wu X, Chen W, Zhang Q, Su Y, Guo M, Qin D, Wang L, Zhang Y. The study of plate-screw fixation in the posterior wall of acetabulum using computed tomography images. J Trauma. 2010;69:423–31.

[43] Coste C, Asloum Y, Marcheix PS, Dijoux P, Charissoux JL, Mabit C. Percutaneous iliosacral screw fixation in unstable pelvic ring lesions: the interest of O-ARM CT-guided navigation. Orthop Traumatol Surg Res. 2013;99:S273–8.

[44] He J, Tan G, Zhou D, Sun L, Li Q, Yang Y, Liu P. Comparison of isocentric C-arm 3-dimensional navigation and conventional fluoroscopy for percutaneous retrograde screwing for anterior column fracture of acetabulum: an observational study. Medicine (Baltimore). 2016;95:e2470.

[45] Ruan Z, Luo CF, Zeng BF, et al. Percutaneous screw fixation for the acetabular fracture with quadrilateral plate involved by three-dimensional fluoroscopy navigation: surgical technique. Injury. 2012;43:517–21.

[46] Jacob AL, Suhm N, Kaim A, et al. Coronal acetabular fractures: the anterior approach in computed tomography-navigated minimally invasive percutaneous. Cardiovasc Intervent Radiol. 2000;23:327–31.

[47] Yang JH, Chouhan DK, Oh KJ. Percutaneous screw fixation of acetabular fractures: applicability of hip arthroscopy. Arthroscopy. 2010;26:1556–61.

[48] Kim H, Baek JH, Park SM, Ha YC. Arthroscopic reduction and internal fixation of acetabular fractures. Knee Surg Sports Traumatol Arthrosc. 2014;22:867–70.

[49] Park MS, Her IS, Cho HM, Chung YY. Internal fixation of femoral head fractures (Pipkin I) using hip arthroscopy. Knee Surg Sports Traumatol Arthrosc. 2014;22:898–901.

[50] Yamamoto Y, Ide T, Ono T, Hamada Y. Usefulness of arthroscopic surgery in hip trauma cases. Arthroscopy. 2003; 19:269–73.

[51] Khanna V, Harris A, Farrokhyar F, Choudur HN, Wong IH. Hip arthroscopy: prevalence of intraarticular pathologic findings after traumatic injury of the hip. Arthroscopy. 2014; 30:299–304.

[52] Ladner B, Nester K, Cascio B. Abdominal fluid extravasation during hip arthroscopy. Arthroscopy. 2010;26:131–5.

[53] Kubota M, Uchida K, Kokubo Y, Shimada S, Matsuo H, Yayama T, Miyazaki T, Takeura N, Yoshida A, Baba H. Changes in gait pattern and hip muscle strength after open reduction and internal fixation of acetabular fracture. Arch Phys Med Rehabil. 2012;93:2015–21.

[54] Dunet B, Tournier C, Billaud A, Lavoinne N, Fabre T, Durandeau A. Acetabular fracture: long-term followup and factors associated with secondary implantation of total hip arthroplasty. Orthop Traumatol Surg Res. 2013;99:281–90.

[55] Meena UK, Tripathy SK, Sen RK, Aggarwal S, Behera P. Predictors of postoperative outcome for acetabular fractures. Orthop Traumatol Surg Res. 2013;99:929–35.

[56] Anizar-Faizi A, Hisam A, Sudhagar KP, Moganadass M, Suresh C. Outcome of surgical treatment for displaced acetabular fractures. Malays Orthop J. 2014;8:1–6.

[57] Bhat NA, Kangoo KA, Wani IH, Wali GR, Muzaffar N, Dar RA. Operative management of displaced acetabular fractures: an institutional experience with a midterm follow-up. Ortop Traumatol Rehabil. 2014;16:245–52.

[58] Borg T, Hailer NP. Outcome 5 years after surgical treatment of acetabular fractures: a prospective clinical and radiographic follow-up of 101 patients. Arch Orthop Trauma Surg. 2015; 135:227–33.

[59] Iqbal F, Taufiq I, Najjad MK, Khan N, Zia OB. Functional and radiological outcome of surgical management of acetabular fractures in tertiary care hospital. Hip Pelvis. 2016;28:217–24.

[60] Clarke-Jenssen J, Røise O, Storeggen SAØ, Madsen JE. Long-term survival and risk factors for failure of the native hip joint after operatively treated displaced acetabular fractures. Bone Joint J. 2017;99-B:834–40.

[61] Negrin LL, Seligson D. Results of 167 consecutive cases of acetabular fractures using the Kocher-Langenbeck approach: a case series. J Orthop Surg Res. 2017;12:66.

[62] Dodd A, Osterhoff G, Guy P, Lefaivre KA. Assessment of functional outcomes of surgically managed acetabular fractures: a systematic review. Bone Joint J. 2016;98-B:690–5.

[63] Engsberg JR, Steger-May K, Anglen JO, Borrelli J Jr. An analysis of gait changes and functional outcome in patients surgically treated for displaced acetabular fractures. J Orthop Trauma. 2009;23:346–53.

[64] Halvorson JJ, Lamothe J, Martin CR, Grose A, Asprinio DE, Wellman D, Helfet DL. Combined ace-tabulum and pelvic ring injuries. J Am Acad Orthop Surg. 2014;22:304–14.

[65] Osgood GM, Manson TT, O'Toole RV, Turen CH. Combined pelvic ring disruption and acetabular fracture: associated injury patterns in 40 patients. J Orthop Trauma. 2013;27:243–7.

[66] Suzuki T, Smith WR, Hak DJ, Stahel PF, Baron AJ, Gillani SA, Morgan SJ. Combined injuries of the pelvis and acetabulum:

nature of a devastating dyad. J Orthop Trauma. 2010;24:303–8.

[67] Hess AE, Johal HS, O'Toole RV, Nascone JW. Early postoperative displacement of combined pelvic ring injury with acetabular fracture. Orthopedics. 2017;40:163–8.

[68] Beckmann NM, Chinapuvvula NR, Cai C. Association of femoral head and acetabular fractures on computerized tomography: correlation with the Judet-Letournel classification. Emerg Radiol. 2017;24(5):531–9.

[69] Tannast M, Najibi S, Matta JM. Two to twenty-year survivorship of the hip in 810 patients with operatively treated acetabular fractures. J Bone Joint Surg Am. 2012;94:1559–67.

[70] Asnis SE, Wanek-Sgaglione L. Intracapsular fractures of the femoral neck. Results of cannulated screw fixation. J Bone Joint Surg Am. 1994;76:1793–803.

[71] Wei L, Sun JY, Wang Y, Yang X. Surgical treatment and prognosis of acetabular fractures associated with ipsilateral femoral neck fractures. Orthopedics. 2011;34:348.

[72] Mears DC, Velyvis JH. Acute total hip arthroplasty for selected displaced acetabular fractures: two to twelve-year results. J Bone Joint Surg Am. 2002;84-A:1–9.

[73] Tidermark J, Blomfeldt R, Ponzer S, Söderqvist A, Törnkvist H. Primary total hip arthroplasty with a Burch-Schneider antiprotrusion cage and autologous bone grafting for acetabular fractures in elderly patients. J Orthop Trauma. 2003;17:193–7.

[74] Mouhsine E, Garofalo R, Borens O, Blanc CH, Wettstein M, Leyvraz PF. Cable fixation and early total hip arthroplasty in the treatment of acetabular fractures in elderly patients. J Arthroplast. 2004;19:344–8.

[75] Sarkar MR, Wachter N, Kinzl L, Bischoff M. Acute total hip replacement for displaced acetabular fractures in older patients. Eur J Trauma. 2004;30:296.

[76] Sermon A, Broos P, Vanderschot P. Total hip replacement for acetabular fractures. Results in 121 patients operated between 1983 and 2003. Injury. 2008;39:914–21.

[77] Herscovici D Jr, Lindvall E, Bolhofner B, Scaduto JM. The combined hip procedure: open reduction internal fixation combined with total hip arthroplasty for the management of acetabular fractures in the elderly. J Orthop Trauma. 2010;24:291–6.

[78] Enocson A, Blomfeldt R. Acetabular fractures in the elderly treated with a primary Burch-Schneider reinforcement ring, autologous bone graft, and a total hip arthroplasty: a prospective study with a 4-year follow-up. J Orthop Trauma. 2014;28:330–7.

[79] Malhotra R, Singh DP, Jain V, Kumar V, Singh R. Acute total hip arthroplasty in acetabular fractures in the elderly using the Octopus System: mid term to long term follow-up. J Arthroplasty. 2013;28:1005–9.

[80] Choplin RH, Henley CN, Edds EM, Capello W, Rankin JL, Buckwalter KA. Total hip arthroplasty in patients with bone deficiency of the acetabulum. Radiographics. 2008;28:771–86.

[81] Makridis KG, Obakponovwe O, Bobak P, Giannoudis PV. Total hip arthroplasty after acetabular fracture: incidence of complications, reoperation rates and functional outcomes: evidence today. J Arthroplast. 2014;29:1983–90.

[82] Berry DJ, Halasy M. Uncemented acetabular components for arthritis after acetabular fracture. Clin Orthop Relat Res. 2002;405:164–7.

[83] Lizaur-Utrilla A, Sanz-Reig J, Serna-Berna R. Cementless acetabular reconstruction after acetabular fracture: a prospective, matched-cohort study. J Trauma Acute Care Surg. 2012;73:232–8.

[84] Lai O, Yang J, Shen B, Zhou Z, Kang P, Pei F. Midterm results of uncemented acetabular reconstruction for posttraumatic arthritis secondary to acetabular fracture. J Arthroplast. 2011;26:1008–13.

11

Pipkin 骨折

Benedikt J. Braun, Jörg H. Holstein, and Tim Pohlemann

王秀会　李卓凯　译

摘　要

　　股骨头骨折发病率低，但并发症风险高。正确的治疗可显著减少并发症，提高疗效。本章介绍了从诊断、治疗和预后的全过程中存在的问题和陷阱，并结合最新文献讨论了这些问题对整体治疗结果的影响。

　　要点小结如下。

- 患者年轻（平均 40 岁左右）。
- 最常见于车祸伤（>80%）。
- 骨折通常由髋关节后脱位引起（10%）。
- 骨折是由剪切机制形成的；骨折分型取决于创伤时髋部的位置。
- 早期闭合复位可改善预后（<6 小时）。
  - 如果闭合复位失败，应立即切开复位。
- 建议术前/术后行 CT 检查。
- Pipkin 分型最常见；Brumback 分型也包括前脱位。
- 非手术治疗仅在 Pipkin Ⅰ 型骨折中能改善预后。
  - 骨折错位 <2 mm，髋关节稳定，无嵌顿的骨折碎片。
- 如果闭合复位成功，建议复位后尽早手术。
- 旋股内侧动脉是股骨头的主要血供。
  - 注意：后方入路。
- 两种手术入路之间没有明显的疗效差异；应根据骨折类型进行调整。
  - 后方入路增加股骨头缺血性坏死风险。
  - 大转子截骨入路增加异位骨化风险。

B. J. Braun · J. H. Holstein · T. Pohlemann (✉)
Department of Trauma, Hand and Reconstructive
Surgery, Saarland University Hospital, Homburg,
Germany
e-mail: tim.pohlemann@uks.eu

- 骨折碎片切除与固定指征如下。
  - 残余碎片位移 <2 mm。
  - 负重区外的碎片。
  - 关节自由活动，无嵌顿。
- 治疗方法 / 入路取决于骨折类型。
  - Pipkin Ⅰ 型：非手术 / 骨折碎片切除。
  - Pipkin Ⅱ 型：使用埋头加压螺钉、无头自加压螺钉和生物可吸收螺钉固定。
  - Pipkin Ⅲ 型：急诊手术，首选开放复位。
  - Pipkin Ⅳ 型：如果骨折类型允许选择大转子截骨入路，则预后更佳。
- 术后护理：早期功能康复；6 周内部分负重；避免髋关节过度屈曲。
- 常见并发症有：神经损伤（20% 的坐骨神经损伤）、股骨头缺血性坏死、异位骨化和骨关节炎。
- 根据骨折类型，约有 50% 的病例预后可达到优良。

关键词

股骨头骨折，流行病学，分型，非手术治疗，手术治疗，术后护理

11.1 流行病学及受伤机制

1869 年，Birkett 首次描述了股骨头的骨折，他在一个从二层楼高坠伤患者的尸检中发现了此种损伤[1]。此种骨折非常罕见，几乎都发生于髋关节脱位病例中，10% 左右会发生股骨头剪切骨折，较少发生在髋关节前脱位中[2]。总体发生率在 7%~18% 之间[3]。由于影像学检查方法的改进，在常规使用 CT 之前，几乎没有发现无骨折块移位的股骨头皮质凹陷骨折，皮质凹陷骨折的发生率在髋关节前脱位中超过 80%[4]，在髋关节后脱位中超过 60%[5]，甚至在没有脱位的患者中也会发生[6]。Giannoudis 等的一项系统回顾显示，450 余例股骨头骨折患者的平均年龄为 38.9 岁[7]，最常见的损伤机制是汽车碰撞（84.3%），其次是摩托车事故（5.1%）和跌倒（4.3%）。

传统上认为股骨头骨折的损伤机制是圆韧带的牵拉损伤，但新的研究表明，韧带只能拉出一小块骨软骨碎片。目前认为经典的损伤机制为股骨头撞击髋臼壁的剪切暴力所致[8]，髋关节后侧脱位所产生的骨折类型取决于受伤时髋关节的位置：如果髋关节屈曲 60° 以下并内收，股骨头的内侧部分会撞击坚硬的髋臼后壁，通常会导致 Pipkin Ⅰ 型损伤。同样屈曲伴外展很可能导致 Ⅱ 型损伤。如果髋关节屈曲大于 60°，股骨头将撞击髋臼后壁较薄的部分，更可能导致髋臼骨折和股骨头软骨损伤，或皮质凹陷骨折[9]。Pipkin Ⅲ 型骨折通常发生在连续的不同暴力作用下：第一次撞击使股骨头脱位，导致股骨头的一部分被切断，长时间的内收应力会导致股骨颈骨折，髋臼后缘起到限制活动的作用[10]。有时复位也可引起股骨颈骨折。然而，目前认为股骨颈骨折多是由损伤当时引起的，只是复位操作前未在 X 线片上发现骨折[8]。

11.2 临床和影像学评估

由于大多数股骨头骨折发生于高能量创伤和多发伤患者，需注意对骨折的诊断。尤其对昏迷的患者，应仔细采集病史，并查看急救人员的事故现场报告，有助于明确此类骨折的存在。髋关节后脱位的骨折通常出现下肢的屈伸、内收和内旋畸形，临

床表现为整个下肢缩短，因而可能产生误导。骨折伴前脱位时，下肢通常处于外展、外旋位。在合并股骨颈骨折的病例中，可能不表现出这些典型的异常姿势。需要仔细检查皮肤，以确定是否存在 Morel-Lavallée 损伤。对意识清醒的患者应进行详细的神经系统检查，以明确与后脱位相关的坐骨神经损伤或与前脱位相关的股神经损伤。对于昏迷的患者，应在患者苏醒后尽早进行检查。特别注意影像上的神经血管结构。

常规 X 线片是确定脱位方向和骨折范围的主要手段。髋部骨折脱位通常在正位片中通过 Shenton 线中断来确诊（图 11.1）。在骨盆正位 X 线片中，脱位的方向可以通过比较患侧与健侧股骨头大小来确定：若股骨头增大，表明股骨更接近 X 射线源，因此可诊断前脱位；而后脱位中，股骨头更接近 X 线片因此显得更小。仔细评估股骨颈区域是非常重要的，以评估是否存在 Pipkin Ⅲ 型骨折，此种骨折可能会在手法复位过程中发生分离。此外，髂骨斜位和闭孔斜位片可用于诊断髋臼骨折。而骨盆入口和出口位片可用于诊断骨盆环损伤。在多发伤患者中，这些摄片检查通常被急诊 CT 检查所取代。

在髋关节闭合复位前，需常规行 CT 检查，以明确骨折类型及采取合适的治疗方法（图 11.1）。对于不能复位的髋关节脱位，可以在术前进行 CT 检查，以确定关节内是否存在可能阻止复位的骨折碎片。一般来说，CT 可以确定骨折碎片的大小、数量和位置以及伴随的损伤。有研究推荐了一种特殊 CT 检查体位，允许 CT 引导的骨盆斜位摄影[11]。这已被证明是一种有效的方法，可确定骨折移位的程度及与关节之间的匹配性，目前仍被广泛使用。

然而，由于具备手动调整 CT 平面和三维 CT 重建的技术能力，这些影像学资料在早期诊断时没有特殊价值，应仅用于后续随访。

MRI 主要用于确定股骨头的软骨和血管完整性。因此，在初次随访检查时建议行 MRI 检查，其主要价值是在随访期间发现早期的股骨头缺血性坏死[12]。如果怀疑闭孔外肌损伤，MRI 可以发现旋股内侧动脉损伤，并评估未来发生缺血性坏死的风险。

11.3 分型

股骨头骨折最常见的分类系统是由 Pipkin 于 1957 年提出的[13]（图 11.2）。Ⅰ 型骨折是中央凹尾端骨折，而 Ⅱ 型骨折是中央凹头端骨折。这有助于区分股骨头承重部分的外侧（Ⅰ 型）和内侧（Ⅱ 型）骨折。Ⅲ 型骨折是任意一种股骨头骨折伴随股骨颈骨折。Ⅳ 型骨折是任意一种股骨头骨折伴随髋臼壁骨折。

30 年后，Brumback 对股骨头骨折进行了修改，纳入了所有方向的脱位及治疗和预后评估等因素。在这个分型系统中，将后上方脱位（90%）进行了分类（图 11.3）[14]。Ⅰ 型和 Ⅱ 型骨折的定义与 Pipkin Ⅰ 型和 Ⅱ 型骨折相似，但分为两个亚组：A 亚组为髋臼边缘轻微骨折或无骨折，复位后关节稳定；B 亚组为髋臼边缘骨折伴髋关节不稳。Ⅲ 型为髋关节后脱位伴股骨颈骨折，无（A 亚组）或伴股骨头骨折（B 亚组）。Ⅳ 型骨折由髋关节前脱位引起，表现为股骨头软骨凹陷（A 亚组），或经关节面的剪切骨折（B 亚组）。Ⅴ 型骨折为髋关节中心脱位伴股骨头骨折。虽然此分型系统已被用于部分

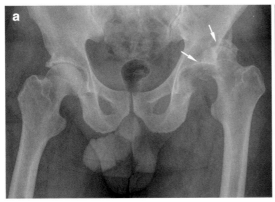
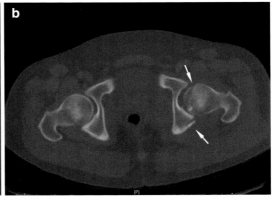

图 11.1　a. 骨盆正位片示 Pipkin Ⅳ 型骨折伴髋关节后脱位。b. 闭合复位后 CT 显示股骨头骨折脱位伴髋臼后壁骨折。

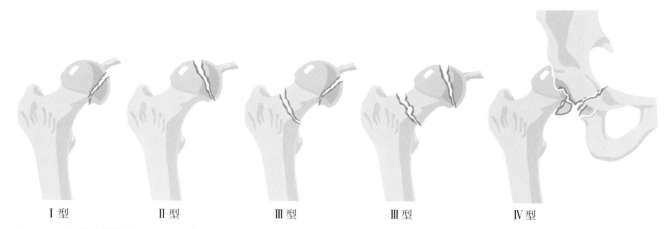

图 11.2　股骨头骨折的 Pipkin 分类：Ⅰ型，中央凹尾端骨折；Ⅱ型，中央凹头端骨折；Ⅲ型，Ⅰ、Ⅱ型伴股骨颈骨折；Ⅳ型，Ⅰ、Ⅱ、Ⅲ型伴髋臼壁骨折（经允许引自 Haas, Norbert P., and Christian Krettek, eds. Tscherne Unfallchirurgie：Hüfte und Oberschenkel. Springer-Verlag, 2011 ）。

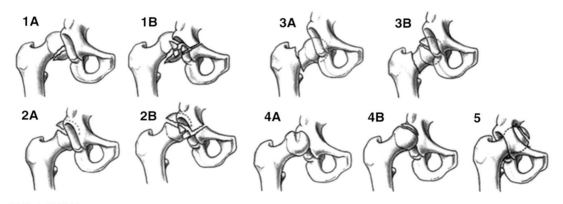

图 11.3　股骨头骨折的 Brumback 分类（经允许引自 Stannard JP, Harris HW, Volgas DA, Alonso JE. Functional outcome of patients with femoral head fractures associated with hip dislocations. Clin Orthop Relat Res 2000；377：44–56 ）。

大规模的研究中 [15, 16]，并被证明有一定的应用价值，但由于分型复杂，目前临床使用普及性不强。

　　AO 骨折分类系统中，将股骨头骨折归于 31-C。Pipkin Ⅰ型和Ⅱ型骨折进一步分为 C1，关节面凹陷骨折分为 C2，股骨头和股骨颈双骨折分为 C3（图 11.4）。

11.4 保守治疗

11.4.1 总体评估

　　伴有髋关节脱位的股骨头骨折的预后与复位时机密切相关 [17, 18]，因此应尽量急诊复位，有几项研究显示，如果髋关节在 6 小时内复位 [19]，甚至 3 小时内复位 [20]，预后会更好。虽然有许多髋关节脱位的复位方法，但它们都离不开前脱位和后脱位的复位基本机制。在前脱位复位中，一般是通过轴向牵拉，髋关节和膝关节在中立位屈曲 / 外展。对于后脱位复位，膝关节和髋关节屈曲至约 90°，并在股骨的方向上施加轴向拉力。在复位前，需要进行充分的镇痛 / 镇静 / 肌松，以尽可能降低股骨头的应力。复位后应行 CT 扫描以指导后续处理，合并股骨颈骨折的患者禁止闭合复位。如果闭合复位无法完成，应立即进行切开复位。如果 CT 检查不会导致复位时间严重延迟，则应事先进行 CT 检查，以详细评估骨折情况。

11.4.2 非手术治疗

　　由于预后较差 [21] 和社会经济因素的影响，曾

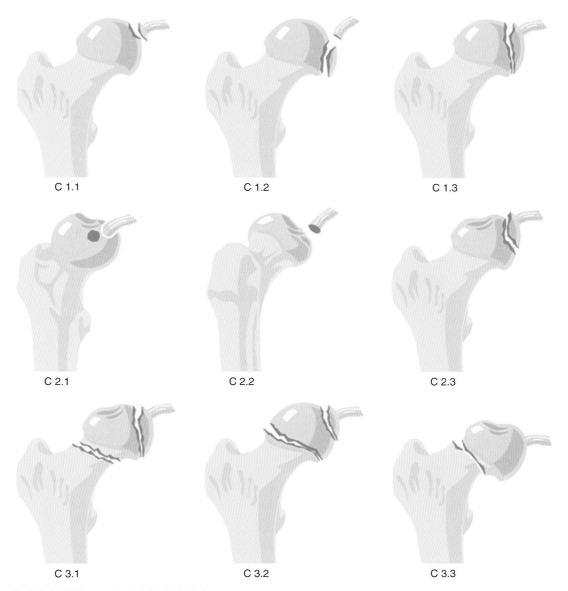

图 11.4 股骨头骨折的 AO 分型（经允许引自 Haas, Norbert P., and Christian Krettek, eds. Tscherne Unfallchirurgie：Hüfte und Oberschenkel. Springer-Verlag, 2011）。

经占主导地位的卧床休息加牵引的保守治疗方式，已基本被放弃。然而，在某些情况下，仍可采用保守治疗，尤其对于 Pipkin Ⅰ 型骨折：近解剖复位，骨折块移位小于 2 mm，髋关节稳定，关节面完整，没有嵌顿的骨折块[22]。对此类患者，保守治疗可取得满意的疗效[23]。即使闭合复位后骨折块没有完全复位，但如果髋部的活动范围没有受到影响，也可以进行保守治疗[24]，因为非负重区骨折块的坏死对临床结果没有影响[18]。同样的标准也适用于 Pipkin Ⅱ 型骨折。然而，由于它们位于股骨头表面的负重

部分，这些骨折块直接暴露在压力和剪切力下，这些压力和剪切力可以阻止骨折块闭合复位[23]。此外，Pipkin Ⅱ 型骨折块通常占股骨头较大部分，因此在关节面不平整或骨坏死的情况下，很可能出现髋关节不稳和创伤性骨关节炎。

如果选择保守治疗，患者使用拐杖部分负重至少 6 周，其间应避免髋关节内收和过度内旋。应在 3 周和 6 周后进行随访，以确定骨折复位的维持情况。CT 引导下骨盆斜位摄影技术最初由 Moed 等提出，可用于明确患者摆体位的角度，以获得一张

标准的、垂直骨折线的影像资料[11]。

11.5 手术治疗

11.5.1 手术入路

11.5.1.1 总体评估：手术时机

与股骨近端的其他骨折一样，手术时机对远期预后也有重要影响。最重要的影响预后的因素是早期关节复位。如果合并症和合并伤允许，应尽量在6小时内完成复位。同样，对 Pipkin Ⅲ 型损伤，应尽可能早期复位和固定股骨颈。对于最终手术的手术时机，目前的观点是，最终手术应该是在闭合复位后第 6~10 天进行[25]。如果在复位后第 14 天进行最终的手术，手术预后将明显不佳。

11.5.1.2 总体评估：血管解剖

在确定任何入路和治疗前，应清楚了解入路解剖与股骨头和颈部的血供情况，以避免对重要血管造成医源性损伤。股骨头负重区软骨最重要的血供来自旋股内侧动脉的终末支[26]。此动脉起源于股深动脉，沿股骨颈基底部在髂腰肌和耻骨肌之间走行。此后，它继续走行于闭孔外肌的下缘，在肌腱的后方和上下孖肌的前方，最终于上孖肌上方进入髋关节。从那里动脉的终支位于骨膜内，并在关节软骨的正上方进入骨软骨内。因此，在后路手术中的主要风险是损伤旋股内侧动脉[27]。此外，在股骨头骨折复位过程中，圆韧带内的血管提供股骨头血供也有损伤危险[28]，应注意不要损伤内侧关节囊，因为它经常附着在骨折块上。此外，旋股外侧动脉对股骨头血供几乎没有任何作用。

11.5.1.3 前方入路

传统的前入路，如 Smith-Petersen 入路，由于解剖学上的误解而不受临床医生欢迎。有人认为，常见的髋关节后脱位会损伤后方血供，而前方入路可能损伤旋股外侧动脉升支，从而切断股骨头的所有血供[21]。虽然考虑到上述解剖因素，但前方入路仍被普遍应用。有研究表明，前方入路可减少手术时间和术中出血[23]。此外，前方入路可降低股骨头缺血性坏死的发生率[29]。在孤立的股骨头骨折中，骨折片最常见于前内侧。因此，Smith-Petersen 入路可以直接显示 Pipkin Ⅰ 型和 Ⅱ 型骨折中的大部分碎片，而不会损害股骨头的血供完整性。沿髋臼切开关节囊通常能提供足够的视野以观察骨折。如需要增加显露，可松解股直肌髋臼起点。在髋关节未脱位的情况下，大多数骨折可以通过前伸、外展和外旋髋关节来观察。前外侧 Watson-Jones 入路可减少软组织损伤，但在扩大入路时适应性较差。Pipkin Ⅲ 型骨折可以采用前外侧入路单切口，切开复位治疗股骨颈骨折及股骨头骨折。

一些早期的研究发现前路异位骨化的发生率更高。Swiontkowski 等在 Pipkin Ⅰ 型和 Ⅱ 型骨折的治疗中，与后路相比，前路异位骨化的总发生率更高（58% vs 25%）[23]。在前路手术中，29% 的异位骨化明显影响功能，而在后路手术异位骨化对功能影响不明显。在一项后续研究中，有学者建议仅使用 Smith-Petersen 入路中保留股直肌的远端部分，在此种前路手术中，异位骨化发生率较后路手术更低[29, 30]。

11.5.1.4 后方入路

髋关节后方骨折脱位常会引起梨状肌腱等结构损伤。这些结构通常会阻碍闭合复位。为了直接处理不可复位股骨头骨折脱位和相关髋臼后壁骨折（Pipkin Ⅳ 型），推荐采用 Kocher-Langenbeck 入路[31]。通过后方入路处理股骨头骨折，建议采用大转子翻转截骨术联合髋关节脱位技术。Gautier 等在尸体研究中仔细观察研究股骨头的血供，证明了这种方法的优势[27]。通过这种技术，闭孔外肌保持完整，从而保留了旋股内侧动脉对股骨头的血液供应[32]。患者的体位及显露似 Kocher-Langenbeck 入路，实际的肌肉间隙入路与 Gipson 切口相同。然后自臀中肌止点向股外侧肌起点行大转子斜行截骨，并向前翻转截骨块。然后使髋关节弯曲外旋，切开关节囊，切除股骨头圆韧带，髋关节即可向前脱位，整个股骨头可以显露。为便于解剖复位大转子，应于截骨前使用螺钉钻头于大转子处预钻孔 2 处。

在最初的研究中，Ganz 等对手术切开复位髋关节脱位患者进行随访，213 例患者无缺血性坏死发生[32]。在进一步的研究中，Kloen 等比较前方、前外侧、单纯后方入路及大转子截骨入路等四种入路的治疗效果[30]，结果显示，大约 80% 的大转子截骨术患者预后达到良或优，未发现股骨头缺血性坏死，但影响功能的异位骨化率很高（60%）。此入路虽然可以得到良好的显露，但受到软组织损伤较大的限制，仅应用于髋臼后壁骨损伤合并股骨头前部骨折的病例中。术中需仔细操作以保护股骨头血供。

11.5.2 切开复位固定技术

由于手术方案取决于骨折的形态，所以使用 Pipkin 分型讨论治疗方案（表 11.1）。

11.5.2.1 Pipkin I / II 型

如果不符合上述非手术治疗标准（详见 11.4.2），可采用内固定或骨块切除。早期的研究通常建议只要骨折块小于股骨头的 1/3，就进行骨折块切除，因为与内固定相比，切除骨块已被证明具有更好的疗效[33]。此后建议切除的标准是根据骨折粉碎的程度及技术上的可操作性、骨折块大小，以及骨折在股骨头非承重区域的大小决定。Holmes 等的尸体研究结果表明，Pipkin I 型骨折中的切除骨块并不改变髋臼表面的峰值负荷和负荷分布[34]。最近的一项随机对照试验显示，与非手术治疗相比，Pipkin I 型骨折块切除患者的功能预后更好[35]。根据这些结果，Pipkin I 型骨折治疗应以骨折块切除为主。然而，Pipkin II 型骨折和较大的骨折块在切除后会明显影响髋关节的正常功能[34]。切除后头臼接触面积增大，股骨头平均压力升高，应力向股骨头中心集中，这会增加软骨退变，最终导致骨关节炎。如果技术上可行，这些骨折碎片应尽可能复位

固定。手术入路应根据术前 CT 所确定的骨折位置进行选择，克氏针可用于切开复位后的临时固定。最终的骨折块固定方式取决于骨块大小和手术医生的选择。在较大的骨块中，自关节外置入拉力螺钉是一种选择[36]。然而，大多数骨折需要从关节内固定。内固定可选择埋头加压螺钉[37]、无头自加压螺钉[38]及生物可吸收针和螺钉[39]。尚未有随机对照研究比较上述固定方法，但有研究表明所有这些固定方法预后结果相似。只有一项研究中使用带垫圈的 3 mm 空心螺钉，由于螺钉和垫圈之间的分离，导致失败率很高[29]。

若在承重区的骨折块无法解剖复位，尤其对老年患者，半髋和全髋关节置换亦是一种治疗选择[40]，这使得患者可早期康复锻炼且没有继发并发症的风险，如缺血性坏死和创伤性骨关节炎。

11.5.2.2 Pipkin III 型

这种罕见的骨折类型必须急诊手术治疗，以便更好地复位和固定股骨颈和头，获得满意的疗效。股骨颈内固定和髋关节复位可采用 Watson-Jones 入路，或外科医生擅长的手术入路。切开复位降低了血管损伤的风险[7]。如果使用 Watson-Jones 入路，则该入路可在某些位置骨折的情况下作为股骨头骨折的入路。股骨头是否需要手术固定取决于骨折块的大小和复位后的位置。原则上，上述标准同样适用（详见 11.4.2）。小于 2 mm 的骨折，位于非负重

表 11.1　与 Pipkin 分型相关的治疗方案选择

Pipkin 分型	保守治疗	手术治疗	入路选择
I	适用	• 骨块切除 • 内固定 • 关节置换	推荐前方入路，但需视骨折情况而定
II	视情况而定	• 内固定 • 骨块切除 • 关节置换	推荐前方入路，但需视骨折情况而定
III	不适用	• 颈部切开复位内固定 • 股骨头内固定 • 骨块切除 • 不处理股骨头 [a] • 关节置换	前外侧 / 前方入路
IV	适用	• 髋臼内固定 • 股骨头内固定 • 骨块切除 • 关节置换	后方入路 / 髋关节脱位入路 前方入路 Smith-Petersen 延长入路

注：[a] 若可闭合复位，残存骨折移位 <2 mm，骨折位于非负重区，则可行股骨头保守治疗。

区，髋关节运动范围接近正常，则不予手术治疗。一期半髋或全髋关节置换术可作为老年患者和股骨颈骨折移位较大患者的治疗选择[41]。

11.5.2.3 Pipkin Ⅳ型

此类骨折的治疗和手术入路取决于髋臼骨折的位置和严重程度。类似于 Pipkin Ⅰ 型骨折，骨折块较小或复位良好，没有嵌顿，可以保守治疗。对较大和移位的骨块应选择内固定治疗，尤其是年轻患者。最常见的髋臼后壁骨折可以通过 Kocher-Langenbeck 入路治疗，也可以根据股骨头碎片的位置采用前方入路，或者通过髋关节脱位技术治疗。这已经被证明可以改善 Pipkin Ⅳ 型骨折的预后[16]。Pipkin Ⅳ 型骨折伴髋臼前部受累，可通过髂腹股沟入路或 Stoppa 入路加 Smith-Petersen 延长入路进行治疗[22]。半髋或全髋关节置换的适应证与前文所述的 Pipkin Ⅰ ~ Ⅲ型骨折相同。

11.5.3 预后

11.5.3.1 术后护理

无论是手术治疗还是非手术治疗，有研究表明，如髋关节稳定，那么早期活动的预后优于或等于绝对卧床静养的预后[9, 30]。因此，建议 6 周内使用拐杖进行 20% 体重部分负重的早期功能治疗。术后第 1 天，可通过持续被动运动（continuous passive motion，CPM）装置辅助早期活动。尤其是髋臼后脱位应避免屈曲 70° ~90°，以减轻髋臼后缘结构薄弱部位的负荷。对正确的术后康复行为进行仔细、反复的康复指导，使用辅助手段，如楔形靠垫等。如果 6 周后出现骨折愈合的影像学表现，则应开始逐步增加辅助负重和低冲击训练。一般在 3 个月后达到完全负重。

11.5.3.2 并发症

髋关节后脱位最常见的早期并发症是坐骨神经损伤（图 11.5）。这种损伤见于 20% 的股骨头骨折脱位中。神经损伤可能是由于神经卡压在股骨头或骨折碎片和坐骨之间，也可能是间接牵拉所致[42]。多数情况下，神经损伤是由骨折碎片直接压迫造成的。坐骨神经最常见的损伤部位是腓神经纤维，因为腓神经纤维最容易受到缺血性损伤，而且由于腓骨头周围的软组织较固定，其拉伸弹性较小[43]。因此，早期髋关节复位是减轻神经张力最重要的方法。Letournel 等研究表明，在所有有症状的坐骨神经损伤患者中，超过 2/3 的患者没有肉眼可见的神经损伤[44]。大约 70% 的患者可部分或全部恢复[45]。

在一篇 2009 年的荟萃分析中，Giannoudis 等报道股骨颈骨折的术后感染率为 3.2%[7]，骨折后最常见的三种远期并发症是股骨头坏死（11.8%）、异位骨化（16.8%）和创伤后骨关节炎（20%）。

股骨头缺血性坏死通常发生在股骨头骨折后 2 年内。MRI 发现早期的缺血性坏死改变。常见的征象是水肿、波浪线、低信号线脂肪中心、双线征象，后期是骨软骨碎裂。股骨头血供破坏被认为是骨坏死的主要危险因素[46]。因此，早期复位髋关节脱位是降低这种风险的关键因素。然而，有研究表明，早期出现骨坏死是多因素作用的结果，其中一个主要的危险因素是外伤及复位造成的直接骨软骨损伤[17]。因此，必须避免重复多次的闭合复位操作。目前的研究还表明，如果闭孔外肌受到损伤，旋股内侧动脉也可能受到损伤。以前的研究表明，前路手术可能会损害血管完整性[17]；然而，新的研究已经否认了这一观点[33]。

第二个常见的远期并发症是异位骨化（图 11.6），有作者在多达 80% 的病例中发现异位骨

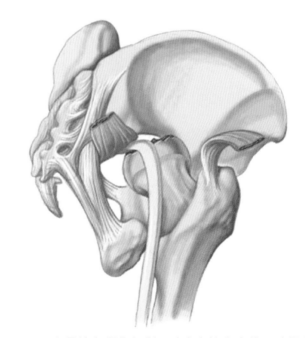

图 11.5 坐骨神经损伤机制：过度牵拉和直接压迫损伤（经允许引自 Haas, NorbertP., and Christian Krettek, eds. Tscherne Unfallchirurgie：Hüfte und Oberschenkel. Springer-Verlag, 2011）。

化[47]。与此相关的危险因素包括：明显的肌肉损伤、创伤性脑损伤和软组织保护不足。此外，骨折类型需要较大的手术入路和较长的手术时间，似乎可引起更严重的异位骨化。有研究报道，前方入路异位骨化的发生率更高，可能是由于在该入路中需大量剥离髂骨附着的肌肉[22]，但确切机制仍然未知。预防异位骨化，可口服非甾体抗炎药或放疗。然而，放疗实施难度较大，尤其是对于多发伤、血流动力学不稳定的患者，因为放疗必须在术前或术后 1 小时内立即进行。常用的非甾体抗炎药方案是术后 6 周内口服吲哚美辛 50 mg，每天 2 次，或 25 mg，每天 3 次，可以有效降低严重异位骨化的风险[46]。还有研究表明，长期服用非甾体抗炎药可能影响骨折愈合[48]。因此，新的观点认为这种预防方案仅在伴随广泛的肌肉损伤、创伤性脑损伤，或长时间机械通气的情况下使用[22]。

迄今为止，伴有或不伴有骨折的髋关节脱位后最常见的并发症是创伤后骨关节炎。创伤后骨关节炎的发生与初始创伤的严重程度[49]、关节软骨的直接损伤量[50]和术后关节面平整度[51]有关。因此，不同骨折类型的骨关节炎发生的风险是不同的：虽然几乎所有的 Pipkin Ⅲ 型骨折或前脱位患者都出现了不同程度的骨关节炎，但只有约 50% 的 Pipkin Ⅰ、Ⅱ 或 Ⅳ 型骨折患者出现了这种并发症[14, 46]。

11.6 预后

由于发病率低，文献报道多为个案，病例数不多，治疗方案不同，随访不均一，结果测量不标准，分类系统不同，从而限制了报告结果的可比性。在最早的一项大型研究中，Thompson 和 Epstein 报道了在股骨头骨折患者中，良好结果 <10%[5]。在这篇文章中，他们介绍了一种评分方法，包括大体影像学表现、疼痛、活动范围和行走能力在内的临床结果。在优良的结果中，仅允许出现微量的关节间隙狭窄和骨赘形成，且无痛状态下至少达到 75% 的正常髋关节活动范围（表 11.2）。

此评分表是目前文献中最常用的评分，在更大的文献综述中被用来对结果进行分析，研究表明，与早期治疗结果相比，在临床和影像学方面有所改善。中期随访研究（平均 33 个月的随访）且病例数目足够（>30 名患者），在 55% 以上的患者中显示出良好和优秀的预后[30, 33]。这些数据得到了证

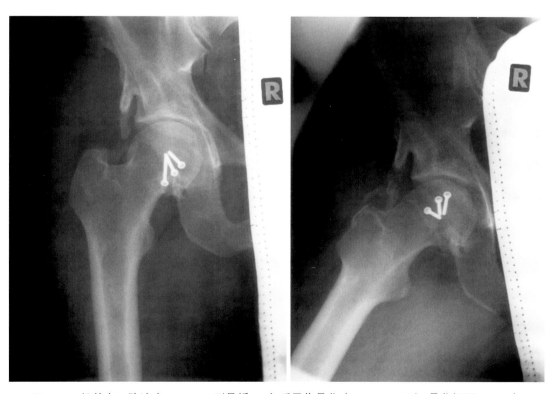

图 11.6　经前方入路治疗 Pipkin Ⅱ 型骨折 10 年后异位骨化（Brooker Ⅲ 型；骨化间距 <1 cm）。

实[7, 52]，随着骨折类型的增加（Pipkin Ⅰ～Ⅳ型），不良预后的发生率增加。在手术治疗的骨折中，没有明显的好转趋势，但是有限的数据表明保守治疗的 Pipkin Ⅰ型骨折有更好的疗效。前方入路、后方入路和髋关节脱位入路的疗效差异无统计学意义。髋关节脱位入路出现异位骨化风险增加，而后路手术有更高的股骨头缺血性坏死发生率。由于具有更好的预后和更少的并发症，一些作者倾向于选择前路手术[22]。然而应注意的是，手术入路的选择主要取决于骨折类型。有趣的是，只有一项研究使用了

以患者为中心的有效健康状况调查（SF-12）来量化股骨头骨折后的预后[29]，该研究显示：SF-12 评分与手术时间、手术入路或治疗方法之间没有关系，其原因可能是患者数量过少（n=17）。

在未来的研究中，需要使用可验证的、可比较的评分标准（Thompson-Epstein 评分、Merle d'Aubigne and Postel 评分、髋关节 Harris 评分、SF-35、EQ 5d）与多中心研究相结合，增加样本量，进行正确的统计分析，从而正确地评估治疗结果。

表 11.2　Thompson-Epstein 预后评分表 [5]

影像学评分	
优（正常）	良（微小改变）
1. 股骨头与髋臼关系正常 2. 正常关节软骨间隙 3. 股骨头正常密度 4. 无骨刺形成 5. 关节囊无钙化	1. 股骨头与髋臼关系正常 2. 关节间隙轻度狭窄 3. 轻度的股骨头软化 4. 轻度骨刺形成 5. 轻度关节囊钙化
中（中度改变）	差（严重损伤）
1. 股骨头与髋臼关系正常 以下 1 项或多项： 1. 关节间隙中度狭窄 2. 股骨头变形、硬化及密度降低 3. 中度的骨刺形成 4. 中至重度关节囊钙化 5. 股骨头软骨下皮质塌陷	1. 关节间隙消失 2. 股骨头密度增高 3. 软骨下骨囊肿形成 4. 新月征形成 5. 股骨头畸形 6. 大量骨刺形成 7. 髋臼硬化
临床评分	
优	良
1. 无痛 2. 关节活动范围正常 3. 无跛行 4. 影像学无进一步改变	1. 无痛 2. 关节可自由活动（75% 正常范围） 3. 轻度跛行 4. 微小影像学改变
中（以下 1 项或多项）	差（以下 1 项或多项）
1. 疼痛但无残疾 2. 轻度活动限制，无内收畸形 3. 中度跛行 4. 中重度影像学改变	1. 致残性疼痛 2. 明显活动受限或内收畸形 3. 髋关节再次脱位 4. 严重的影像学改变

· 参 · 考 · 文 · 献 ·

[1] Birkett J. Description of a dislocation of the head of the femur, complicated with its fracture; with remarks. Med Chir Trans. 1869;52:133–8.

[2] Duquennoy A, Decoulx J, Capron JC, Torabi DJ. Les luxations traumatiques de la hanche avec fracture de la tête fémorale. À propos de 28 observations. Rev Chir Orthop. 1975;61:209–19.

[3] Yang RS, Tsuang YH, Hang YS, Liu TK. Traumatic dislocation of the hip. Clin Orthop Relat Res. 1991;265:218–27.

[4] DeLee JC, Evans JA, Thomas J. Anterior dislocation of the hip and associated femoral-head fractures. J Bone Joint Surg Am. 1980;62(6):960–4.

[5] Thompson VP, Epstein HC. Traumatic dislocation of the hip; a survey of two hundred and four cases covering a period of twenty-one years. J Bone Joint Surg Am. 1951;33-A(3):746–78; passim.

[6] Yoon PW, Jeong HS, Yoo JJ, Koo KH, Yoon KS, Kim HJ. Femoral head fracture without dislocation by low-energy trauma in a young adult. Clin Orthop Surg. 2011;3(4):336–41. https://doi.org/10.4055/cios.2011.3.4.336.

[7] Giannoudis PV, Kontakis G, Christoforakis Z, Akula M, Tosounidis T, Koutras C. Management, complications and clinical results of femoral head fractures. Injury. 2009;40(12):1245–51. https://doi. org/10.1016/j.injury.2009.10.024.

[8] Goulet JA, Levin PE. Hip dislocations. In: Skeletal trauma: basic science, management, and reconstruction, vol. 3. Philadelphia: Saunders; 2003. p. 1657–69.

[9] Lang-Stevenson A, Getty CJ. The Pipkin fracture-dislocation of the hip. Injury. 1987;18(4):264–9.

[10] Brumback RJ, Holt ES, McBride MS, Poka A, Bathon GH, Burgess AR. Acetabular depression fracture accompanying posterior fracture dislocation of the hip. J Orthop Trauma. 1990;4(1):42–8.

[11] Moed BR, Maxey JW. Evaluation of fractures of the femoral head using the CT-directed pelvic oblique radiograph. Clin Orthop Relat Res. 1993;296:161–7.

[12] Henle P, Kloen P, Siebenrock KA. Femoral head injuries: which treatment strategy can be recommended? Injury. 2007;38(4):478–88. https://doi.org/10.1016/j. injury.2007.01.023.

[13] Pipkin G. Treatment of grade IV fracture-dislocation of the hip. J Bone Joint Surg Am. 1957;39-A(5):1027–42; passim.

[14] Brumback RJ, Kenzora JE, Levitt LE, Burgess AR, Poka A. Fractures of the femoral head. Hip. 1987;1987:181–206.

[15] Prokop A, Helling HJ, Hahn U, Udomkaewkanjana C, Rehm KE. Biodegradable implants for Pipkin fractures. Clin Orthop Relat Res. 2005;432:226–33.

[16] Solberg BD, Moon CN, Franco DP. Use of a trochanteric flip osteotomy improves outcomes in Pipkin IV fractures. Clin Orthop Relat Res. 2009;467(4):929–33. https://doi.org/10.1007/s11999-008-0505-z.

[17] Epstein HC, Wiss DA, Cozen L. Posterior fracture dislocation of the hip with fractures of the femoral head. Clin Orthop Relat Res. 1985;201:9–17.

[18] Hougaard K, Thomsen PB. Traumatic posterior dislocation of the hip--prognostic factors influencing the incidence of avascular necrosis of the femoral head. Arch Orthop Trauma Surg. 1986;106(1):32–5.

[19] Schweikert CH, Weigand H. Hüftkopfkalottenfrakturen. Hefte Unfallheilkd. 1979;140:188–200.

[20] Schiedel F, Rieger H, Joosten U, Meffert R. Wenn die Hüfte nicht "nur" luxiert. Unfallchirurg. 2006;109(7):538–44.

[21] Epstein HC. Posterior fracture-dislocations of the hip; long-term follow-up. J Bone Joint Surg Am. 1974;56(6):1103–27.

[22] Droll KP, Broekhuyse H, O'Brien P. Fracture of the femoral head. J Am Acad Orthop Surg. 2007;15(12):716–27.

[23] Swiontkowski MF, Thorpe M, Seiler JG, Hansen ST. Operative management of displaced femoral head fractures: case-matched comparison of anterior versus posterior approaches for Pipkin I and Pipkin II fractures. J Orthop Trauma. 1992;6(4):437–42.

[24] Thannheimer A, Gutsfeld P, Buhren V. Current therapy options for fractures of the femoral head. Chirurg. 2009;80(12):1140–6. https://doi.org/10.1007/s00104-009-1738-4.

[25] Pape HC, Rice J, Wolfram K, Gansslen A, Pohlemann T, Krettek C. Hip dislocation in patients with multiple injuries. A follow-up investigation. Clin Orthop Relat Res. 2000;377:99–105.

[26] Harrison MH, Schajowicz F, Trueta J. Osteoarthritis of the hip: a study of the nature and evolution of the disease. J Bone Joint Surg. 1953;35-B(4):598–626.

[27] Gautier E, Ganz K, Krugel N, Gill T, Ganz R. Anatomy of the medial femoral circumflex artery and its surgical implications. J Bone Joint Surg. 2000;82(5):679–83.

[28] Gojda J, Bartonicek J. The retinacula of Weitbrecht in the adult hip. Surg Radiol Anat. 2012;34(1):31–8. https://doi.org/10.1007/s00276-011-0829-3.

[29] Stannard JP, Harris HW, Volgas DA, Alonso JE. Functional outcome of patients with femoral head fractures associated with hip dislocations. Clin Orthop Relat Res. 2000;377:44–56.

[30] Kloen P, Siebenrock KA, Raaymakers ELFB, Marti RK, Ganz R. Femoral head fractures revisited. Eur J Trauma. 2002;28(4):221–33.

[31] McKee MD, Garay ME, Schemitsch EH, Kreder HJ, Stephen DJ. Irreducible fracture-dislocation of the hip: a severe injury with a poor prognosis. J Orthop Trauma. 1998;12(4):223–9.

[32] Ganz R, Gill TJ, Gautier E, Ganz K, Krugel N, Berlemann U. Surgical dislocation of the adult hip a technique with full access to the femoral head and acetabulum without the risk of avascular necrosis. J Bone Joint Surg. 2001;83(8):1119–24.

[33] Marchetti ME, Steinberg GG, Coumas JM. Intermediate-term experience of Pipkin fracture-dislocations of the hip. J Orthop Trauma. 1996;10(7):455–61.

[34] Holmes WJ, Solberg B, Bay BK, Laubach JE, Olson SA. Biomechanical consequences of excision of displaced Pipkin femoral head fractures. J Orthop Trauma. 2000;14(2):149–50.

[35] Chen ZW, Lin B, Zhai WL, Guo ZM, Liang Z, Zheng JP, et al. Conservative versus surgical management of Pipkin type I fractures associated with posterior dislocation of the hip: a randomised controlled trial. Int Orthop. 2011;35(7):1077–81. https://doi.org/10.1007/s00264-010-1087-4.

[36] Mostafa MM. Femoral head fractures. Int Orthop. 2001;25(1):51–4.

[37] Ross JR, Gardner MJ. Femoral head fractures. Curr Rev Musculoskelet Med. 2012;5(3):199–205. https://doi.org/10.1007/s12178-012-9129-8.

[38] Murray P, McGee HM, Mulvihill N. Fixation of femoral head fractures using the Herbert screw. Injury. 1988;19(3):220–1.

[39] Jukkala-Partio K, Partio EK, Hirvensalo E, Rokkanen P.

Absorbable fixation of femoral head fractures. A prospective study of six cases. Ann Chir Gynaecol. 1998;87(1):44–8.

[40] Roeder LF Jr, DeLee JC. Femoral head fractures associated with posterior hip dislocation. Clin Orthop Relat Res. 1980; 147:121–30.

[41] Kozin SH, Kolessar DJ, Guanche CA, Marmar EC. Bilateral femoral head fracture with posterior hip dislocation. Orthop Rev. 1994;Suppl:20–4.

[42] Rehm KE. Acetabulumfrakturen–posttraumatische und postoperative Nervenschäden. Hefte Unfallheilkd. 1985; 174:472–6.

[43] Trojan E. Gefäß-und Nervenverletzungen bei Frakturen und luxationen im Beckenbereich. Hefte Unfallheilkd. 1979; 140:44–8.

[44] Letournel E, Judet R. Fractures of the acetabulum (Translated and edited by Elson RA). Berlin: Springer; 1981.

[45] Cornwall R, Radomisli TE. Nerve injury in traumatic dislocation of the hip. Clin Orthop Relat Res. 2000;377:84–91.

[46] Hougaard K, Thomsen PB. Traumatic posterior fracture-dislocation of the hip with fracture of the femoral head or neck, or both. J Bone Joint Surg Am. 1988;70(2):233–9.

[47] Schwarzkopf SR, Dreinhofer KE, Haas NP, Tscherne H. Isolated hip dislocation of traumatic origin. Unfallchirurg. 1996;99(3):168–74.

[48] Burd TA, Hughes MS, Anglen JO. Heterotopic ossification prophylaxis with indomethacin increases the risk of long-bone nonunion. J Bone Joint Surg. 2003;85(5):700–5.

[49] Upadhyay SS, Moulton A. The long-term results of traumatic posterior dislocation of the hip. J Bone Joint Surg. 1981; 63B(4):548–51.

[50] Borrelli J Jr. Chondrocyte apoptosis and posttraumatic arthrosis. J Orthop Trauma. 2006;20(10):726–31. https://doi.org/10.1097/01.bot.0000249882.77629.5c.

[51] Bhandari M, Matta J, Ferguson T, Matthys G. Predictors of clinical and radiological outcome in patients with fractures of the acetabulum and concomitant posterior dislocation of the hip. J Bone Joint Surg. 2006;88(12):1618–24. https://doi.org/10.1302/0301-620X.88B12.17309.

[52] Akula M, Giannoudis P, Gopal S, Pagoti R. Pipkin fractures–clinical outcomes. J Bone Joint Surg Br. 2010;92(SUPP IV):543.

12

股骨颈骨折

Govind S. Chauhan, Mehool Acharya, and Tim J. S. Chesser
马志坚　译

摘　要

　　股骨近端骨折通常被称作髋部骨折，对于任何年龄来说都是灾难性的损伤，伴有较高死亡率，对患肢功能影响显著。这类疾病可分为囊内骨折（也称为头下型骨折）和囊外骨折。囊外骨折可以进一步分为基底型、转子间和转子下骨折。本章我们将讨论囊内骨折（头下型骨折）的流行病学、病情评估、分型、治疗和预后。

关键词

　　囊内股骨颈骨折，Garden，Pauwels，内固定，半髋关节置换，全髋关节置换，关节成形术

12.1 损伤机制和流行病学

12.1.1 损伤机制

　　绝大多数髋部骨折发生在骨质疏松的老年人中，为低能量损伤。这类损伤被称为"脆性骨折"，通常由跌倒引起。由于骨质量差、合并症、药物副作用、活动量少、平衡和协调功能减退等多种因素，老年人很容易跌倒[1, 2]。股骨颈骨折通常由摔倒时大转子侧方直接着地导致，也会由脚部固定而近端旋转引起。一部分低能量髋部骨折在发生之前就已经存在股骨颈病理性改变，这部分病理性骨折

将在第 13 章讨论。

　　造成骨量正常的股骨颈骨折需要很大的暴力。此类患者遭遇了高能量损伤，例如车祸伤或高坠伤。骨折发生时，髋部通常处于外展位，承受了轴向应力。如果撞击发生时髋部处于内收屈曲位，更常发生的损伤是髋关节脱位。年轻人中发生的这类高能量损伤，治疗原则与老年人不同。这部分内容会在后面的章节讨论。

12.1.2 流行病学

　　随着医疗进步、营养和生活质量的提高，全世界范围内人口寿命得以延长，更多的人患有包括骨质疏松在内的老年性疾病。这导致了髋部骨折发生率逐年上升。1990 年，大约有 166 万例髋部骨折。到 2050 年，这个数字预计会增加至 600 万。其中超过一半将发生在亚洲[3]。当前，西方世界的髋部骨折发生率在 1/1 000 上下，但各项研究的调查结果不尽相同，各个国家的发病率也不一样[4]。

G. S. Chauhan
The Knowledge Hub, The Royal Orthopaedic
Hospital, Birmingham, UK

M. Acharya · T. J. S. Chesser (✉)
Department of Trauma and Orthopaedics, Brunel
Building, Southmead Hospital, Bristol, UK
e-mail: tim.chesser@nbt.nhs.uk

12.1.3 风险因素

股骨颈骨折最主要的风险因素是跌倒和骨质疏松。随着年龄增长，它们的权重越来越高[5]。股骨颈骨折中 25% 的患者以前就已经发生过脆性骨折[6]。女性发生髋部骨折的风险比男性更高，占了患者总数的 75% 以上。1/3 的髋部骨折患者表现出了明显的认知障碍[7]。其他与髋部骨折紧密相关的风险因素还包括较低的社会经济地位、心血管疾病、肾脏疾病、糖尿病和多重用药。这些老年人较差的基础状况增加了治疗的复杂性。

12.2 临床和放射学评估

12.2.1 临床评估：低能量创伤

低能量跌倒所致的髋部骨折患者会主诉髋部疼痛以及活动受限。如果骨折发生移位，查体则会发现患肢外旋短缩畸形。髋部不一定出现青紫，尤其是囊内骨折。由于血肿聚集在关节囊内，局部皮肤不会表现出瘀青。很多时候对患有认知障碍的老年人进行精确临床评估是比较困难的，接诊医生需要放宽 X 线检查的指征。拍摄前后位片和侧位片，其中任何一张 X 线片上的移位情况都会对治疗产生影响[2]。初次 X 线筛查中有 5%~10% 的隐性骨折会被漏诊。任何跌倒的老年人，当伤侧负重时疼痛而初次 X 线检查却为阴性时，都需要行进一步的影像学检查。尽管 CT 检查更容易进行，但 MRI 仍然被认为是"金标准"[8, 9]。为避免延误手术时机，MRI 应该在患者入院后 24 小时内完成[2]。

在评估低能量创伤老年患者病情时，一个关键点是明确摔倒的原因。紧急医疗事件，如心肌梗死、脓毒血症、休克等，应当得到及时恰当的处理。正如一份详尽的过去史一样，医生需要对患者进行全面系统的体格检查。众所周知，老年人跌倒是多因素共同作用的结果。这些因素在患者入院时应当进行处理。对患者是否处于脱水状态的早期评估也至关重要，因为一部分患者在获得救助之前可能已经在地上躺了很长时间。接诊医生还必须关注患者其他合并损伤，特别是骨质疏松相关骨折，例如常见的桡骨远端骨折或肱骨近端骨折。

很多科室都开展了快速通道服务，患者获得快速放射学诊断和早期医疗处置，使手术治疗得以及早进行[7]。患者入院时应当进行恰当的检查来及时改善身体状态，以确保手术治疗不因为贫血、容量不足、电解质紊乱、可纠正的心律失常、未控制的糖尿病、未控制的心力衰竭、急性肺部感染、慢性胸部疾病恶化而耽误。所有单位都应该有抗凝血药的解救预案。尤其不应该因为抗血小板药物而使手术延迟[2]。如何平衡尽早手术和充分改善患者状况，是必须考虑的问题。一方面，手术延迟所带来的持续疼痛和长时间不能负重，会导致诸如压疮、呼吸道感染和血栓等与不活动有关的并发症；而另一方面，患者状况改善不充分会使患者处于围手术期并发症的风险中。迄今为止，仍然缺乏关于手术时机影响的有效证据；但是，也没有研究表明延迟手术会对患者带来益处[2]。早期手术已经表现出可以降低死亡率、减轻疼痛、缩短住院时间和减少严重并发症。急诊医生、老年骨科专科医生和麻醉医生越来越多地进入到围手术期处理中，协助治疗那些复杂而且数量众多的合并症。如果可能，手术最好在受伤当天或伤后 1 天尽早进行。

结构化的多学科合作和临床路径在显示出显著降低死亡率和改善患者结局的同时，还减少了并发症和住院时间。

12.2.2 临床评估：高能量损伤

对于高能量损伤患者的评估明显区别于前述老年人低能量损伤。对这类患者的初始评估要以救治生命为原则，在创伤小组的协助下完成[10]。

一旦复苏成功，患者病情稳定后，骨外科医生应及时对髋部伤情进行评估。对患肢血管、神经状态进行准确的检查和记录是非常重要的。坐骨神经的运动、感觉功能应该分别对胫神经和腓总神经进行检查。如今，CT 已成为创伤初始评估的常规检查内容，使我们能够更好地理解骨折情况。

对高能量损伤股骨干骨折的患者进行股骨颈影像学检查也是很重要的，因为超过 6% 的这类患者合并有同侧股骨颈骨折[11]。

12.3 分型

股骨颈骨折有很多个分型系统。无论哪个系

统，最重要的都是区分囊内骨折和囊外骨折、移位和非移位（图 12.1）。

来自返支的血供对股骨头来说至关重要。支持带动脉在股骨颈基底自旋股内动脉发出后，在"11点"位置进入股骨头为其提供血供[13]。除此之外，关节囊内股骨颈还有部分骨松质和薄层骨膜。移位的囊内股骨颈骨折极有可能损伤股骨头的血供，由此造成股骨头缺血性坏死。囊内股骨颈骨折还有很高的概率发生骨不连和畸形愈合。

常用的骨折分型有 Garden 分型、Pauwels 分型和 AO/OTA 分型。所有这些分型都有其固有缺点。把股骨颈骨折简单地分为"移位型"和"非移位型"将有助于手术决策和判断预后。

12.3.1 Garden 分型（囊内骨折）

由英国骨科医生 Robert Symon Garden 创立的 Garden 分型[14]是一种被广泛使用的股骨颈骨折分型系统。这一系统依据前后位 X 线片上骨折是否完全以及是否移位进行分型。Garden 分型对制订治疗策略很有帮助，但它也存在不考虑侧位片表现和骨骼质量的不足（图 12.2）。

- 1 型：不完全骨折，外翻嵌顿。
- 2 型：完全骨折，无移位。
- 3 型：完全骨折，部分移位。
- 4 型：完全骨折，完全移位。

12.3.2 囊内骨折：Pauwels 分型

Pauwels 分型[16, 17]是一种基于生物力学的囊内股骨颈骨折分型系统。它基于前后位 X 线片上骨折线与水平线间的夹角，把囊内股骨颈骨折分为 3 型。这个分型系统由德国骨外科医生 Friedrich Pauwels 于 1935 年用德文提出，1976 年用英文重新刊印。随着时间流逝，对于 Pauwels 3 型的错误解读已经在众多高引用率的出版物中反复出现[18]。Pauwels 角由骨折远端的骨折线和水平线相交而成，以此来判断压缩力所造成的剪切力大小。Pauwels 分型如下所述（图 12.3）。

- 1 型：Pauwels 角 <30°。
- 2 型：Pauwels 角介于 30° ~50°。
- 3 型：Pauwels 角 >50°。

Pauwels 1 型骨折，力量跨过骨折线起到加压作用。2 型骨折，力量有一部分转化为剪切力，对

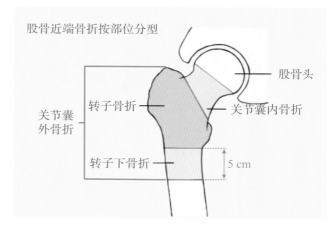

图 12.1　基于发生部位的股骨近端骨折分型（经允许引自 Elsevier[12]）。

骨折愈合起到负面作用。3 型骨折，剪切力非常明显，造成内翻塌陷和骨折移位。和 Garden 分型一样，Pauwels 也没有考虑侧位片表现和骨骼质量。

12.3.3 AO/OTA 分型

国际内固定研究学会（Arbeitsgemeinschaft für Osteosynthesefragen，AO）/创伤骨科学会（Orthopaedic Trauma Association，OTA）有包括髋部骨折在内的一整套骨折分型系统。髋部骨折编号位 31（3= 股骨，1= 近端）。AO/OTA 分型在 2018 年更新，囊内股骨颈骨折编号为 31-B，其中进一步分为如下 7 个亚型[20]（图 12.4）。

- 31-B1：囊内轻微移位骨折。
- 31-B1.1：外翻嵌插骨折。
- 31-B1.2：无移位骨折。
- 31-B1.3：移位骨折。
- 31-B2：经股骨颈骨折。
- 31-B2.1：简单骨折。
- 31-B2.2：粉碎骨折。
- 31-B2.3：剪切骨折。
- 31-B3：股骨颈基底骨折。

以上三种分型系统都存在观察者间和观察者内信度不高的不足。这可能是存在骨折块旋转和重叠的缘故，导致观察者无法准确测量骨折线与水平线所成的角度。很多外科医生倾向于简单地把骨折分为移位型和非移位型，但问题是大家对如何定义囊内"移位"型骨折并没有达成共识[21, 22]。文献中使用最广泛的分型系统是 Garden 分型。

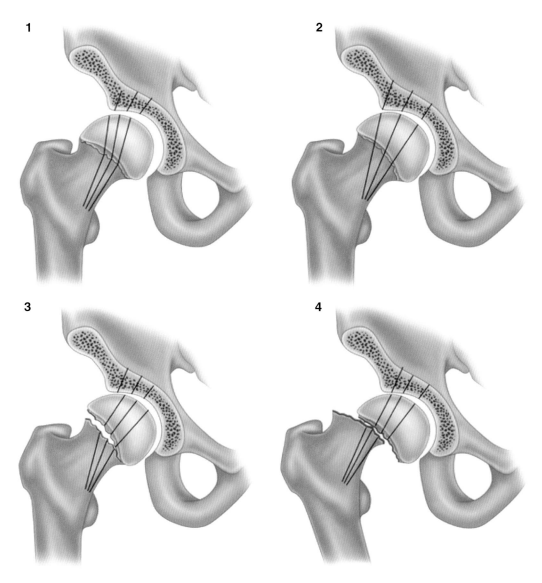

图 12.2 　Garden 分型（经允许引自 Springer[15]）。

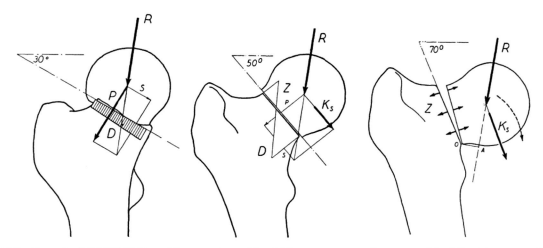

图 12.3 　Pauwels 分型原始图示。1 型：< 30°；2 型：介于 30°~50°；3 型：> 50°（经允许引自 Springer[19]）。

分组：股骨，近端，股骨颈，**头下骨折** 31B1

亚组：
外展嵌插型骨折
31B1.1

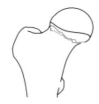

非移位型骨折
31B1.2

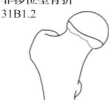

移位型骨折
31B1.3

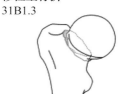

分组：股骨，近端，股骨颈，**经颈骨折** 31B2

亚组：
简单骨折
31B2.1

粉碎骨折
31B2.2

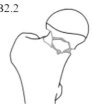

剪切骨折
31B2.3

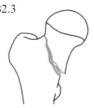

分组：股骨，近端，股骨颈，**基底骨折** 31B3

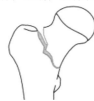

图 12.4　AO/OTA 分型：31-B（经允许引自 Wolters Kluwer Health, Inc.[20]）。

12.4 保守治疗

12.4.1 初始治疗

一旦怀疑患者发生了髋部骨折，必须对其进行镇痛治疗，但这项基础的治疗措施经常会被忽略。尤其对那些患有认知障碍的患者，由于无法表达疼痛，更是如此。大部分髋部骨折患者需用阿片类药物镇痛，口服、肌内注射或静脉注射。使用这类药物时应当注意避免潜在的并发症，如呼吸抑制和谵妄。诊断明确后，还可以辅以髂筋膜神经阻滞或股神经阻滞来强化镇痛[2]。

12.4.2 非手术确定性治疗

很明显，把非手术治疗作为髋部骨折的确定性治疗仅适用于不足 2% 的极少数患者[7]。它只适合

那些预期寿命不超过 24 小时，手术风险极高，即使不疼痛也不能走动的患者，或延迟就诊骨折已部分愈合的患者。对于那些疾病终末期的患者，只要手术有利于患者缓解疼痛、方便护理、改善活动、提高生活质量，也应该考虑进行手术治疗，即使这些效果只是暂时的[2]。

12.5 手术治疗

高能量损伤和低能量损伤髋部骨折手术治疗的目的并不相同。这一点在进行患者评估和制订手术计划时必须进行考虑。

对于高能量损伤的年轻髋部骨折患者，治疗的目的是要尽可能地挽救股骨头。这类患者通常能够耐受严格的制动时间直至骨折愈合。

对于低能量损伤的老年髋部骨折患者，基本的

治疗目标是尽早恢复患者的活动能力。应该对这类患者进行单次确定性手术来恢复他们的无限制负重活动能力[2]。

无论采用哪种手术入路，关键的步骤是骨折复位。精确的复位将有利于恢复髋关节生物力学，促进骨折愈合，分散受力，避免内固定承受过度的应力。

12.5.1 非移位头下型骨折

非移位头下型骨折通常进行内固定治疗。不同外科医生对于"非移位"的判断有所不同。尽管目前缺乏证据支持，但明显倾斜和成角的塌陷骨折，呈现出越来越多进行关节置换的趋势。外科医生最常使用的两种内固定方式分别是空心螺钉固定和动力髋螺钉固定。近年来，更多的角稳定内固定物被投入使用。但有关这些内固定物与传统空

心螺钉和动力髋螺钉对比的报道并不多[23-25]。最近有一宗涉及 1 108 例低能量损伤股骨颈骨折的大型随机试验。该试验将患者随机分配为动力髋螺钉内固定组和空心螺钉内固定组。结果显示，动力髋螺钉组再手术率为 19.7%（107/542），空心螺钉组为 21.8%（117/537），两组患者的差异无统计学意义（P=0.18）；两组患者 2 年内生存质量的各项指标也没有不同[26]。这样的结果表明，动力髋螺钉和空心螺钉都可以用于低能量损伤股骨颈骨折（图 12.5 和图 12.6）。

手术体位可以选择仰卧位或侧卧位。仰卧位时，小心地把患者安置在手术牵引床上，健肢外展固定。要记住骨折是非移位型的，不应该对患肢施加牵引力，在患者转运过程中也要格外仔细，避免骨折发生移位。手术也可以在侧卧位进行，同样要注意避免骨折发生移位。

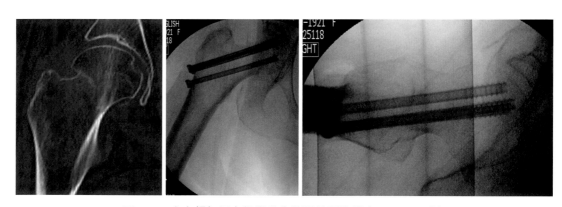

图 12.5 空心螺钉固定轻微移位的股骨颈骨折（Garden 1 型）。

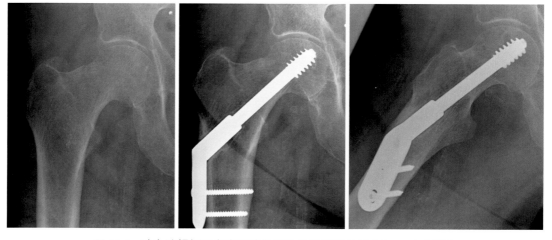

图 12.6 动力髋螺钉固定内翻成角移位的股骨颈骨折（Pauwels 3 型）。

非移位型骨折接受了内固定后，再次手术率不一而足，文献报道为 4%~19%。造成再次手术最常见的原因是骨不连（0.7%~11%）、股骨头缺血性坏死（2.5%~10.8%）、内植物激惹导致的局部疼痛（1.3%~5%）和内植物周围骨折（0.3%~1.7%）[27-33]。

12.5.2 老年人移位型囊内股骨颈骨折

同关节置换（0%~16%）相比，对移位型囊内股骨颈骨折进行内固定有更高的再次手术率（14%~53%）[33-37]，术后并发症也比较多。文献报道骨不连发生率 10%~38%，股骨头缺血性坏死发生率 0%~19%，局部疼痛发生率 4%~6%[35, 36, 38]。一些研究表明，关节置换较内固定可以获得更好的功能恢复和更少的疼痛体验[37-39]。

基于与此相关的 1 级证据和荟萃分析，大多数指南都推荐对老年人移位型囊内股骨颈骨折进行关节置换[34, 35]。

尽管如此，内固定仍然具有手术时间短、出血少、深部感染发生率低的优点[35]。

对于老年人这一脆弱群体来说，治疗的目的是避免并发症。进行关节置换时，前外侧入路较后侧入路术后关节脱位的发生率更低，因此被推荐给了英国外科医生[2]。另外一个可选择的手术入路是前方入路。单极头和双极头都是被推荐的股骨头假体。由于没有证据表明双极头较单极头在愈后和功能的任何指标上有更好的表现，基于降低成本的原因，建议使用单极头[40]。

12.5.2.1 半髋关节置换或全髋关节置换

那些已经发表的、帮助外科医生决定全髋关节置换和半髋关节置换哪个更好的文献，仍然没有清楚界定哪一类患者将从全髋关节置换获得比半髋关节置换更多的益处。人们普遍认为，先前就已经存在症状性骨性关节炎和类风湿性关节炎的患者，应该考虑接受全髋关节置换。

支持全髋关节置换的证据依然有限。在选定的患者群体中进行的研究表明，与半髋关节置换相比，全髋关节置换与术后 3 个月和 1 年的功能状态改善有关，更具成本效益，再次手术率更低（2%~8% vs 0%~24%）[34, 41, 42]。

然而，在治疗移位型囊内股骨颈骨折老年患者时，全髋关节置换较半髋关节置换有更高的关节脱位率（9%~23% vs 0%~13%）[35, 39, 43]。最近的研究表明，前方入路和前外侧入路能够降低关节脱位的发生率。

英国的指南建议，对于那些跌倒前至多使用 1 根拐杖就能独立出门行走、没有认知障碍并且身体健康的患者，开展全髋关节置换[2]。但是，对于年龄更大的患者，做此决定时需要更加谨慎。不仅如此，当前很多患者由于缺乏经验丰富的外科医生，没能接受全髋关节置换术[7]。

12.5.2.2 骨水泥型或非骨水泥型

在髋部骨折的人工关节置换术中，骨水泥的使用仍存在世界范围内的差异。这通常取决于各个国家的具体做法。大多数大型研究和数据库出版物显示，骨水泥具有降低死亡率、改善功能和降低假体周围骨折发生率的优点。大多数这类研究的对象是现在不太使用的老式假体，如 Austin-Moore 和 Thompsons 假体。有报道称骨水泥植入综合征或血压下降与骨水泥植入和假体柄植入有关。避免这种情况的方法包括对患者进行充分的复苏、优化医疗处置、对股骨髓腔进行灌洗，以及对那些有风险的患者不要过分加压灌注骨水泥[44-47]。

12.5.3 年轻患者移位型囊内股骨颈骨折

对年轻患者进行手术的目的是保留股骨头。实现这个目的的途径是复位（闭合或切开）和内固定（空心螺钉或动力髋螺钉）[48]。

12.5.3.1 手术时机

移位型股骨颈骨折是否需要进行急诊手术仍旧是一个有争议的话题。文献中缺乏与之相关的高质量和确定性的证据。早期手术的优点在于可以早期复位和进行关节囊减压，解除血管扭转，减轻血管压迫，为恢复股骨头血供创造最佳机会。一些研究表明，固定时间延迟至超过伤后 12 小时与较高的股骨头缺血性坏死率有关；而另一些研究却显示，固定时间延迟至伤后 24 小时并不造成股骨头缺血性坏死率的改变[48]。

12.5.3.2 闭合复位

可以先尝试使用 Leadbetter 技术对骨折进行闭合复位[49]。屈髋、外展、牵引，然后适当内旋，维持牵引，伸髋。X 线透视正侧位像检查复位质量。如果闭合复位不满意，不要尝试多次复位，因为有报道称，反复多次复位会增加股骨头缺血性坏死率[48]。

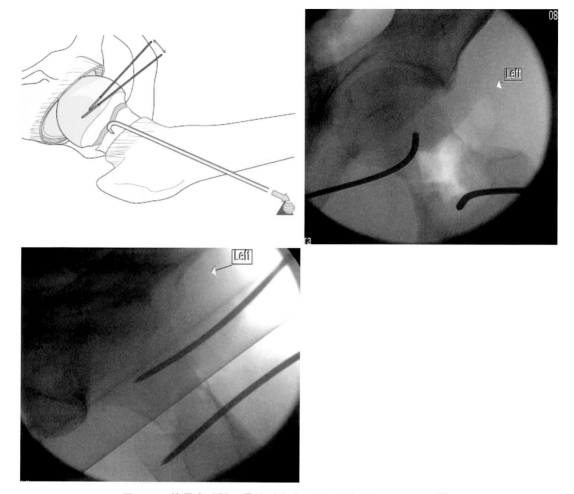

图 12.7   使用克氏针、骨钩对囊内股骨颈骨折进行切开复位 [50]。

12.5.3.3 切开复位

股骨颈切开复位可以通过多种不同的入路和技术得以实现。其中一项技术如下：自前方置入斯氏针或克氏针进入骨折近端，在骨折远端自外侧也置入斯氏针或克氏针，把持斯氏针或克氏针作为"操纵杆"控制骨折远近端实现复位（图 12.7）。

另外还可以通过 Smith-Petersen 或 Watson-Jones 入路实现直视下复位 [51]。手术入路通常根据手术医生的经验进行选择。但无论哪个入路，都需要注意避免损伤股骨头血供，特别是旋股内动脉。

为实现复位，特别是复位困难的旋转畸形，可以使用不同的技术。这些技术包括复位钳技术、临时桥接钢板技术和前述"操纵杆"技术（图12.8）[50]。

12.5.3.4 关节囊切开术

一些外科医生推荐开展关节囊切开术来进行髋

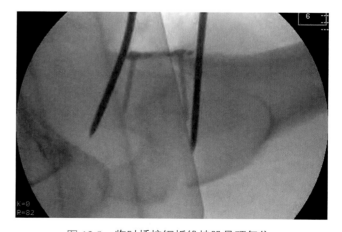

图 12.8   临时桥接钢板维持股骨颈复位。

关节减压，缓解"填塞效应"。另外可选择的方法还有关节囊穿刺抽吸术。然而，相关研究只是在小范围内进行，迄今为止还没有显示出对临床疗效的显著影响。没有研究显示关节囊切开术的缺点。这个术式可以在切开手术过程中同步进行，也可以在闭合复位过程中，在 X 线透视下经皮进行[48]。

12.5.3.5 内固定技术

一旦骨折获得解剖复位，就可以使用动力髋螺钉或空心螺钉进行固定。置入空心螺钉时，应当使各枚螺钉相互平行并尽可能分散地分布在股骨颈内。沿股骨距呈倒三角分布的空心螺钉可以提供更强大的把持力，耐受更大的内固定失效载荷[52]。尽管 4 枚或 4 枚以上的螺钉并不表现出更多的好处，但至少应该使用 3 枚螺钉。

内固定术后没有合并症的患者，大多数会得到外科医生不少于 12 周非完全负重的建议，以避免骨折移位和塌陷。然而，传统观念允许骨折端间的加压。有证据表明，年轻人骨折端塌陷大于 10 mm 就会对功能造成不良影响[53]。

2015 年，一项针对年轻患者（16~60 岁）股骨颈囊内骨折的荟萃分析，调查了内固定术后、二次手术并发症、股骨头缺血性坏死、骨不连、内植物失效和感染的发生情况。该研究分析了 28 项有关移位型股骨颈骨折的报道。结果显示，总体再次手术率为 18%，移位型骨折（17.8%；95% CI：12.4%~24.9%）远比非移位型骨折（6.9%；95% CI：2.6%~17.1%）要高，尽管这种差异没有统计学意义。股骨头缺血性坏死的总体发生率为 14.3%，移位型骨折（14.7%；95% CI：12.3%~17.5%）比非移位型骨折（6.4%；95% CI：3.4%~11.8%）显著升高。骨不连的发生率为 9.3%，移位型骨折（10.0%；95% CI：6.9%~14.3%）仍然比非移位型骨折（5.2%；95% CI：2.0%~13.1%）高，但由于置信区间较宽，这种差别不具有统计学意义。这项荟萃分析的作者强调，由于报道畸形愈合、内固定失效和感染率的研究不多，因此只提供了总体发病率，而没有对无移位型骨折和移位型骨折进行比较。畸形愈合发生率是 7.1%，内固定失效率是 9.7%，而感染率是 5.4%[54]。

更早的、发表于 2005 年的一篇荟萃分析，研究了 15~50 岁年轻患者囊内股骨颈骨折接受内固定后发生股骨头缺血性坏死和骨不连的情况。该研究报道股骨头缺血性坏死率为 23%，移位型骨折的发生率明显高于非移位型骨折。在排除了一项明显偏移的研究之后，该荟萃分析不能确定股骨头缺血性坏死率在切开复位和闭合复位之间的差别是否具有统计学意义。该项研究还报道了骨不连的发生率为 8.9%，移位型骨折高于非移位型骨折，切开复位高于闭合复位。伤后早期（12 小时以内）和伤后晚期（12 小时以后）复位不会对股骨头缺血性坏死和骨不连造成影响[55]。

12.5.3.6 关节置换

如果由于骨折类型或严重程度导致无法复位，应当考虑一期为患者进行关节置换[56]。对于喜欢活动的患者，首选全髋关节置换。因为与半髋关节置换相比，前者再次手术率更低，功能评分更高[41, 57]。关节置换相对于内固定的另一项优势在于，患者术后第一天就可以完全负重活动。

然而必须承认，创伤后，全髋关节置换比半髋关节置换有更高的脱位风险[39]。有必要采取措施来改善这种情况，例如使用更大尺寸的股骨头，采取前外侧入路或前方入路。

12.6 术后处理

术后，多学科合作在髋部骨折治疗中的重要性显得更加突出[2]。术后指导小组尽早识别和满足患者在医疗、认知、镇痛、营养、社交和康复方面的需求至关重要。术后的患者不应该再由创伤外科医生单独管理。理想状态下，医院应该有个体化的髋部骨折治疗计划。尤其在西方国家，我们看到越来越多的老年骨科专家带头对这些复杂的患者进行术后管理[2]。

12.7 预后

12.7.1 并发症

髋部骨折的愈后仍不容乐观。那些从这一创伤中存活下来的患者面临着明显的并发症。以生活质量为指标，大多数患者在术后 4 个月恢复到最佳状态，但所有患者的生活质量都下降了约 20%[58]。由于无法独立完成日常活动，多达 1/3 的老年患者在出院时需要迁居。不仅如此，大多数患者在康复后仍需要移动辅助设备的帮助。此外，髋部骨折后头

6 个月内再次入院的比例也很高 [7, 59, 60]。

12.7.2 老年人死亡率

国家审计和标准在实施中发现髋部骨折后的死亡率有所提高，但这种情况仍然与骨科患者中较高的死亡率之一有关。最新数据显示，在西方国家中 30 天死亡率约为 7.5%，1 年后升至 20% 左右。髋部骨折后过高的死亡率已被证明至少持续至伤后 10 年以上。在髋部骨折后的所有时间周期内，男性的死亡率都高于女性 [61-63]。一项荟萃分析显示，男、女髋部骨折后 3 个月的死亡相对危险度分别为 7.95 和 5.75 [62]。髋部骨折住院患者的死亡风险更高，尤其是合并严重认知功能障碍、多种并发症、入院时血红蛋白 <100 g/L 和年龄 > 85 岁的患者。这些因素当中，年龄 > 85 岁是最大的单一危险因素 [64]。

12.7.3 再发骨折（跌倒和骨骼健康）

老年人股骨颈骨折保健的关键是预防跌倒和增进骨骼健康 [2]。

每年，社区中有超过 1/3 的 65 岁以上老人发生跌倒 [65]。流行病学调查已经表明，高达 1/4 的老年人跌倒后发生了骨折或需要住院治疗的损伤 [66]。老年人跌倒很少由单一因素引起，更多的是由多种原因造成的。造成跌倒风险的较大因素之一是下肢功能不全 [65]，正如髋部骨折康复期所经历的那样。除下肢功能不全外，老年人跌倒后必须进行调查和评估，以确定其他所有可以减少的风险因素。多重用药就是这样一种风险。对它的处理可以在患者住院期间，同患者活动能力和生活环境的治疗评估一起进行。这也突显了多学科合作在髋部骨折医疗保健中的重要地位 [2, 7]。

有充分证据表明，脆性骨折患者未来发生骨折的风险较高 [67, 68]。当患者发生股骨颈骨折时，应当识别这个危险因素，降低这类易感人群的风险。由骨质疏松造成的骨折风险在伤后 1 年内最高，但其作用会持续到伤后 10 年以上 [69]。为降低未来骨质疏松性骨折的风险，应该纠正这类患者的钙和维生素 D 水平，并对他们的抗骨质疏松治疗进行评估。

· 参 · 考 · 文 · 献 ·

[1] Grisso JA, Kelsey JL, Strom BL, Chiu GY, Maislin G, O'Brien LA, Hoffman S, Kaplan F. Risk factors for falls as a cause of hip fracture in women. The Northeast Hip Fracture Study Group. N Engl J Med. 1991;324(19):1326–31.

[2] National Institute for Health and Care Excellence (NICE). Hip fracture; the management of hip fracture in adults CG124. NICE, London. 2011. https://www. nice.org.uk/guidance/ cg124. Accessed Dec 2018.

[3] Cooper C, Campion G, Melton LJ. Hip fractures in the elderly: a world-wide projection. Osteoporos Int. 1992;2:285–9.

[4] Dhanwal DK, Dennison EM, Harvey NC, Cooper C. Epidemiology of hip fracture: worldwide geographic variation. Indian J Orthop. 2011;45(1):15–22.

[5] Melton LJ, Wahner HW, Richelson LS, O'Fallon WM, Riggs BL. Osteoporosis and the risk of hip fracture. Am J Epidemiol. 1986;124(2):254–61.

[6] Kanis JA. Diagnosis of osteoporosis and assessment of fracture risk. Lancet. 2002;359:1929.

[7] The National Hip Fracture Database (NHFD) Annual Report 2015. http://www.nhfd.co.uk/nhfd/nhfd2015reportPR1.pdf. Accessed Apr 2016.

[8] Cannon J, Silvestri S, Munro M. Imaging choices in occult hip fracture. J Emerg Med. 2009;37(2):144–52.

[9] Lubovsky O, Liebergall M, Mattan Y, Weil Y, Mosheiff R. Early diagnosis of occult hip fractures: MRI versus CT scan.

Injury. 2005;36(6):788–92.

[10] ATLS. Advanced trauma life support (ATLS) student course manual. 10th ed. Chicago: American College of Surgeons; 2018.

[11] Tornetta P, Kain MS, Creevy WR. Diagnosis of femoral neck fractures in patients with a femoral shaft fracture. J Bone Joint Surg Am. 2007;89(1):39–43.

[12] Chesser T, Chauhan G, Kelly M. Management of hip fractures in the elderly. Surgery (Oxford). 2016;34(9):440–3.

[13] Gautier E, Ganz K, Krügel N, Gill T, Ganz R. Anatomy of the medial femoral circumflex artery and its surgical implications. J Bone Joint Surg Br. 2000;82(5):679–83.

[14] Garden RS. Low-angle fixation in fractures of the femoral neck. J Bone Joint Surg Br. 1961;43(4):647–63.

[15] Bandeira-Rodrigues E, Vasta S, Leitão JC, Monllau JC. Femur fractures. In: Espregueira-Mendes J, et al., editors. Injuries and health problems in football. Berlin: Springer; 2017. p. 247.

[16] Pauwels F. Der schenkelhalsbruch ein mechanisches problem. Z Orthop Ihre Grenzgeb. 1935;63:1–135.

[17] Pauwels F, Furlong RJ, Maquet P. Biomechanics of the normal and diseased hip, theoretical foundation, technique and results of treatment an atlas. Berlin: Springer; 1976.

[18] Bartonicek J. Pauwels' classification of femoral neck fractures: correct interpretation of the original. J Orthop Trauma. 2001;15:358–60.

[19] Pauwels F. Der Schenkelhalsbruch. In: Gesammelte Abhandlungen zur funktionellen Anatomie des Bewegungsapparates. Berlin: Springer; 1965. p. 28.

[20] Meinberg E, Agel J, Roberts C, et al. Fracture and dislocation classification compendium. J Orthop Trauma. 2018;32(1):S1–S10.

[21] Blundell CM, Parker MJ, Pryor GA, HopkinsonWoolley J, Bhonsle SS. Assessment of the AO classification of intracapsular fractures of the proximal femur. J Bone Joint Surg Br. 1998;80(4):679–83.

[22] Zlowodzki M, Bhandari M, Keel M, Hanson BP, Schemitsch E. Perception of Garden's classification for femoral neck fractures: an international survey of 298 orthopaedic trauma surgeons. Arch Orthop Trauma Surg. 2005;125(7):503–5.

[23] Parker MJ, Blundell C. Choice of implant for internal fixation of femoral neck fractures: meta-analysis of 25 randomised trials including 4925 patients. Acta Orthop Scand. 1998;69(2):138–43.

[24] Walsum AD, Vroemen J, Janzing HM, Winkelhorst T, Kalsbeek J, Roerdink WH. Low failure rate by means of DLBP fixation of undisplaced femoral neck fractures. Eur J Trauma Emerg Surg. 2016;19:1–6.

[25] Parker M, Cawley S, Palial V. Internal fixation of intracapsular fractures of the hip using a dynamic locking plate. Bone Joint J. 2013;95(10):1402–5.

[26] Fixation using Alternative Implants for the Treatment of Hip fractures (FAITH) Investigators. Fracture fixation in the operative management of hip fractures (FAITH): an international, multicentre, randomised controlled trial. Lancet. 2017;389(10078):1519–27.

[27] Lapidus LJ, Charalampidis A, Rundgren J, Enocson A. Internal fixation of garden I and II femoral neck fractures: posterior tilt did not influence the reoperation rate in 382 consecutive hips followed for a minimum of 5 years. J Orthop Trauma. 2013; 27(7):386–90.

[28] Murphy DK, Randell T, Brennan KL, Probe RA, Brennan ML. Treatment and displacement affect the reoperation rate for femoral neck fracture. Clin Orthop Relat Res. 2013; 471(8):2691–702.

[29] Conn KS, Parker MJ. Undisplaced intracapsular hip fractures: results of internal fixation in 375 patients. Clin Orthop Relat Res. 2004;421:249–54.

[30] Gjertsen JE, Fevang JM, Matre K, Vinje T, Engesaeter LB. Clinical outcome after undisplaced femoral neck fractures. Acta Orthop. 2011;82:268–74.

[31] Bjorgul K, Reikeras O. Outcome of undisplaced and moderately displaced femoral neck fractures. Acta Orthop. 2007;78(4):498–504.

[32] Parker MJ, White A, Boyle A. Fixation versus hemiarthroplasty for undisplaced intracapsular hip fractures. Injury. 2008; 39(7):791–5.

[33] Rogmark C, Flensburg L, Fredin H. Undisplaced femoral neck fractures--no problems? A consecutive study of 224 patients treated with internal fixation. Injury. 2009;40(3):274–6.

[34] Rogmark C, Johnell O. Primary arthroplasty is better than internal fixation of displaced femoral neck fractures: a meta-analysis of 14 randomized studies with 2,289 patients. Acta Orthop. 2006;77(3):359–67.

[35] Parker MJ, Gurusamy KS. Internal fixation versus arthroplasty for intracapsular proximal femoral fractures in adults. Cochrane Database Syst Rev. 2006;4:CD001708.

[36] Parker MJ, Pryor G, Gurusamy K. Hemiarthroplasty versus internal fixation for displaced intracapsular hip fractures: a long-term follow-up of a randomised trial. Injury. 2010; 41(4):370–3.

[37] Frihagen F, Nordsletten L, Madsen JE. Hemiarthroplasty or internal fixation for intracapsular displaced femoral neck fractures: randomised controlled trial. BMJ. 2007; 335(7632):1251–4.

[38] Johansson T, Jacobsson SA, Ivarsson I, Knutsson A, Wahlström O. Internal fixation versus total hip arthroplasty in the treatment of displaced femoral neck fractures: a prospective randomized study of 100 hips. Acta Orthop Scand. 2000;71(6):597–602.

[39] Ravikumar KJ, Marsh G. Internal fixation versus hemiarthroplasty versus total hip arthroplasty for displaced subcapital fractures of femur—13 year results of a prospective randomised study. Injury. 2000;31(10):793–7.

[40] Liu Y, Tao X, Wang P, Zhang Z, Zhang W, Qi Q. Meta-analysis of randomised controlled trials comparing unipolar with bipolar hemiarthroplasty for displaced femoral-neck fractures. Int Orthop. 2014;38(8):1691–6.

[41] Baker RP, Squires B, Gargan MF, Bannister GC. Total hip arthroplasty and hemiarthroplasty in mobile, independent patients with a displaced intracapsular fracture of the femoral neck. J Bone Joint Surg Am. 2006;88(12):2583–9.

[42] Hedbeck CJ, Enocson A, Lapidus G, Blomfeldt R, Törnkvist H, Ponzer S, Tidermark J. Comparison of bipolar hemiarthroplasty with total hip arthroplasty for displaced femoral neck fractures. J Bone Joint Surg Am. 2011;93(5):445–50.

[43] Avery PP, Baker RP, Walton MJ, Rooker JC, Squires B, Gargan MF, Bannister GC. Total hip replacement and hemiarthroplasty in mobile, independent patients with a displaced intracapsular fracture of the femoral neck. J Bone Joint Surg Br. 2011; 93(8):1045–8.

[44] White SM, Moppett IK, Griffiths R. Outcome by mode of anaesthesia for hip fracture surgery. An observational audit of 65 535 patients in a national dataset. Anaesthesia. 2014; 69(3):224–30.

[45] Costa ML, Griffin XL, Pendleton N, Pearson M, Parsons N. Does cementing the femoral component increase the risk of peri-operative mortality for patients having replacement surgery for a fracture of the neck of femur? Data from the National Hip Fracture Database. J Bone Joint Surg Br. 2011;93(10):1405–10.

[46] Gjertsen JE, Lie SA, Vinje T, Engesæter LB, Hallan G, Matre K, Furnes O. More re-operations after uncemented than cemented hemiarthroplasty used in the treatment of displaced fractures of the femoral neck: an observational study of 11,116 hemiarthroplasties from a national register. J Bone Joint Surg Br. 2012;94(8):1113–9.

[47] Griffiths R, et al. Safety guideline: reducing the risk from cemented hemiarthroplasty for hip fracture 2015. Anaesthesia.

2015;70:623–6.

[48] Ly TV, Swiontkowski MF. Treatment of femoral neck fractures in young adults; an instructional course lecture. JBJS Am. 2008;90-A(10):2253–66.

[49] Leadbetter GW. Closed reduction of fractures of the neck of the femur. J Bone Joint Surg Am. 1938;20(1):108–13.

[50] Hoffman R, Haas NP. Fractures of the femoral neck (31-B) in AO Principles of Fracture Management. Biel/Bienne: Arbeitsgemeinschaft für Osteosynthesefragen (AO) Foundation. https://www.aofoundation.org/wps/portal/!ut/p/a0/04_Sj9CPykssy0xPLMnMz0vMAfGjzOKN_A0M3D2DDbz9_UMMDRyDXQ3dw9wMDAzMjfULsh0VAbWjLW0!/?bone=Femur&segment=Proximal&showPage=D&contentUrl=srg/popup/further_reading/PFxM2/31/661_32-Neck_fxs_surg_treat.jsp. Accessed Dec 2018.

[51] Molnar RB, Routt ML Jr. Open reduction of intracapsular hip fractures using a modified Smith-Petersen surgical exposure. J Orthop Trauma. 2007;21(7):490.

[52] Selvan VT, Oakley MJ, Rangan A, Al-Lami MK. Optimum configuration of cannulated hip screws for the fixation of intracapsular hip fractures: a biomechanical study. Injury. 2004;35(2):136–41.

[53] Zlowodzki M, Brink O, Switzer J, Wingerter S, Woodall J, Petrisor BA, Kregor PJ, Bruinsma DR, Bhandari M. The effect of shortening and varus collapse of the femoral neck on function after fixation of intracapsular fracture of the hip. J Bone Joint Surg Br. 2008;90(11):1487–94.

[54] Slobogean GP, Sprague SA, Scott T, Bhandari M. Complications following young femoral neck fractures. Injury. 2015;46(3):484–91.

[55] Damany DS, Parker MJ, Chojnowski A. Complications after intracapsular hip fractures in young adults: a meta-analysis of 18 published studies involving 564 fractures. Injury. 2005;36(1):131–41.

[56] McKinley JC, Robinson CM. Treatment of displaced intracapsular hip fractures with total hip arthroplasty: comparison of primary arthroplasty with early salvage arthroplasty after failed internal fixation. J Bone Joint Surg. 2002;84(11):2010–5.

[57] Blomfeldt R, Törnkvist H, Eriksson K, Söderqvist A, Ponzer S, Tidermark J. A randomised controlled trial comparing bipolar hemiarthroplasty with total hip replacement for displaced intracapsular fractures of the femoral neck in elderly patients. J Bone Joint Surg Br. 2007;89(2):160–5.

[58] Griffin XL, Parsons N, Achten J, Fernandez M, Costa ML. Recovery of health-related quality of life in a United Kingdom hip fracture population. Bone Joint J. 2015;97(3):372–82.

[59] Van Balen R, Steyerberg EW, Polder JJ, Ribbers TL, Habbema JD, Cools HJ. Hip fracture in elderly patients: outcomes for function, quality of life, and type of residence. Clin Orthop Relat Res. 2001;390:232–43.

[60] Wolinsky FD, Fitzgerald JF, Stump TE. The effect of hip fracture on mortality, hospitalization, and functional status: a prospective study. Am J Public Health. 1997;87:398–403.

[61] The National Hip Fracture Database (NHFD) 2015 Annual report supplement—An analysis of 30-day mortality in 2014.

[62] Haentjens P, Magaziner J, Colón-Emeric CS, et al. Meta-analysis: excess mortality after hip fracture among older women and men. Ann Intern Med. 2010;152:380.

[63] Huddleston JM, Whitford KJ. Medical care of elderly patients with hip fractures. Mayo Clin Proc. 2001;76:295.

[64] Moppett IK, Parker M, Griffiths R, Bowers T, White SM, Moran CG. Nottingham hip fracture score: longitudinal and multi-assessment. Br J Anaesth. 2012;109(4):546–50.

[65] Tinetti ME, Speechley M, Ginter SF. Risk factors for falls among elderly persons living in the community. N Engl J Med. 1988;319(26):1701–7.

[66] Campbell AJ, Borrie MJ, Spears GF, Jackson SL, Brown JS, Fitzgerald JL. Circumstances and consequences of falls experienced by a community population 70 years and over during a prospective study. Age Ageing. 1990;19(2):136–41.

[67] Klotzbuecher CM, Ross PD, Landsman PB, Abbott TA, Berger M. Patients with prior fractures have an increased risk of future fractures: a summary of the literature and statistical synthesis. J Bone Miner Res. 2000;15(4):721–39.

[68] Kanis JA, Johnell O, De Laet C, Johansson H, Odén A, Delmas P, Eisman J, Fujiwara S, Garnero P, Kroger H, McCloskey EV. A meta-analysis of previous fracture and subsequent fracture risk. Bone. 2004;35(2):375–82.

[69] British Orthopaedic Association and British Geriatrics Society. The care of patients with fragility fracture 'blue book'. London: British Orthopaedic Association; 2007.

13

病理性骨折

Frank M. Klenke, Attila Kollár, and Christophe Kurze

吴剑宏　译

摘　要

　　病理性骨折是指骨折线经过已经存在病理改变的局部骨强度薄弱区域。这种病理改变包括代谢性骨病，如 Paget 病、成骨不全、骨质疏松，以及由于骨肿瘤或类肿瘤病变引起的骨结构改变。本章讨论由瘤样病变或原发及继发肿瘤引起的髋部病理性骨折。

关键词

　　病理性骨折，骨，肿瘤，转移，肿瘤样病变，肉瘤，手术治疗，接骨术，关节置换

13.1 流行病学

　　转移性骨肿瘤是引起髋臼及股骨近端病理性骨折的最常见原因。研究显示 9%~29% 的转移性骨肿瘤患者最终将会发展成病理性骨折，其中 90% 的骨折患者需要手术治疗 [1, 2]。骨转移瘤发生率仅次于肺和肝，居第三位。转移性骨肿瘤原发病灶可来源于任何实质器官，最常见的为前列腺癌、乳腺癌、肺癌、肾癌和甲状腺癌 [3]。前列腺癌和乳腺癌患者大多会受骨转移和骨骼相关事件 (skeletal related events，SRE；即骨痛、病理性骨折、脊髓压迫、姑息性放疗和手术) 的影响。这是因为上述

肿瘤的骨转移发生率很高，诊断骨转移后的存活时间相对较长，介于 7~28 个月 [3-6]。初步诊断后 5 年内，10%~17% 的前列腺癌和乳腺癌患者会发生骨转移，70% 以上的晚期前列腺癌和乳腺癌患者会在发病过程中发生骨转移。

　　由肿瘤样骨病变、良 / 恶性骨肿瘤引起的病理性骨折发生率相对较小，多发性骨髓瘤是最常见的原发性骨肿瘤，占所有恶性肿瘤的 1%[7]。约 30% 的多发性骨髓瘤患者是由于病理性骨折而明确诊断的；而对多发性骨髓瘤患者而言，约 80% 会发生病理性骨折 [8, 9]。病理性骨折好发于脊柱和肋骨。骨盆或股骨近端的病理性骨折约占多发性骨髓瘤病理性骨折的 5% [8]。软骨肉瘤是第二常见的原发性成人恶性骨肿瘤，股骨近端病理性骨折的发生率介于 25%~28%[10, 11]。尽管软骨肉瘤常累及骨盆，但髋臼病理性骨折并不常见 [11, 12]。以病理性骨折为表现的骨肉瘤或尤因肉瘤的发病率明显较低，在 4%~13% 之间 [11, 13-15]。与多发性骨髓瘤和软骨肉瘤相比，骨肉瘤和尤因肉瘤好发于儿童和青年人群。与此类

F. M. Klenke (✉) · **C. Kurze**
Department of Orthopaedic Surgery and
Traumatology, Inselspital, Bern University Hospital,
Bern, Switzerland
e-mail: frank.klenke@insel.ch
A. Kollár
Department of Medical Oncology, Inselspital, Bern
University Hospital, Bern, Switzerland

似，大多数肿瘤样病变和良性骨肿瘤好发人群也为儿童和青年，包括孤立性骨囊肿（solitary bone cyst，SBC）、动脉瘤样骨囊肿（aneurysmal bone cyst，ABC）、纤维异常增生（fibrous dysplasia，FD）、嗜酸性肉芽肿（eosinophilic granuloma，EG）和软骨母细胞瘤（chondroblastoma）。因此，这些疾病所致病理性骨折最常见于年轻患者。孤立性骨囊肿有其独特性，它是儿童病理性骨折最常见的原因。约 70% 是因为发生病理性骨折而明确诊断 [16]。股骨近端病理性骨折发生率约为 52% [16]。在 18 岁以下的儿童中，股骨近端的病理性骨折约占股骨近端骨折的 35% [17]。

髋关节周围的病理性骨折是多种潜在疾病的结果，在决定治疗方案时，必须考虑骨折的发生原因。

13.2 肿瘤样病变

历史上，类肿瘤性病变被 Lichtenstein 定义为非肿瘤性骨病变，包括非骨化性纤维瘤（non-ossifying fibroma，NOF）、单纯性骨囊肿（simple bone cyst，SBC）、动脉瘤性骨囊肿（aneurysmal bone cyst，ABC）、纤维异常增生（fibrous dysplasia，FD）、骨纤维异常增生（osteofibrous dysplasia，OFD）和嗜酸性肉芽肿（eosinophilic granuloma，EG）。然而，现在已经知道这些病变中有些确实是肿瘤性的。例如，非骨化性纤维瘤被世界卫生组织（World Health Organization，WHO）列为良性纤维组织细胞肿瘤。嗜酸性肉芽肿是朗格汉斯细胞的一种肿瘤样增殖，被归类为一种未定义性质的肿瘤。

由于其良性行为，肿瘤样病变本身不需要手术治疗，但由其引起的病理性骨折通常需要手术治疗。在股骨近端和髋臼部位，一旦发现病变，就应该考虑手术治疗。由于这些部位发生病理性骨折的风险极高，且骨折相关并发症较严重，如股骨头坏死、股骨头向内移位和关节持续畸形 [18]。应强调的是，如果怀疑有动脉瘤性骨囊肿，应在最终治疗前进行活检，以排除血管扩张性骨肉瘤，因其影像学表现可能与动脉瘤性骨囊肿相似 [19]。

手术治疗必须处理病理性骨折和病变本身，以防止病变复发和再骨折 [20-29]。手术方法包括切开复位和使用髓内钉、钢板和螺钉内固定。为了促进局

部的愈合，需彻底刮除周围病变组织，然后用自体或异体骨移植替代物填充骨空隙。研究表明，骨移植或骨移植替代物填充，其临床效果类似。然而，在纤维异常增生中，移植物吸收的风险较大。在成人单发性疾病患者中，骨移植推荐使用自体骨松质移植或异体骨移植 [24, 27, 28]。在年轻的多发性纤维发育不良患者中，移植物的吸收率很高。因此，一些学者建议放弃此类患者的骨移植治疗 [30, 31]。我们通常在多发性骨纤维异常增生的患者中进行打压同种异体骨移植，而不采用自体骨移植（图 13.1）。在单房性骨囊肿中，囊肿内壁与骨髓的再通被证明可刺激囊肿骨化，术中应常规进行 [32, 33]。在非骨化性纤维瘤中，病灶的刮除不是必须的，因为这些病灶通常在骨折后自行愈合 [20, 34]。尽管如此，作者仍建议行病灶刮除和骨移植，以加速骨愈合和防止成骨不良。

13.3 良性和交界性骨肿瘤

绝大多数原发性骨肿瘤是良性的。由于临床症状不明显，初次诊断通常较困难，经常未被发现或在影像学检查中由于其他原因而被偶然发现，因此，良性骨肿瘤的真实发病率还无法确定。尽管发病率不清，但通常不会导致病理性骨折 [35]。内生软骨瘤是第二常见的良性骨肿瘤，其病理性骨折的风险最高 [36]。然而，这些骨折通常累及手和足部 [37, 38]。股骨颈或髋臼的内生软骨瘤极为罕见，可能与内生软骨瘤病、Ollier 病或马方综合征有关 [39, 40]。此外，怀疑软骨性肿瘤需要排除软骨肉瘤，这更常见于股骨近端和骨盆 [41]。髋臼及股骨近端病理性骨折多见于骨巨细胞瘤（giant cell tumor of bone，GCTB）。组织学上，骨巨细胞瘤是一种良性肿瘤。由于其临床侵袭性和潜在的弥漫性肺转移风险，它被归类为交界性肿瘤 [36]。11%~15% 的骨巨细胞瘤发生在股骨近端和骨盆 [42, 43]。病理性骨折的发生率在 9%~30% 之间，股骨近端骨折明显高于髋臼骨折 [44-49]。

良性和交界性骨肿瘤病理性骨折的手术治疗类似于肿瘤样病变，涉及肿瘤切除、骨折切开复位内固定。肿瘤切除的标准治疗方案包括：病灶刮除和高速清理病灶边缘，以及用氩光束热凝肿瘤残腔作为辅助治疗 [50, 51]。局部苯酚的辅助治疗，由于其治

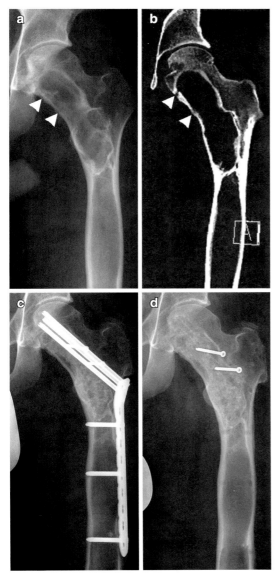

图 13.1　25 岁男性，多发性纤维异常增生。患者在行走时出现进行性髋关节疼痛。a、b. X 线和 CT 显示股骨近端有广泛的溶骨性病变和未移位骨折（箭头所示）。通过前路开窗刮除病灶，同种异体骨打压植骨和股骨近端钢板固定。c. 2 年后股骨近端骨完全重建。d. 术后 27 个月行钢板取出术。

疗效果有限且毒性较大 [52, 53]，目前使用较少。切开复位固定股骨近端和髋臼的病理性骨折应与自体或同种异体骨移植或骨移植替代物相结合，以填补因肿瘤切除而产生的骨缺损。聚甲基丙烯酸甲酯（PMMA）骨水泥已被推荐为骨缺损填充物，为骨巨细胞瘤切除术后提供即刻的结构稳定性 [42, 52, 54]。但 PMMA 的不可吸收性可能会阻止骨折自身的愈合，从而影响骨折部的长期稳定性。研究表明，对于因骨巨细胞瘤导致的病理性骨折患者，通过病灶

刮除和内固定手术可以取得良好效果，其治疗结果和复发率与无骨折的骨巨细胞瘤相似 [54-56]。此外，若病变产生广泛的关节破坏或软组织侵袭，可能需要行扩大切除和全髋关节置换术。

13.4 原发性恶性骨肿瘤

原发性恶性骨肿瘤，如骨肉瘤、软骨肉瘤和尤因肉瘤的治疗可能会合并病理性骨折。原发性恶性骨肿瘤的病理性骨折局部复发风险较高，且生存率较低。然而，病理性骨折对局部复发和生存率的确切影响尚不清楚。有研究发现病理性骨折与生存率之间存在相关性，但也有研究提出相反的观点 [11, 15, 57-62]。同样，也有研究显示，在病理性骨折和局部复发风险增加之间的相关性也存在争论 [11, 15, 59, 60]。在髋关节周围，原发性恶性骨肿瘤的病理性骨折预后常常不佳 [15, 63]。这可能是由于骨折血肿没有被隔离，导致周围软组织被肿瘤细胞广泛污染 [63]。此外，病理性骨折可能是肉瘤更具侵袭性生物学行为的一个标志，并且此类肿瘤同时往往伴有肺转移 [11, 63]。值得注意的是，局部复发和存活率不受手术治疗方式的影响，即只要能获得足够的手术边缘，保肢手术或截肢手术两者效果类似 [11, 58, 62]。

考虑到这一点，肿瘤手术的一般原则适用于原发性恶性骨肿瘤，而与其是否伴有病理性骨折无关。漏诊病理性骨折可能导致治疗不当，例如单纯的切开复位和内固定。这将使局部肿瘤再次扩散，而需要更广泛的肿瘤切除术，并将使肿瘤预后变差。作为治疗金标准，无论有无合并病理性骨折的骨肉瘤，都必须进行肿瘤边缘的广泛切除直至周边健康组织 [64]。唯一的例外是低分化软骨肉瘤，可以施行瘤内手术，而不会降低无复发生存率和影响预后 [65-68]。但若发生病理性骨折，显示出更具侵袭性的局部行为，我们仍建议对低分化软骨肉瘤也行广泛切除术 [67, 68]。对于髋臼周围肿瘤尤其如此，因为该部位局部复发的后果往往比较严重 [69, 70]。

髋关节周围原发性恶性骨肿瘤切除后肢体重建的选择包括肿瘤型假体、同种异体骨假体、瘤段切除体外照射后的再植入 [71-77]。重建类型的选择应根据肿瘤切除的位置和范围进行个体化选择，但与病理性骨折本身无关。对于有新辅助化疗指征的原发

性恶性骨肿瘤（如骨肉瘤、尤因肉瘤），应尽可能采用非手术方式治疗，并在化疗结束后进行广泛的肿瘤切除。这种方法在稳定的髋臼周围病理性骨折中是可行的。然而，在股骨近端的病理性骨折中，若不能选择保守治疗，手术固定是非常困难的。在这种情况下，可使用跨关节的外固定支架稳定骨折，但其缺点是患者耐受性差，在术前化疗周期内容易出现继发性并发症。因此，应考虑化疗方案的可行性，包括减少术前诱导化疗或过渡性辅助治疗时间，以允许对局部肿瘤和骨折尽早进行手术治疗[63, 78]。

综上所述，髋部原发性恶性骨肿瘤病理性骨折预后较差，但不一定非要进行截肢手术。如果能获得足够的手术边缘，就可以进行保肢手术，特别术前肿瘤化疗效果良好时。由于髋关节周围的原发性恶性骨肿瘤导致病理性骨折后果严重，活检明确后有可能会产生广泛骨吸收过程，此时可考虑化疗前的早期手术。

13.5 骨转移

13.5.1 一般原则

治疗髋关节周围转移瘤的主要目标包括充分和长期保留髋关节功能、快速恢复到完全负重状态以及有效缓解疼痛。此外，应控制局部肿瘤生长，以防止进行性骨质破坏、再骨折或内植物失败[79, 80]。

骨转移分为溶骨性和成骨性病变，肿瘤细胞侵入骨骼导致破骨细胞和成骨细胞活性失衡，导致病理性骨破坏或骨形成[81]。转移瘤局部可能同时存在溶骨性和成骨性改变，因而局部常呈现出混合型的病变[82]。无骨折的骨转移瘤，尤其是位于髋臼部位，可采用局部放疗和（或）全身治疗，而大多数病理性骨折需要手术治疗。

由于骨转移瘤病理性骨折后局部骨塑形能力的失调，病理性骨折的愈合过程也被改变。Gainor 和 Buchert[83] 对 129 例不同肿瘤组织的病理性骨折进行了研究，结果显示骨折愈合率仅为 35%。在那些存活超过 6 个月的患者中，愈合率为 74%，表明骨折愈合时间虽然延长，但骨折确实愈合了。肿瘤性质、生存期、骨折内固定、术后放疗、化疗与骨折愈合相关。多发性骨髓瘤、肾癌和乳腺癌转

移的骨折愈合率最高，分别为 67%、44% 和 37%。而肺癌转移所致骨折无一愈合，且无一例存活超过 6 个月。

骨转移引起的主要临床症状是疼痛和骨破坏，而这最终会导致病理性骨折。疼痛和骨破坏会严重影响患者的生活质量。在过去的 25 年里，肿瘤治疗的进步显著提高了骨转移患者的预期寿命，因此，骨转移瘤的治疗变得越来越重要[84, 85]。根据 Errani 等最近的一项系统性研究结果显示，临终或病理性骨折患者手术的一般预期寿命 ⩾ 6 周[86]。原发性肿瘤的类型及其对化疗和放疗的反应，内脏转移和多发性骨转移的存在，异常的实验室检验（如 CRP 和 LDH 水平或血小板计数），以及一般的健康状况（如 ECOG 评分），都是生存率的重要影响因素[87-89]。为此，Katagiri 等建立了一个评分系统来预测骨转移患者的生存率，可帮助临床医生对骨转移和病理性骨折的治疗做出决策[88]。

在开始手术治疗病理性骨折之前，需要确定诊断以排除骨肉瘤、代谢性骨病和骨髓炎。根据 Rougraff 等的推荐，对未明确原发性肿瘤的患者的标准诊断检查应包括患肢的 X 线片、全身骨骼扫描、实验室检验以及胸部、腹部和骨盆的 CT[90]。如果仍不能确定诊断，则应进行充分的活组织检查。

手术治疗包括髓内钉、钢板和人工关节置换。除骨折本身治疗外，需彻底刮除肿瘤病灶，以提高局部肿瘤控制和术后辅助治疗的效率。辅助治疗通常包括局部放疗，尤其对乳腺癌、肺癌、前列腺癌和结直肠癌转移的局部放疗效果较好，局部放疗可有效减少二次手术干预[91]。进展缓慢和中度恶性肿瘤，如激素依赖性乳腺癌和前列腺癌、甲状腺癌、多发性骨髓瘤、恶性淋巴瘤、肾细胞癌、子宫内膜癌和卵巢癌，以及放射敏感性差的肿瘤引起的转移肿瘤，尤其是肾细胞癌，建议广泛切除转移灶[86, 88, 92]。

13.5.2 股骨近端转移瘤

股骨是转移性骨肿瘤中最常受累的长管状骨[93]。大约 80% 的股骨转移位于股骨近端，其中 35% 累及股骨颈，65% 累及转子间和转子下区。若截肢则对患者的影响是巨大的，股骨近端的病理性骨折通常需要手术治疗，而无病理性骨折的骨转

可以保守治疗[94]。Mirels 建立了一个评分系统来预测病理性骨折的风险，并指导医生决定如何治疗股骨转移瘤[95]。该评分基于四个指标：疼痛程度、病损大小、破骨与成骨的性质以及解剖位置。Mirels 评分对总分为 9 分或 9 分以上的患者推荐行预防性稳定手术，稳定与非稳定的临界分数为 8 分。Mirels 评分的可重复性和有效性已被广泛认可[96]。然而，它似乎高估了病理性骨折的实际发生率。因此，严格遵守 Mirels 的建议将导致大部分预期寿命有限的患者接受不必要的预防性稳定手术[96, 97]。因此，我们建议在决定是增加其他评价因素，如 Katagiri 评分和轴向皮质受累 > 30 mm[88, 97, 98]，来综合考虑是否行预防性稳定手术。

涉及股骨近端不同区域的骨折需要以不同形式的内固定或人工假体置换来进行治疗。在选择治疗方案之前，应获得整个股骨的影像学资料，以排除在同一骨中其他部位的转移。如果存在转移，应该一并手术治疗。

有证据表明，对病理性股骨颈骨折使用假体置换效果优于内固定治疗[99]（图 13.2）。与内固定相比，假体置换的优点在于快速恢复负重行走，减轻疼痛，能够进行病灶的整块切除，从而将局部复发的风险降至最低[100]。并且，假体重建后再手术的风险较低。据报道，再手术的发生率在内固定术后为 16%~42%，在假体重建术后为 3%~8%[101-103]。Wedin 和 Bauer 在一项包括 142 名股骨近端转移患者的研究中得出结论，与关节置换组相比，内固定组再手术组的风险是 16%，是置换组的 2 倍；但是，人工关节置换组在股骨远端发生了 3 处假体周围病理性骨折。为降低假体周围骨折的风险，建议使用长股骨柄[102]。没有证据支持或反对使用 PMMA 骨水泥固定股骨部件。然而，当使用非骨水泥内植物时，必须考虑皮质肿瘤的生长可能导致假体松动[99]。由于放射治疗对骨生长的负面影响，若计划术后放射治疗，应首选骨水泥型假体[104]。

病理性的转子间 / 转子下骨折可采用髓内钉、钢板或关节成形术治疗。髓内钉治疗成功的关键在于远近端都必须取得足够的稳定性。通常，近端推荐头髓固定以预防股骨颈骨折，但没有证据证实头髓内钉可以预防股骨颈骨折或降低再次手术率[105, 106]。在骨量缺损较大时，骨水泥可用于改善结构支撑和延长内植物的生存期[79]。Miller 等发现内固定失

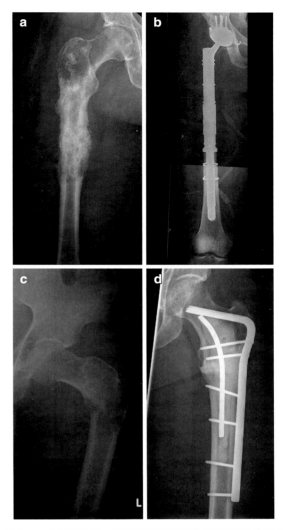

图 13.2　a. 54 岁男性，股骨近端前列腺癌骨转移并发股骨颈骨折，合并广泛的混合成骨 / 溶骨性改变。b. 切除病灶并用模块化肿瘤内固定重建。c. 39 岁男性，转子下病理性骨折（事先不明的多发性骨髓瘤）。d. 骨折采用复合固定加局部照射（总剂量 30 Gy）和大剂量化疗治疗。

败、不愈合、肿瘤扩散和手术失误是病理性股骨骨折髓内钉固定失败的主要原因[107]。由于内固定失败会产生严重后果，在股骨近端骨量不足的情况下，应首选关节置换术[99]。然而，关节置换可能需要较长的手术时间，有较高的围手术期和术后并发症风险，如心力衰竭、脑血管意外和脱位等[100, 102]。或者，采用多种固定方式，PMMA 增强组合髓内钉结合小钢板和髁钢板，可用于治疗病理性和应力性股骨骨折[85, 108, 109]。此类复合固定的负荷强度等于完整股骨的强度，即使使用骨水泥增强，其机械强度也比髓内钉高[108, 110-112]。Rompe 等报道称，在活

动范围和步态模式方面，其结果优于关节置换[113]。作者将该发现归因于臀中肌止点的完整性，而这种复合固定方式未改变臀中肌的完整性。这种技术已在笔者单位使用超过 30 年，实践证明其可行性，在局部骨缺损的情况下髓内钉的近端锁定稳定是难以获得的[114]。

13.5.3 髋臼周围转移瘤

骨盆是第二常见的转移性骨肿瘤的部位，其数量仅次于脊柱[115]。与股骨转移瘤的治疗类似，髋臼周围转移瘤的治疗应综合考虑转移部位，溶骨性病变与成骨性病变、病变数目、病变大小，以及肿瘤的分期和总体预后的预期。最近，Müller 和 Capanna[92] 发表了骨盆转移瘤分类系统和基于此分类的治疗策略。1 级转移灶起源于进展缓慢和中度恶性的肿瘤，2 级转移灶是伴有髋臼周围区域的病理性骨折，3 级是伴有应力骨折的髋臼上溶骨性转移灶（图 13.3）。对 1~3 级患者进行手术治疗，4 级是转移性病变，如果不影响力学稳定性，患者可接受非手术治疗，包括放疗、全身治疗或采用包括冷冻消融和射频在内的微创治疗[92]。对于 1~3 级，手术方案需要进一步细化。对 1 级，单发性转移在

骨盆上的肿瘤可行广泛切除，如果行半骨盆切除术，可以用鞍座假体或定制的三翼缘假体行人工关节置换术。先前的研究报道，与广泛切除相比，单个转移病灶的刮除与生存率降低有关[80, 116]。此外，广泛切除孤立的髋臼周围转移瘤可降低继发性局部并发症的发生率，如局部转移扩散和内植物失败[116]。尽管与半骨盆切除相关的手术并发症风险较高，对 1 级患者行广泛切除可实现局部肿瘤有效控制。在病理性骨折（2 级和 3 级）的情况下，可应用 Harrington 标准进一步对手术治疗分级[117]。在 Harrington 1 级病变中，在不破坏髋臼软骨下骨的情况下，病灶刮除和骨水泥填充（牙骨质成形术）提供了一种微创的解决方案，能够快速缓解疼痛、改善行走和提高生活质量[118–120]。严重的髋臼缺损（内侧壁，Harrington 2 级；髋臼顶和边缘，Harrington 3 级）需要使用带或不带骨水泥 / 斯氏钉增强的加强环（Harrington 技术）进行髋臼稳定的全髋关节置换[117, 121–124]。如果预期存活时间超过 24 个月或转移瘤对辅助治疗反应差的应考虑更广泛的外科手术，包括鞍座假体或定制的三翼缘假体[72, 92, 119, 125]。类似的治疗也适用于伴有不能纠正髋臼塌陷的转移性肿瘤（Harrington 4 级）。

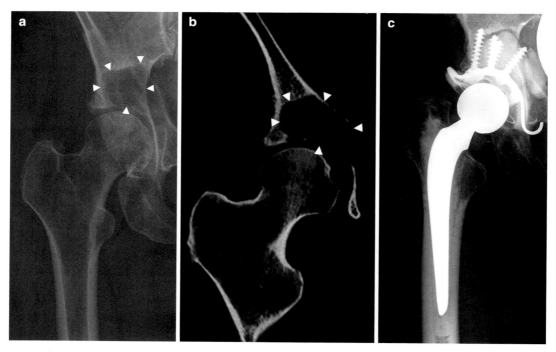

图 13.3 a~c. 51 岁女性肺癌转移。右髋臼 Harrington 3 级转移性病变（图 a、b 中箭头所示）引起的骨折使用 Ganz 髋臼加强环（Zimmer Biomet Inc.，Switzerland）进行骨水泥增强全髋关节置换术（c）。

13.6 结论

髋关节周围应力骨折和病理性骨折的治疗方案多种多样，需要仔细分析潜在疾病。治疗必须根据骨病变的病理、位置、局部骨破坏程度、疾病发展阶段及其总体预后进行个体化选择，治疗需包括由熟悉诊断和治疗的放射、病理、放射肿瘤学家、肿瘤学家和骨科医生等多学科医生组成的团队。

·参·考·文·献·

[1] Aaron AD. Treatment of metastatic adenocarcinoma of the pelvis and the extremities. J Bone Joint Surg Am. 1997; 79(6):917–32.

[2] Harrington KD. Orthopaedic management of extremity and pelvic lesions. Clin Orthop Relat Res. 1995;312:136–47.

[3] Coleman RE. Metastatic bone disease: clinical features, pathophysiology and treatment strategies. Cancer Treat Rev. 2001;27(3):165–76.

[4] Harries M, Taylor A, Holmberg L, et al. Incidence of bone metastases and survival after a diagnosis of bone metastases in breast cancer patients. Cancer Epidemiol. 2014;38(4):427–34.

[5] Jensen AO, Jacobsen JB, Norgaard M, Yong M, Fryzek JP, Sorensen HT. Incidence of bone metastases and skeletal-related events in breast cancer patients: a population-based cohort study in Denmark. BMC Cancer. 2011;11:29.

[6] Norgaard M, Jensen AO, Jacobsen JB, Cetin K, Fryzek JP, Sorensen HT. Skeletal related events, bone metastasis and survival of prostate cancer: a population based cohort study in Denmark (1999 to 2007). J Urol. 2010;184(1):162–7.

[7] Becker N. Epidemiology of multiple myeloma. Recent Results Cancer Res. 2011;183:25–35.

[8] Melton LJ 3rd, Kyle RA, Achenbach SJ, Oberg AL, Rajkumar SV. Fracture risk with multiple myeloma: a population-based study. J Bone Miner Res. 2005;20(3):487–93.

[9] Riccardi A, Gobbi PG, Ucci G, et al. Changing clinical presentation of multiple myeloma. Eur J Cancer. 1991;27(11): 1401–5.

[10] Albergo JI, Gaston CL, Jeys LM, et al. Management and prognostic significance of pathological fractures through chondrosarcoma of the femur. Int Orthop. 2015;39(5):943–6.

[11] Bramer JA, Abudu AA, Grimer RJ, Carter SR, Tillman RM. Do pathological fractures influence survival and local recurrence rate in bony sarcomas? Eur J Cancer. 2007;43(13):1944–51.

[12] Andreou D, Ruppin S, Fehlberg S, Pink D, Werner M, Tunn PU. Survival and prognostic factors in chondrosarcoma: results in 115 patients with long-term follow-up. Acta Orthop. 2011; 82(6):749–55.

[13] Bacci G, Ferrari S, Longhi A, et al. Nonmetastatic osteosarcoma of the extremity with pathologic fracture at presentation: local and systemic control by amputation or limb salvage after preoperative chemotherapy. Acta Orthop Scand. 2003; 74(4):449–54.

[14] Fuchs B, Valenzuela RG, Sim FH. Pathologic fracture as a complication in the treatment of Ewing's sarcoma. Clin Orthop Relat Res. 2003;415:25–30.

[15] Scully SP, Ghert MA, Zurakowski D, Thompson RC, Gebhardt MC. Pathologic fracture in osteosarcoma : prognostic importance and treatment implications. J Bone Joint Surg Am. 2002;84-A(1):49–57.

[16] Ahn JI, Park JS. Pathological fractures secondary to unicameral bone cysts. Int Orthop. 1994;18(1):20–2.

[17] Azouz EM, Karamitsos C, Reed MH, Baker L, Kozlowski K, Hoeffel JC. Types and complications of femoral neck fractures in children. Pediatr Radiol. 1993;23(6):415–20.

[18] Papagelopoulos PJ, Choudhury SN, Frassica FJ, Bond JR, Unni KK, Sim FH. Treatment of aneurysmal bone cysts of the pelvis and sacrum. J Bone Joint Surg Am. 2001;83-A(11):1674–81.

[19] Mascard E, Gomez-Brouchet A, Lambot K. Bone cysts: unicameral and aneurysmal bone cyst. Orthop Traumatol Surg Res. 2015;101(1 Suppl):S119–27.

[20] Arata MA, Peterson HA, Dahlin DC. Pathological fractures through non-ossifying fibromas. Review of the Mayo Clinic experience. J Bone Joint Surg Am. 1981;63(6):980–8.

[21] Bali K, Sudesh P, Patel S, Kumar V, Saini U, Dhillon MS. Pediatric femoral neck fractures: our 10 years of experience. Clin Orthop Surg. 2011;3(4):302–8.

[22] De Mattos CB, Binitie O, Dormans JP. Pathological fractures in children. Bone Joint Res. 2012;1(10):272–80.

[23] Dormans JP, Hanna BG, Johnston DR, Khurana JS. Surgical treatment and recurrence rate of aneurysmal bone cysts in children. Clin Orthop Relat Res. 2004;421:205–11.

[24] Guille JT, Kumar SJ, MacEwen GD. Fibrous dysplasia of the proximal part of the femur. Longterm results of curettage and bone-grafting and mechanical realignment. J Bone Joint Surg Am. 1998;80(5):648–58.

[25] Krishnan H, Yoon TR, Park KS, Yeo JH. Eosinophilic granuloma involving the femoral neck. Case Rep Orthop. 2013;2013:809605.

[26] Mankin HJ, Hornicek FJ, Ortiz-Cruz E, Villafuerte J, Gebhardt MC. Aneurysmal bone cyst: a review of 150 patients. J Clin Oncol. 2005;23(27):6756–62.

[27] Ortiz EJ, Isler MH, Navia JE, Canosa R. Pathologic fractures in children. Clin Orthop Relat Res. 2005;432:116–26.

[28] Tong Z, Zhang W, Jiao N, Wang K, Chen B, Yang T. Surgical treatment of fibrous dysplasia in the proximal femur. Exp Ther Med. 2013;5(5):1355–8.

[29] Wai EK, Davis AM, Griffin A, Bell RS, Wunder JS. Pathologic fractures of the proximal femur secondary to benign bone tumors. Clin Orthop Relat Res. 2001;393:279–86.

[30] Leet AI, Boyce AM, Ibrahim KA, Wientroub S, Kushner H,

Collins MT. Bone-grafting in polyostotic fibrous dysplasia. J Bone Joint Surg Am. 2016;98(3):211–9.

[31] Stanton RP, Ippolito E, Springfield D, Lindaman L, Wientroub S, Leet A. The surgical management of fibrous dysplasia of bone. Orphanet J Rare Dis. 2012;7(Suppl 1):S1.

[32] Hou HY, Wu K, Wang CT, Chang SM, Lin WH, Yang RS. Treatment of unicameral bone cyst: surgical technique. J Bone Joint Surg Am. 2011;93(Suppl 1):92–9.

[33] Kadhim M, Thacker M, Kadhim A, Holmes L Jr. Treatment of unicameral bone cyst: systematic review and meta analysis. J Child Orthop. 2014;8(2):171–91.

[34] Easley ME, Kneisl JS. Pathologic fractures through nonossifying fibromas: is prophylactic treatment warranted? J Pediatr Orthop. 1997;17(6):808–13.

[35] Hakim DN, Pelly T, Kulendran M, Caris JA. Benign tumours of the bone: a review. J Bone Oncol. 2015;4(2):37–41.

[36] Fletcher CD. The evolving classification of soft tissue tumours -an update based on the new 2013 WHO classification. Histopathology. 2014;64(1):2–11.

[37] Haase SC. Treatment of pathologic fractures. Hand Clin. 2013;29(4):579–84.

[38] Sassoon AA, Fitz-Gibbon PD, Harmsen WS, Moran SL. Enchondromas of the hand: factors affecting recurrence, healing, motion, and malignant transformation. J Hand Surg Am. 2012;37(6):1229–34.

[39] Khoo RN, Peh WC, Guglielmi G. Clinics in diagnostic imaging (124). Multiple enchondromatosis in Ollier disease. Singap Med J. 2008;49(10):841–845; quiz 846.

[40] Singh P, Kejariwal U, Chugh A. A rare occurrence of enchondroma in neck of femur in an adult female: a case report. J Clin Diagn Res. 2015;9(12):RD01–3.

[41] Murphey MD, Flemming DJ, Boyea SR, Bojescul JA, Sweet DE, Temple HT. Enchondroma versus chondrosarcoma in the appendicular skeleton: differentiating features. Radiographics. 1998;18(5):1213–37; quiz 1244-5.

[42] Balke M, Schremper L, Gebert C, et al. Giant cell tumor of bone: treatment and outcome of 214 cases. J Cancer Res Clin Oncol. 2008;134(9):969–78.

[43] Klenke FM, Wenger DE, Inwards CY, Rose PS, Sim FH. Recurrent giant cell tumor of long bones: analysis of surgical management. Clin Orthop Relat Res. 2011;469(4):1181–7.

[44] Balke M, Streitbuerger A, Budny T, Henrichs M, Gosheger G, Hardes J. Treatment and outcome of giant cell tumors of the pelvis. Acta Orthop. 2009;80(5):590–6.

[45] Blackley HR, Wunder JS, Davis AM, White LM, Kandel R, Bell RS. Treatment of giant-cell tumors of long bones with curettage and bone-grafting. J Bone Joint Surg Am. 1999; 81(6):811–20.

[46] Campanacci M, Baldini N, Boriani S, Sudanese A. Giant-cell tumor of bone. J Bone Joint Surg Am. 1987;69(1):106–14.

[47] Larsson SE, Lorentzon R, Boquist L. Giant-cell tumor of bone. A demographic, clinical, and histopathological study of all cases recorded in the Swedish Cancer Registry for the years 1958 through 1968. J Bone Joint Surg Am. 1975;57(2):167–73.

[48] Sung HW, Kuo DP, Shu WP, Chai YB, Liu CC, Li SM. Giant-cell tumor of bone: analysis of two hundred and eight cases in Chinese patients. J Bone Joint Surg Am. 1982;64(5):755–61.

[49] Turcotte RE, Wunder JS, Isler MH, et al. Giant cell tumor of long bone: a Canadian Sarcoma Group study. Clin Orthop Relat Res. 2002;397:248–58.

[50] Benevenia J, Patterson FR, Beebe KS, Abdelshahed MM, Uglialoro AD. Comparison of phenol and argon beam coagulation as adjuvant therapies in the treatment of stage 2 and 3 benign-aggressive bone tumors. Orthopedics. 2012;35(3): e371–8.

[51] Lewis VO, Wei A, Mendoza T, Primus F, Peabody T, Simon MA. Argon beam coagulation as an adjuvant for local control of giant cell tumor. Clin Orthop Relat Res. 2007;454:192–7.

[52] Klenke FM, Wenger DE, Inwards CY, Rose PS, Sim FH. Giant cell tumor of bone: risk factors for recurrence. Clin Orthop Relat Res. 2011;469(2): 591–9.

[53] Mittag F, Leichtle C, Kieckbusch I, et al. Cytotoxic effect and tissue penetration of phenol for adjuvant treatment of giant cell tumours. Oncol Lett. 2013;5(5):1595–8.

[54] van der Heijden L, Dijkstra PD, Campanacci DA, Gibbons CL, van de Sande MA. Giant cell tumor with pathologic fracture: should we curette or resect? Clin Orthop Relat Res. 2013; 471(3):820–9.

[55] Deheshi BM, Jaffer SN, Griffin AM, Ferguson PC, Bell RS, Wunder JS. Joint salvage for pathologic fracture of giant cell tumor of the lower extremity. Clin Orthop Relat Res. 2007; 459:96–104.

[56] Zheng K, Yu X, Hu Y, Wang Z, Wu S, Ye Z. Surgical treatment for pelvic giant cell tumor: a multi-center study. World J Surg Oncol. 2016;14:104.

[57] Chung LH, Wu PK, Chen CF, Weng HK, Chen TH, Chen WM. Pathological fractures in predicting clinical outcomes for patients with osteosarcoma. BMC Musculoskelet Disord. 2016;17(1):503.

[58] Moradi B, Zahlten-Hinguranage A, Lehner B, Zeifang F. The impact of pathological fractures on therapy outcome in patients with primary malignant bone tumours. Int Orthop. 2010;34(7): 1017–23.

[59] Schlegel M, Zeumer M, Prodinger PM, et al. Impact of pathological fractures on the prognosis of primary malignant bone sarcoma in children and adults: a single-center retrospective study of 205 patients. Oncology. 2018;94(6): 354–62.

[60] Sun L, Li Y, Zhang J, Li H, Li B, Ye Z. Prognostic value of pathologic fracture in patients with high grade localized osteosarcoma: a systemic review and meta-analysis of cohort studies. J Orthop Res. 2015;33(1):131–9.

[61] Zeifang F, Sabo D, Ewerbeck V. [Pathological fracture in primary malignant bone tumors]. Chirurg. 2000;71(9):1121–5.

[62] Zuo D, Zheng L, Sun W, Hua Y, Cai Z. Pathologic fracture does not influence prognosis in stage IIB osteosarcoma: a case-control study. World J Surg Oncol. 2013;11:148.

[63] Chandrasekar CR, Grimer RJ, Carter SR, Tillman RM, Abudu A, Buckley L. Modular endoprosthetic replacement for tumours of the proximal femur. J Bone Joint Surg Br. 2009; 91(1):108–12.

[64] Kawaguchi N, Ahmed AR, Matsumoto S, Manabe J, Matsushita

Y. The concept of curative margin in surgery for bone and soft tissue sarcoma. Clin Orthop Relat Res. 2004;419:165–72.

[65] Chen X, Yu LJ, Peng HM, et al. Is intralesional resection suitable for central grade 1 chondrosarcoma: a systematic review and updated meta-analysis. Eur J Surg Oncol. 2017; 43(9):1718–26.

[66] Chen YC, Wu PK, Chen CF, Chen WM. Intralesional curettage of central low-grade chondrosarcoma: a midterm follow-up study. J Chin Med Assoc. 2017;80(3):178–82.

[67] Meftah M, Schult P, Henshaw RM. Long-term results of intralesional curettage and cryosurgery for treatment of low-grade chondrosarcoma. J Bone Joint Surg Am. 2013; 95(15): 1358–64.

[68] Weber KL, Raymond AK. Low-grade/dedifferentiated/high-grade chondrosarcoma: a case of histological and biological progression. Iowa Orthop J. 2002;22:75–80.

[69] Deloin X, Dumaine V, Biau D, et al. Pelvic chondrosarcomas: surgical treatment options. Orthop Traumatol Surg Res. 2009;95(6):393–401.

[70] Pring ME, Weber KL, Unni KK, Sim FH. Chondrosarcoma of the pelvis. A review of sixty-four cases. J Bone Joint Surg Am. 2001;83-A(11): 1630–42.

[71] Brown TS, Salib CG, Rose PS, Sim FH, Lewallen DG, Abdel MP. Reconstruction of the hip after resection of periacetabular oncological lesions: a systematic review. Bone Joint J. 2018; 100-B(1 Supple A): 22–30.

[72] Bus MP, Szafranski A, Sellevold S, et al. LUMiC((R)) endoprosthetic reconstruction after periacetabular tumor resection: short-term results. Clin Orthop Relat Res. 2017; 475(3):686–95.

[73] Hong AM, Millington S, Ahern V, et al. Limb preservation surgery with extracorporeal irradiation in the management of malignant bone tumor: the oncological outcomes of 101 patients. Ann Oncol. 2013;24(10):2676–80.

[74] Liang H, Ji T, Zhang Y, Wang Y, Guo W. Reconstruction with 3D-printed pelvic endoprostheses after resection of a pelvic tumour. Bone Joint J. 2017;99-B(2):267–75.

[75] Sharma DN, Rastogi S, Bakhshi S, et al. Role of extracorporeal irradiation in malignant bone tumors. Indian J Cancer. 2013; 50(4):306–9.

[76] Sun W, Li J, Li Q, Li G, Cai Z. Clinical effectiveness of hemipelvic reconstruction using computer-aided custom-made prostheses after resection of malignant pelvic tumors. J Arthroplast. 2011;26(8):1508–13.

[77] Thambapillary S, Dimitriou R, Makridis KG, Fragkakis EM, Bobak P, Giannoudis PV. Implant longevity, complications and functional outcome following proximal femoral arthroplasty for musculoskeletal tumors: a systematic review. J Arthroplasty. 2013;28(8):1381–5.

[78] Goorin AM, Schwartzentruber DJ, Devidas M, et al. Presurgical chemotherapy compared with immediate surgery and adjuvant chemotherapy for nonmetastatic osteosarcoma: Pediatric Oncology Group Study POG-8651. J Clin Oncol. 2003;21(8):1574–80.

[79] Choy WS, Kim KJ, Lee SK, et al. Surgical treatment of pathological fractures occurring at the proximal femur. Yonsei Med J. 2015;56(2):460–5.

[80] Issack PS, Kotwal SY, Lane JM. Management of metastatic bone disease of the acetabulum. J Am Acad Orthop Surg. 2013;21(11):685–95.

[81] Mundy GR. Metastasis to bone: causes, consequences and therapeutic opportunities. Nat Rev Cancer. 2002;2(8):584–93.

[82] Roudier MP, Vesselle H, True LD, et al. Bone histology at autopsy and matched bone scintigraphy findings in patients with hormone refractory prostate cancer: the effect of bisphosphonate therapy on bone scintigraphy results. Clin Exp Metastasis. 2003;20(2):171–80.

[83] Gainor BJ, Buchert P. Fracture healing in metastatic bone disease. Clin Orthop Relat Res. 1983;178:297–302.

[84] Bohm P, Huber J. The surgical treatment of bony metastases of the spine and limbs. J Bone Joint Surg Br. 2002;84(4):521–9.

[85] Jacofsky DJ, Haidukewych GJ. Management of pathologic fractures of the proximal femur: state of the art. J Orthop Trauma. 2004;18(7):459–69.

[86] Errani C, Mavrogenis AF, Cevolani L, et al. Treatment for long bone metastases based on a systematic literature review. Eur J Orthop Surg Traumatol. 2017;27(2):205–11.

[87] Forsberg JA, Eberhardt J, Boland PJ, Wedin R, Healey JH. Estimating survival in patients with operable skeletal metastases: an application of a Bayesian belief network. PLoS One. 2011;6(5):e19956.

[88] Katagiri H, Okada R, Takagi T, et al. New prognostic factors and scoring system for patients with skeletal metastasis. Cancer Med. 2014;3(5):1359–67.

[89] Ratasvuori M, Wedin R, Hansen BH, et al. Prognostic role of en-bloc resection and late onset of bone metastasis in patients with bone-seeking carcinomas of the kidney, breast, lung, and prostate: SSG study on 672 operated skeletal metastases. J Surg Oncol. 2014;110(4):360–5.

[90] Rougraff BT, Kneisl JS, Simon MA. Skeletal metastases of unknown origin. A prospective study of a diagnostic strategy. J Bone Joint Surg Am. 1993;75(9):1276–81.

[91] Wolanczyk MJ, Fakhrian K, Adamietz IA. Radiotherapy, bisphosphonates and surgical stabilization of complete or impending pathologic fractures in patients with metastatic bone disease. J Cancer. 2016;7(1):121–4.

[92] Muller DA, Capanna R. The surgical treatment of pelvic bone metastases. Adv Orthop. 2015;2015:525363.

[93] Nilsson J, Gustafson P. Surgery for metastatic lesions of the femur: good outcome after 245 operations in 216 patients. Injury. 2008;39(4):404–10.

[94] Morishige M, Muramatsu K, Tominaga Y, Hashimoto T, Taguchi T. Surgical treatment of metastatic femoral fractures: achieving an improved quality of life for cancer patients. Anticancer Res. 2015;35(1):427–32.

[95] Mirels H. Metastatic disease in long bones. A proposed scoring system for diagnosing impending pathologic fractures. Clin Orthop Relat Res. 1989;249:256–64.

[96] Damron TA, Morgan H, Prakash D, Grant W, Aronowitz J, Heiner J. Critical evaluation of Mirels' rating system for impending pathologic fractures. Clin Orthop Relat Res. 2003; 415:S201–7.

[97] Van der Linden YM, Dijkstra PD, Kroon HM, et al. Comparative analysis of risk factors for pathological fracture with femoral metastases. J Bone Joint Surg Br. 2004; 86(4):566–73.

[98] Menck H, Schulze S, Larsen E. Metastasis size in pathologic femoral fractures. Acta Orthop Scand. 1988;59(2):151–4.

[99] Issack PS, Barker J, Baker M, Kotwal SY, Lane JM. Surgical management of metastatic disease of the proximal part of the femur. J Bone Joint Surg Am. 2014;96(24):2091–8.

[100] Peterson JR, Decilveo AP, O'Connor IT, Golub I, Wittig JC. What are the functional results and complications with long stem hemiarthroplasty in patients with metastases to the proximal femur? Clin Orthop Relat Res. 2017;475(3):745–56.

[101] Steensma M, Boland PJ, Morris CD, Athanasian E, Healey JH. Endoprosthetic treatment is more durable for pathologic proximal femur fractures. Clin Orthop Relat Res. 2012;470(3):920–6.

[102] Wedin R, Bauer HC. Surgical treatment of skeletal metastatic lesions of the proximal femur: endoprosthesis or reconstruction nail? J Bone Joint Surg Br. 2005;87(12):1653–7.

[103] Yazawa Y, Frassica FJ, Chao EY, Pritchard DJ, Sim FH, Shives TC. Metastatic bone disease. A study of the surgical treatment of 166 pathologic humeral and femoral fractures. Clin Orthop Relat Res. 1990;251:213–9.

[104] Capanna R, Campanacci DA. The treatment of metastases in the appendicular skeleton. J Bone Joint Surg Br. 2001;83(4):471–81.

[105] Alvi HM, Damron TA. Prophylactic stabilization for bone metastases, myeloma, or lymphoma: do we need to protect the entire bone? Clin Orthop Relat Res. 2013;471(3):706–14.

[106] Scarborough MT. CORR Insights (R): Intramedullary nailing of femoral diaphyseal metastases: is it necessary to protect the femoral neck? Clin Orthop Relat Res. 2015;473(4):1503–4.

[107] Miller BJ, Soni EE, Gibbs CP, Scarborough MT. Intramedullary nails for long bone metastases: why do they fail? Orthopedics. 2011;34(4):274.

[108] Friedl W. [Double plate compound osteosynthesis. A procedure for primary stress-stable management of problem injuries of the subtrochanteric to supracondylar femoral area]. Aktuelle Traumatol. 1992;22(5):189–96.

[109] Gruber G, Zacherl M, Leithner A, et al. [Surgical treatment of pathologic fractures of the humerus and femur]. Orthopade. 2009;38(4):324, 326–8, 330–4.

[110] Friedl W, Ruf W, Mischkowsky T. [Compound double plate osteosynthesis in subtrochanteric pathologic fractures. A clinical and experimental study]. Chirurg. 1986;57(11):713–18.

[111] Ganz R, Fernandez D. [Treatment of pathological fractures in metastases]. Ther Umsch. 1973;30(4):307–9.

[112] Schottle H, Sauer HD, Jungbluth KH. [Measurements of stability of operative osteosynthesis on the proximal femur (author's transl)]. Arch Orthop Unfallchir. 1977;89(1):87–100.

[113] Rompe JD, Eysel P, Hopf C, Heine J. Metastatic instability at the proximal end of the femur. Comparison of endoprosthetic replacement and plate osteosynthesis. Arch Orthop Trauma Surg. 1994;113(5):260–4.

[114] Merckaert S, Siebenrock K, Tannast M. Compound osteosynthesis of the proximal femur as a choice for the treatment of pathological proximal femoral fractures. American Academy of Orthoppaedic Surgerons (AAOS) Annual Meeting, San Diego, USA; 2017.

[115] Picci P, Manfrini M, Fabbri N, Gambarotti M, Vanel D. Atlas of musculoskeletal tumors and tumorlike lesions. Berlin: Springer; 2014.

[116] Yasko AW, Rutledge J, Lewis VO, Lin PP. Disease and recurrence-free survival after surgical resection of solitary bone metastases of the pelvis. Clin Orthop Relat Res. 2007; 459:128–32.

[117] Harrington KD. The management of acetabular insufficiency secondary to metastatic malignant disease. J Bone Joint Surg Am. 1981;63(4): 653–64.

[118] Cotten A, Deprez X, Migaud H, Chabanne B, Duquesnoy B, Chastanet P. Malignant acetabular osteolyses: percutaneous injection of acrylic bone cement. Radiology. 1995;197(1): 307–10.

[119] Guzik G. Treatment of metastatic lesions localized in the acetabulum. J Orthop Surg Res. 2016;11(1):54.

[120] Scaramuzzo L, Maccauro G, Rossi B, Messuti L, Maffulli N, Logroscino CA. Quality of life in patients following percutaneous PMMA acetabuloplasty for acetabular metastasis due to carcinoma. Acta Orthop Belg. 2009; 75(4):484–9.

[121] Clayer M. The survivorship of protrusio cages for metastatic disease involving the acetabulum. Clin Orthop Relat Res. 2010;468(11):2980–4.

[122] Ho L, Ahlmann ER, Menendez LR. Modified Harrington reconstruction for advanced periacetabular metastatic disease. J Surg Oncol. 2010;101(2):170–4.

[123] Marco RA, Sheth DS, Boland PJ, Wunder JS, Siegel JA, Healey JH. Functional and oncological outcome of acetabular reconstruction for the treatment of metastatic disease. J Bone Joint Surg Am. 2000;82(5):642–51.

[124] Tillman RM, Myers GJ, Abudu AT, Carter SR, Grimer RJ. The three-pin modified 'Harrington' procedure for advanced metastatic destruction of the acetabulum. J Bone Joint Surg Br. 2008;90(1): 84–7.

[125] Kitagawa Y, Ek ET, Choong PF. Pelvic reconstruction using saddle prosthesis following limb salvage operation for periacetabular tumour. J Orthop Surg (Hong Kong). 2006; 14(2):155–62.

14

髋臼和股骨颈骨折骨不连与畸形愈合

Robert C. Jacobs, Craig S. Bartlett, and Michael Blankstein

潘福根　周凯华　译

摘　要

骨不连和畸形愈合在股骨颈骨折术后较少发生，在髋臼骨折术后这两种并发症更为少见。骨不连和畸形愈合很难诊断，但治疗成功后大部分患者愈后良好。这两种并发症的治疗已有标准化流程，如在髋臼骨折切开复位内固定术后失败的患者可以实行进一步的全髋关节置换术。

对髋臼骨折而言，畸形愈合的比例比我们以往的认识可能还要高。本章收录了一些髋臼畸形愈合和切开复位内固定术后骨不连随后进行全髋关节置换术的病例。由于其比例在年轻和老年人群中呈双峰表现，股骨颈骨折在病因和治疗方面都有显著差异。本章还收录了一例骨不连进行全髋关节置换的病例。

关键词

髋臼，骨不连，畸形愈合，骨折，股骨颈

14.1 髋臼骨折

14.1.1 引言

14.1.1.1 发生率

切开复位内固定是治疗大多数有移位的髋臼骨折的金标准。骨不连是髋臼骨折术后少见的并发症，其发生率低于5%[1-4]，最常发生在横行或合并横行骨折的髋臼骨折患者中[1, 3, 5]。髋臼骨折术后畸形愈合的发生率不到6%[4]。在不同手术入路与Judet和Letournel骨折分型中，这两种并发症的发生率是不同的[1]。但是，目前髋臼骨折术后畸形愈合的确切发生率及临床功能研究结果仍缺乏确切的数据来源[6-14]。

术后或随访时的影像学资料可以用来评估骨折复位的质量，大致粗略地推算出髋臼畸形愈合的发生率。评估复位质量的主观或客观方法有很多。近来大多数学者采用Matta的方法[2]从平片（正位和Judet位）来评估复位的质量，可分为：解剖复位（0~1 mm）、不完美的复位（2~3 mm）和较差的复位（>3 mm）[15]。如果畸形愈合定义为骨折愈合时平片上骨折端移位>3 mm，那么实际髋臼骨折畸形愈合的发生率可能还会显著增加，为4%~32.6%[1-4, 6-8, 10-14, 16]。

R. C. Jacobs (✉) · **C. S. Bartlett** · **M. Blankstein**
University of Vermont, Burlington, VT, USA
e-mail: robert.jacobs@uvmhealth.org

在 Letournel 的经典论文中，并没有报道具体的测量结果，但在 417 例手术治疗的患者中，有 26% 的患者存在不完美的复位[1]。

由于髋臼的解剖结构复杂，平片很难全面评估复位的质量，尤其是累及髋臼后壁的骨折，因此统计畸形愈合的发生率尤为困难。在一项 100 例患者的研究中，Moed 等发现尽管术后平片有 97 例患者显示骨折解剖复位，但其实其中有 41 例患者术中并没有达到解剖复位，骨折端间隙要 >3 mm[9]。

对畸形愈合或骨不连的定义也存在争议，并没有得到普遍的认同，定义还在不断修改中[17]。与长骨骨折不同，髋臼骨折获得高质量的影像学资料更困难，而且很难通过一张平来评估多个平面皮质的愈合情况。

14.1.1.2 髋臼骨折切开复位内固定术后的其他并发症

骨关节炎也是移位的髋臼骨折切开复位内固定术后一个常见的并发症。Giannoudis 等在 2005 年的一篇荟萃分析中报道了严重骨关节炎的发生率为 20%[6]。近年来，随着外科的专科化、经验的提高和三级转诊制度的完善，髋臼骨折切开复位内固定术后创伤性关节炎的发生率有所下降[18]。影响愈后的危险因素包括：年龄的增长[2, 4, 6, 9, 10, 19]、骨折的复杂程度[2, 6, 18, 19]、术前等待时间长[1, 2, 6, 9, 16]、局部并发症（包括感染、血管坏死）[2, 10, 18]和异位骨化[2, 3, 10, 18]。

临床上使用吲哚美辛栓来预防髋臼骨折术后异位骨化的发生已有几十年。然而，有文献表明，吲哚美辛栓在髋臼后壁骨折中使用时会使骨不连发生率达到 62%[20]。吲哚美辛栓的使用可能是一些骨不连的原因，随后这些患者转为全髋关节置换术，但发生率因研究对象的不同而有所不同，并受到研究设计偏倚的影响[5]。

虽然骨折达到了解剖复位，但移位的髋臼骨折术后的头几个月内，关节炎可能会迅速发展。关节面的复位不良所导致的畸形愈合或骨不连进一步加重了关节软骨的损伤，往往提示预后不佳[2, 4]。研究表明，切开复位内固定术后再行二次全髋关节置换术的比率为 6%~35%，但这取决于骨折的类型[3, 11, 14]。也有研究显示，年轻患者往往骨折更为复杂，损伤暴力更大，骨折更严重，但功能结果并不成正比，甚至比预测更好[2]。年轻患者比老年患者更早倾向于行全髋关节置换治疗，原因可能是他们对功能要求更高，希望尽早尽快地重建功能[21, 22]，然而并不是所有研究都得出此结论[19]。

14.1.2 髋臼骨折非手术治疗后的结果

移位的髋臼骨折（ > 3 mm 的移位或台阶），非手术治疗的疗效明显比切开复位内固定术治疗的疗效差[23]。这种疗效上的差异使我们不推荐对髋臼骨折进行非手术治疗，仅对无明显移位的、老年患者、严重多发伤合并有严重内科疾病[23]、麻醉下检查后壁骨折稳定的患者[24]可采取非手术治疗。较小移位的患者，台阶 < 2 mm，在不进行手术干预情况下，10 年髋关节存活率可达 94%，优良率达到 88% 和 89%[25]。

14.1.3 髋臼骨折切开复位内固定术的结果

当采取切开复位内固定术时，如果复位后骨折端移位 ≤ 3 mm，70% 的患者的影像学检查和功能结果都能达到良好[2-4, 6, 9, 10, 18, 19]，即使是用了扩大入路[13]和老年患者[26]。如果髋臼骨折在术后 2 年的功能达到良好，通常 10 年和 20 年的长期结果也较好[6, 19, 25]。然而，有许多骨折会出现关节快速进行性损坏，导致关节间隙丧失、疼痛和关节炎，为了取得更好的关节功能，往往需要额外的手术干预[11, 19]。根据 Matta 的经验而研发的预测性计量表，有助于预测哪些髋臼骨折切开复位内固定术后最有可能需要行二次全髋关节置换术[19]。

有少数病例研究报道了延迟治疗髋臼骨折和切开复位内固定治疗髋臼骨不连[1, 16, 27]。上述研究表明与受伤后 3 周内接受手术治疗的患者相比，延迟切开复位内固定治疗的患者，其功能和影像学结果更差。

14.1.4 髋臼骨折切开复位内固定翻修术后的结果

报道移位髋臼骨折的翻修结果的文献较少。如果在 3 周内再次手术，59% 的患者仍能获得良好的临床效果，但在 12 周以上再次手术的患者的疗效明显较差（29% 的患者疗效良好）。大多数情况下，需要翻修手术的原因是内固定失效导致的骨折再次移位或手术中骨折复位不良[5, 27]。

关于移位髋臼骨折切开复位内固定翻修手术的高质量文献很少，通常都包含急性和延迟手术的患者，延迟手术患者与畸形愈合和骨不连患者组有重

叠 [5, 16]。在翻修或延期行切开复位内固定的患者中，通常需要采取扩大入路的手术，并伴有其他并发症的发生，如感染、异位骨化、股骨头坏死的增加，以及二期可能需要行全髋关节置换术 [1, 2, 12, 13, 16, 19]。

14.1.5 转为全髋关节置换术的研究进展

对大多数髋臼骨折切开复位内固定或非手术治疗后出现髋关节炎的患者来说，转为全髋关节置换术是一种挽救手术 [28-30]。在早期，这些挽救手术后的初期结果不佳，并发症很高。尤其髋臼假体的失效率显著高于预期，髋臼假体和股骨侧假体的翻修率也高于预期 [21]。随着对这些患者治疗方法的改进，手术效果也越来越好 [22]。

14.1.6 转为全髋关节置换术后的结果

短期和长期的临床研究结果显示，移位的髋臼骨折转为全髋关节置换，年轻患者的功能评分会明显改善 [29, 31-34]。与大多数同年龄的初次接受全髋关节置换术的患者相比 [35]，髋臼骨折后再行髋关节置换的并发症发生率更接近于全髋关节翻修术后的患者 [28, 36]。然而，有学者报道其关节中期存活率接近于初次全髋关节置换术后的水平，主要的差异是手术时间延长、失血量增多和术后并发症增多 [22, 28, 31]。

总体来说，最近的研究报道了中期返修率改进至 0%~32% [28, 29]。零星的关于此类患者远期疗效的研究，报道了其 20 年髋臼生存率为 57% [34]。年轻的髋臼骨折切开复位内固定术后若发生骨性关节炎，症状严重者患者也希望尽早进行全髋关节置换的翻修手术 [21, 35]。髋臼骨折内固定术后转为全髋关节置换术会增加神经损伤、脱位、感染、异位骨化、内固定失效的风险。

14.1.7 术前评估

当评估患者在髋臼骨折后是否有潜在的骨不连或畸形愈合时，应进行仔细的病史采集和查体。术后早期康复的过程中，也应仔细检查以排除其他髋关节病理情况，特别是感染。

如怀疑感染，应该检测一些炎症标记物并多次化验。如果临床高度怀疑感染，应抽吸关节腔滑液并进行细菌培养、滑膜细胞计数、差异分析和晶体分析。

完善的内分泌检查也应作为术前评估的一部分。在不明原因骨不连的患者中，Brinker 等发现

84% 的人有内分泌异常。此外，8/37 的患者最终通过畸形矫正和非手术治疗治愈骨不连 [37]。同时也应告诫患者戒烟，因为它与愈合时间的延长、手术并发症、延迟愈合和需要多次手术有关 [38]。

无论患者是否曾接受过切开复位内固定术或采取非手术治疗，术前最基本的要求是获取骨盆的完整影像学资料（前后位和 Judet 位）。通常也推荐使用 CT。其他辅助检查有金属抑制 CT 和三维 CT 重建成像。MRI 也可以被认为是确诊潜在的隐性感染和股骨头缺血性坏死的方法。这也可以通过特定的金属抑制序列来完成，全骨盆的成像有助于将患侧髋与正常侧髋关节进行比较。

应查询初次手术记录并对患者进行查体，以便尽可能使用原有的手术切口和手术入路。这也有助于制订合理的治疗方案，处理并取出内固定物。最后需要将髋臼切开复位内固定术后失败转为全髋关节置换术的效果与翻修性切开复位内固定手术的预期效果进行权衡。对大多数骨不连或畸形愈合的患者，建议行全髋关节置换术而不是切开复位内固定的翻修手术，因为大部分患者在转为全髋关节置换术后的结果都比较好。

14.1.8 切开复位内固定翻修的手术计划

一个成功的手术始于一个完善的手术计划，对于术中主要的问题有相应的解决措施。这是建立在掌握完整详尽的病史、体检和与患者充分沟通讨论的基础上的。

如前所述，外科医生应了解为什么会发生畸形愈合或骨不连，以及哪些关键手术步骤能进行骨折复位和维持稳定性。切开复位内固定翻修手术通常需要一个扩大切口入路，因而可能产生一些严重的并发症 [16]。所选择的入路应能充分显露骨不连或畸形愈合部位，应对现有的内固定物进行评估，决定是保留或取出，要对现有的骨质进行定性及定量分析。如果需要采取多个联合切口进行手术，应权衡这些入路的并发症与单一入路行全髋关节置换术的预期结果比较。

应进行感染和代谢性指标检查，这在上文已进行了阐述。评估以往的手术记录、内固定物的情况和皮肤切口的情况，以确定切开复位内固定翻修是否可行。也应考虑内固定物的处理、骨量和不稳定性，并根据需要准备手术的备选方案。

处理术中可能出现的并发症、骨折稳定性和髋臼关节面的解剖复位。如果手术目标无法在术中实现，那么手术应转为全髋关节置换术。延迟切开复位内固定翻修会出现复位不良且预后往往不佳[16]。

对于切开复位内固定翻修术和术中转为全髋关节置换术都应在术前准备完毕，包括在何种情况下以多途径或分阶段的方式完成手术。手术前应准备好两种手术所需的所有手术器械及设备。手术团队的手术能力也至关重要，如果主刀医生对采取哪种手术还拿不定主意，团队中应包含一个擅长复杂髋臼骨折治疗的创伤骨科医生和一个擅长复杂全髋关节置换翻修术的关节外科医生。

病例 1 ------------------------------------

男性，19 岁，车祸伤，右髋臼后壁骨折伴髋关节脱位。在急诊室成功进行了髋关节复位（图 14.1）。

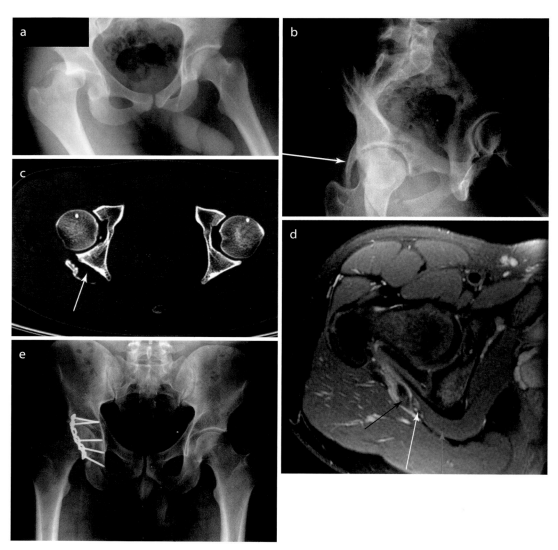

图 14.1　a. 右髋臼后壁骨折伴髋关节脱位患者的骨盆正位片。患者拒绝入院治疗，也未进行随访。9 个月后，摔倒后膝盖着地，随后感觉右髋关节疼痛不稳，之后到医院就诊。伤后一直存在右下肢疼痛和感觉异常且有加重。X 线片、CT 和 MRI 证实右侧髋臼骨不连，坐骨神经卡在骨折端。b. 闭孔斜位片显示髋臼后壁骨折移位伴异位骨化形成（白箭头）。c. CT 图像显示髋臼骨折骨不连和受压的坐骨神经（白箭头）。d. MRI T2 像显示坐骨神经（白箭头）和梨状肌腱（红箭头）卡在骨不连的骨折端中。后壁骨折碎片（黑箭头）位于神经外侧。患者随后进行了手术治疗，通过 Kocher-Langenbeck 入路探查右侧的坐骨神经，并对右侧髋臼骨不连行切开复位内固定术。确认坐骨神经，并从骨不连处松解游离出来。用股骨牵引器辅助牵引，直视髋关节。发现股骨软骨 2 度磨损。解剖复位后壁骨折，用钢板螺钉固定。e. 术后 10 年随访，骨盆前后位提示内固定完整，关节间隙存在，活动范围内无疼痛，无活动受限。

14.1.9 转为全髋关节置换术的手术计划

一个成功的手术始于一个准备完善的手术计划，并且还包括处理术中所遇到的紧急情况的预案。后壁骨折是最常见的转为全髋关节置换术的骨折类型。在 10 种髋臼骨折类型中，这些患者的预后也是最差的[1, 2, 11]。幸运的是，大多数后壁骨折患者有较好的骨储备，不需要额外植骨。首先是要重建原有的髋关节中心。那些髋关节距离正常位置 > 20 mm 的全髋关节置换患者术后翻修率会有所增加[22, 31]。

在骨缺损的情况下，骨稳定性可以通过一些类似于基础全髋关节置换翻修术的技术来实现[39, 40]。有很多的金属假体可用于翻修的关节置换术，以处理大面积的骨缺损，尤其是后壁缺损[33]。其他修补方式还包括多孔钛杯结合多孔设计杯 / 网结构[41]。可以用螺钉将髋臼假体固定到髂骨、坐骨，甚至耻骨上。虽然假体部分与原有骨接触不到 50% 即可发挥作用，但如果能有超过 50% 的骨接触将有助于改善中期预后[42]。

在伴有骨缺损的髋臼畸形愈合或骨不连中，使用自体骨和（或）异体骨移植修复骨缺损仍然有效[5, 28, 33, 43]。必须通过钢板和螺钉固定或固定在最终髋臼假体以确保移植骨的稳定性[5, 43]。如前所述，骨水泥髋臼假体可以在某些患者中得到良好的治疗效果[22]，但近年的研究显示，非骨水泥假体翻修可取得更好的临床效果[32]。

髋臼骨折后转为全髋关节置换术仍可采用 Kocher-Langenbeck（K-L）入路。如果原来已经采用了后入路，那我们更易剥离显露原来的内固定物。关节内固定物可以用金属切割器和超声凝胶来取出[44]。

利用计算机导航和术前计算机辅助设计模板可以辅助髋关节中心的重建。增加髋臼假体放置的稳定性的其他方法包括使用唇形衬垫和双活动头组件[28-31]。

使用 K-L 入路可以更易暴露髋臼和股骨干。比起其他入路，更容易对臀大肌进行部分或完全游离、二腹肌截骨和扩大转子截骨。所以，后续的手术计划和影像学我们主要针对 K-L 入路手术（表 14.1）。

病例 2

男性，23 岁，车祸伤，右髋臼后壁粉碎性骨折伴髋关节脱位，CT 显示横行骨折无移位。受伤 7 小时内在清醒镇静状态下，急诊室行髋关节复位术（从外院转入，当地医院医生无法对髋关节进行复位）。坐骨神经功能复位前后均正常（图 14.2）。

14.2 股骨颈骨折

14.2.1 介绍

骨不连是移位的股骨颈骨折术后常见的并发症，近期研究报道显示其发生率为 10%~30%[47-49]。当结合股骨头缺血性坏死，这两种并发症影响 20%~50% 的患者[47-49]。

股骨颈骨折患者人群分布呈双峰状，主要是高能量损伤的年轻人群和低能量损伤的老年人群[47, 50, 51]。然而，股骨颈骨折在 50 岁以下的患者中并不常见，仅占全部髋部骨折的 3%[51]。与之相反，老年人的发病率大幅上升，男性和女性的发病率分别为 27.7‰ 和 63.3‰[52]。当从站立位置摔倒时，老年人股骨近端骨折约占一半[51]。

移位的股骨颈骨折在年轻患者中症状都比较重，因为大多数是高能量损伤引起的[47, 53]。在这种情况下，股骨近端软组织和骨膜经常有严重的损伤。股骨颈区域是血液供应的分水岭，旋股内侧动脉主要从股方肌内向后侧上升。在梨状肌表面穿过髋关节囊，然后在股骨颈上部骨膜内网状分布[54]。

股骨颈骨折是囊内骨折，缺乏骨膜血供，因此即使稳定固定后骨不连的风险也很高。这种有挑战性的并发症甚至比畸形愈合更常见[49]。

骨折的形态对骨不连的发生也起着重要影响。在年轻患者中，高能量损伤使骨折线更倾向为垂直方向[50]，并归类为 Pauwels Ⅲ 型（> 50°）[55]。骨折端在加压情况下能促进愈合，但骨折线角度增大后剪切应力通过骨折线导致内翻成角和骨不连[56]。自 Pauwels[55] 早期描述股骨颈骨折特点以来，Garden 分类法已被广泛使用，其主要依赖于股

表 14.1 股骨颈骨折或髋臼骨折切开复位内固定失败后转为全髋关节置换流程图

	常规	影像学	髋臼骨柄	股骨内固定物
指征	• 骨不连 • 畸形愈合 • 股骨头缺血性坏死 • 髋关节创伤性关节炎			
目的	• 确认没有感染 • 恢复骨盆/髋臼的稳定性以进行全髋关节置换术 • 尽可能恢复术后髋关节稳定性和髋关节旋转中心 • 恢复功能，无痛行走和活动范围			

术前评估	• 确保适合的手术指征
	• 术前，排除感染
	—排除→继续
	—如果感染，患者还不能行全髋关节置换术，改为治疗感染
	• MRSA 筛查
	阳性：术前用聚维酮碘拭子，术中用万古霉素
	阴性：标准术前抗生素
	• 对以前的手术进行评估
	—皮肤切口
	—深部间隙
	—确认内植物的工具
	• 确认内植物公司，准备取内植物
		• 影像学评估（X 线片和 CT）
		• 髋臼内固定物
		—没有→继续
		—如果有内固定物需要取出，可以通过 K-L 入路先取出内固定物；K-L 入路既可以取出内固定物，同时还能行全髋关节置换术。如果不能通过 K-L 入路取出内固定物，则需要通过前期髋臼固定的入路取出内植物
			• 充分或最小的缺失
			—无骨不连：继续
			—有骨不连：移除内植物，切开复位内固定翻修植骨，在全髋关节置换术前恢复稳定性
			• 不充分
			—使用 AAOS 或 Paprosky 分型和原则，同全髋关节置换一样翻修术中骨缺损[45,46]
			—骨不连或畸形愈合
			增强
			  骨小梁金属板重建后壁和（或）柱支撑
			  多孔金属翻修杯
			  杯/笼结构
			  用螺钉固定到髂骨和坐骨
			  切开复位内固定同时植骨（自体植骨头或髂嵴植骨 ± 异体植骨）
			  I 型（后壁缺损）：用股骨头或髂嵴骨
			  II 型（包含空洞）：碎块骨 + 打压
			  III 型（柱/壁缺损）：同种异体股骨头或髂嵴骨支架
				• 不存在：继续
				• 有内植物（加压髋螺钉、空心钉、髓内钉）
				—移除内固定物后脱手术复位髋关节
				—复位髋关节，取出内固定物

入路/体位	• 侧卧位 K-L 入路 —延长 —可结合转子间截骨提高手术视野范围 • 不建议采用其他入路 —术中处理后壁和（或）柱缺损难度增加 —术中股骨骨折处理难度增加 —后续翻修手术难度更大			

（续表）

	手术暴露	培养/超声	稳定性	关闭切口
术中	K-L 入路，截骨移除股骨头和颈 • 识别和保护坐骨神经 • 如有必要处理股骨内固定物 • 如有必要处理髋臼内固定物 • 移除内固定物 　－保证稳定性所需的最低骨储备 　－对于埋入的金属，用切割器和超声波凝胶处理	• 术中排除感染 • 至少两种培养基用于革兰染色，培养基用于厌氧菌、需氧菌培养 • 组织学切片 • 冰冻切片并进行病理检查 　－每个高倍视野少于 5 个中性粒细胞：继续 　－每个高倍视野超过 5 个中性粒细胞：转为髋关节抗生素假体或网格 • 可以用超声检查和对内固定物进行培养	• 髋臼切开复位翻修内固定同时同种异体骨±结构植骨（如需要） • 用自体股骨头植骨±结构植骨（如需要）填充空洞型骨缺损 • 处理髋臼侧，使其适合髋臼假体的尺寸 • 应用髋臼内固定物 　－增强 　－多孔翻修杯 　－杯/笼结构 • 在处理股骨假体前确定髋臼的稳定性 • 稳定附件 　－髋臼中心化确定有宿主骨支撑 　－用螺钉固定到髂骨、坐骨、耻骨 　－确认安全区 　－唇形衬垫（10°~20°） 　－髋臼假体中置的侧化衬垫 　－双极头杯 　－大头 　－通过增加股骨颈长来增偏心距 • 股骨假体稳定性 　－生物型假体 　－年轻患者骨量好 　－骨水泥假体 　－年老患者 　－骨量差 　－以前有内固定物 　－可以增加前倾角以提高稳定性	• 多层缝合 • 必要时放置引流

	负重	活动	疼痛控制	深静脉血栓形成预防/抗生素
术后	• 允许 　－如果术前证实骨稳定性 　－足趾点地负重 　－如果术前骨盆骨性结构不稳定 　－如果术中发现骨性不稳定 　－在 8 周时负重	• 术后第 1 天用助步器辅助行走 • 每日理疗/作业治疗进行步态训练、活动度、走楼梯 • 预防髋关节脱位 　－术后 3 个月 　－将屈曲限制在 90° 以内 　－避免内旋转过中立位 　－避免内收超过中立位	• 多模式口服药物优先	• 根据指南 • 抗生素使用 24 小时或到引流拔出时

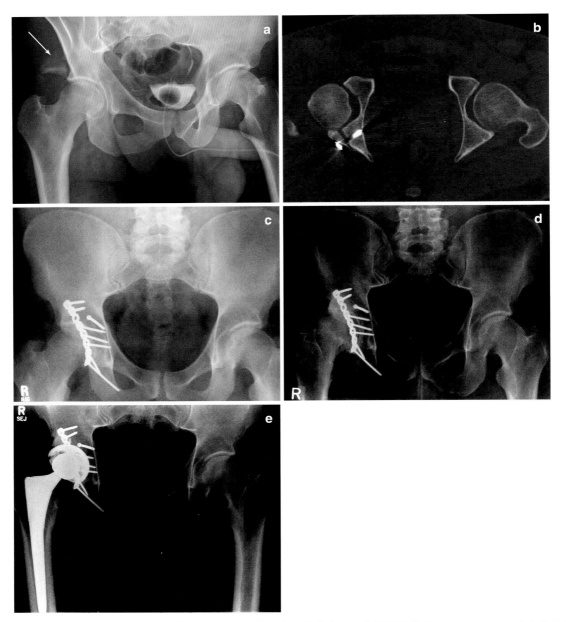

图 14.2　a. 闭孔斜视显示无移位的横行骨折（红箭头）。有多个后壁碎片。最大的骨块约为 35 mm×35 mm（白箭头）。b. 采用 Kocher-Langenbeck 入路治疗髋臼骨折。股骨头侧有软骨缺失，取出数块粉碎的后壁骨块和软骨。术中直视对髋臼骨折进行复位，透视显示接近解剖复位。术后 CT 显示骨折处有 5 mm 的间隙，这可能与骨丢失有关，但无台阶。c. 骨盆正位片显示髋臼中心复位。d. 5 年后的骨盆正位片显示右髋关节间隙完全丧失，内固定完好。没有发现内固定失效或后壁横行骨折移位的迹象。髋臼后壁有足够的骨组织，且髋臼搓磨时内固定物不妨碍操作，因此延迟了 CT 检查。e. 全髋关节置换术后 4 个月的骨盆正位片。术中发现骨储备良好，髋臼搓磨时未遇到内固定物。术中置入了多枚髋臼螺钉，位置良好。患者已恢复劳动，髋关节活动范围与健侧相同。

骨头相对于股骨颈的移位情况[57]。相比于 I 型和 II型，Garden III 型和 IV 型是完全移位的，且固定后骨不连风险更高[57]。

　　最近发表的 FAITH（fracture fixation in the operative management of hip fractures，髋部骨折手术治疗）研究比较了老年股骨颈骨折患者滑动髋螺钉和空心钉固定的疗效[58]。根据 Garden 或 Pauwels 的分类，不同组之间的不愈合率没有差异（虽然研究的等级不够高）。两种固定方法的再手术率也没有差异[58]。

14.2.2 定义和诊断

如果术后无明显的影像学愈合征象，且患者持续疼痛和跛行数月，医生应高度怀疑患者出现了股骨颈骨不连。对于连续多次影像学提示内固定物失效、晚期骨折移位或股骨颈短缩患者，也应评估为骨不连[59]。鉴别诊断还应包括畸形愈合、延迟愈合、固定不牢靠和感染。最终，骨不连的诊断是多因素的，应考虑临床症状、体格检查和影像学检查。

股骨颈骨不连的定义有争议，部分原因在于影像学表现，认定骨不连的时间和骨折的位置等方面缺乏共识[17]。2013 年发布了髋部骨折愈合评分（Radiographic Union Score for Hip，RUSH）作为一个有效的评分检查系统，用于预测髋部骨折的愈合情况[60-62]。它在准确预测愈合方面提高了观察者内和观察者间的可靠性[62]，并且最近被用于 FAITH试验的患者中，能准确地从影像学上预测骨不连，特异度达到 100%，同时得到了特定阈值评分标准的阳性预测值[63]。

最后，CT 可用于帮助诊断骨不连，但即使100% 敏感，特异度也有限（62%）[64]。

14.2.3 股骨颈骨不连发生率

14.2.3.1 老年患者

对于老年患者，移位的股骨颈（Garden Ⅲ / Ⅳ型）通常采取关节置换的方式治疗，而非移位的骨折（Garden Ⅰ / Ⅱ型）通常采用空心钉或滑动髋螺钉固定[58]。对于"老年人"的定义是模糊的，1 名45 岁进行透析的终末期肾病患者也可能需要接受半髋关节置换术，而健康、活跃的 60 岁患者可能因同样的股骨颈移位骨折而接受切开复位内固定术。

近年也有文献建议，老年患者的骨不连发生率可能因治疗方法不同而不同，空心钉固定的骨不连发生率为 19%，而角稳定装置的骨不连发生率为8%[65]，但 FAITH 试验显示两种内固定物的骨不连发生率均为 6%[58]。由于有相当一部分的骨折是通过其他方式治疗（髋关节成形术），而不是行切开复位内固定术，老年患者股骨颈骨不连的发生率比年轻患者更难准确定义。

14.2.3.2 年轻患者

最近的荟萃分析文献指出 50 岁以下患者在切开复位内固定术后骨不连的发生率为 8.9%[47]。术前等待时间超过 12 小时（甚至 48 小时），骨不连发生率没有增加[66]，但有研究得出了相反的结论[47]。移位的股骨颈骨折在切开复位内固定后骨不连（与非移位骨折相比）的发生率在 6%~33%[47, 67]。与解剖复位的股骨颈骨折相比，内翻成角或术后骨折端仍有移位的患者，股骨颈骨折更容易出现骨不连[66]。在年轻患者中，这种骨折往往伴有严重的后侧和下方粉碎性骨折，骨折线一般为垂直方向，超过 60°[50]。冠状位上短缩，外旋伴内翻，水平轴位上尖端顶点朝前[50]——这些骨折线的方向与骨不连发生的增加有关联[66]。无论是切开还是闭合复位以及何种治疗方法，解剖复位均能提高骨愈合率[68]。

14.2.4 治疗原则：非手术治疗

任何疑似骨不连的检查都应从病史和体格检查开始。股骨颈骨不连的患者通常会出现持续性的腹股沟深部疼痛，在没有辅助器械的帮助下难以行走[59, 69]。物理治疗往往很难取得疗效，患者也很难戒掉麻醉止痛药品。骨不连的发生可能与患者自身或手术因素有关，但还应考虑是否有感染和全身系统的问题。

检查时应尽早排除感染，如 14.1.7 所述。

应鼓励戒烟和停止使用抗炎药物，因为尼古丁和非甾体抗炎药与骨不连、翻修手术和患者愈后疗效降低有关[38, 53]。

糖尿病是一种常见且可控的风险因素，其与感染风险的增加、延迟愈合和骨不连有关[70]。如果无法控制这一风险因素，转内分泌科治疗可能会给患者带来益处。如 14.1.7 所述，在非手术治疗中，评估其他代谢因素引起的骨不连是有重要价值的。

X 线片可能不能清楚地显示股骨颈骨不连，但可以早期明确有无股骨颈的成角畸形和内固定失效。其他预示患者不良结果的放射学表现还包括骨折是否内翻成角和股骨距是否为粉碎骨折[71]。CT可以在骨折的水平面上显示出内固定进行性失效或骨折端硬化的情况，同时可发现股骨头缺血性坏死的范围大小[59]（见病例 3）。

与长骨骨不连不同，股骨颈骨不连的治疗方法更为有限。股骨头血供是逆行的，骨不连处关节内滑囊液体会干扰植骨愈合。长骨骨不连中使用的传统技术也很难在股骨颈骨不连中运用，由于骨不连两端骨量有限，因而会影响固定的稳定性。

14.2.5 治疗原则：手术治疗

14.2.5.1 老年患者

对于老年股骨颈骨不连是手术治疗还是非手术治疗的选择不难，因为相对于切开复位内固定，髋关节置换术能得到更好的治疗效果[72]。一般来说，老年骨不连患者在接受全髋关节置换术后远期疗效良好。25 年随访的脱位率约为 7%，与传统因关节炎接受全髋关节置换术的患者相比，女性、急性骨折或骨不连、年龄大于 70 岁的患者更易脱位[73]。

全髋关节置换术比半髋关节置换术在股骨颈骨折后脱位率更高，但长期疗效较好，总体再手术率更低，功能结果更好[74]。

股骨内固定取出时最好分步进行，以防止不必要的并发症。首先应回顾原先的手术记录，了解前期内固定物的情况和取出工具。仔细查阅影像学资料，确认 X 线片和 CT 的诊断结果。临床病史、正位和侧位片上有骨不连表现，以及有内固定进行性失效的患者应怀疑有骨不连[59]。对于大转子完整性的影像学评估和髋部外展肌的功能评估也很重要。

二期全髋关节置换术

股骨颈骨不连患者中，外展肌的损伤在最初使用髓内钉治疗比用滑动髋螺钉或空心钉治疗的患者更为重要。髓内钉的进针点通常在大转子顶点进针，形成一个直径 15 mm 的孔，通过臀中肌和大转子止点。前期采用髓内钉治疗，出现股骨颈骨不连进行翻修手术时需要对外展肌进行修补。除了髋外展肌的损伤外，扩髓时在大转子产生的应力增加也会增加翻修手术时骨折的风险。

在初次治疗股骨颈骨折时，大部分内固定物是通过外侧切口放置的。因此，为了剥离到内固定物，同时对股骨近端扩大手术视野，推荐采用髋关节后入路。采用此手术入路时，先脱位髋关节，然后取出内固定物。如果脱位前取出内固定物，取出时出现的螺钉孔可能会导致医源性骨折。内固定物取出后，可以采用钢板或线缆对股骨干进行预防性固定（如需要的话），然后重新脱位股骨近端准备对股骨颈的截骨。

少数患者需要将股骨内固定物切除，会出现髋臼缺损，对此可以采用骨水泥型髋臼假体，无论在初次还是在翻修的关节置换术中，其长期结果均表现良好[22]。然而，自 20 世纪 90 年代中期以来，由于骨量的保留，生物型金属表面髋臼假体替代了骨水泥型假体，其临床疗效更好[17]。10 年长期随访显示，生物型髋臼假体比骨水泥型假体在初次全髋关节置换中有更高存活率（94% vs 85%）[75]。

作者倾向于使用骨水泥型股骨假体，在初次髋关节置换和股骨颈骨折治疗中，骨水泥柄的应用效果良好[76]。与加压匹配相比，骨水泥型股骨柄可以根据股骨前倾角调整得更灵活。选择骨水泥型还是非骨水泥型假体是一个有争议的话题，应由外科医生根据具体情况进行评估。

将股骨颈骨不连转为全髋关节置换术还是半髋关节置换术由多种因素决定。股骨颈骨不连的患者需要进行额外的治疗以尽可能恢复到以往的功能。虽然没有研究直接比较股骨颈骨不连采用半髋关节置换术或全髋关节置换术，但可以用老年股骨颈骨折治疗人群的选择原则作为参考。

病例 3 -

男性，70 岁，跌落到地面，右髋着地，出现股骨颈头下型骨折。伤前能独立行走，有糖尿病（HbA_{1c} 为 8.1%）、甲状腺功能减退和高血压病史（图 14.3）。

14.2.5.2 年轻患者

与老年人相比，年轻患者股骨颈骨不连的评估更为复杂，年轻患者还是优先考虑保髋治疗。由于关节置换的长期结果较好，所以对于列为"年轻"患者的年龄上限有所降低，但大多数人认为 40~50 岁的患者建议行保髋治疗而不是髋关节置换手术[69]。这一点得到了 Swart 等的支持，他发现对于 45~65 岁股骨颈骨折患者行全髋关节置换术比切开复位内固定术更具成本效益[77]。与年龄调整后的健康患者相比，那些合并症多、内固定失败风险高的患者，如较年轻，也会从全髋关节置换中获益[77]。保髋治疗通过重新制订负荷方向来解决原有的生物力学负载环境不足的问题[69]。

力学环境和股骨转子间外翻截骨术的疗效

骨折线是由垂直方向的股骨颈骨折在活动过程中产生剪切力造成的，被认为是股骨颈骨不连的主要原因之一。目前的固定方式无法从生物力学角度控制这些剪切力，导致内固定失效，这种情况最常

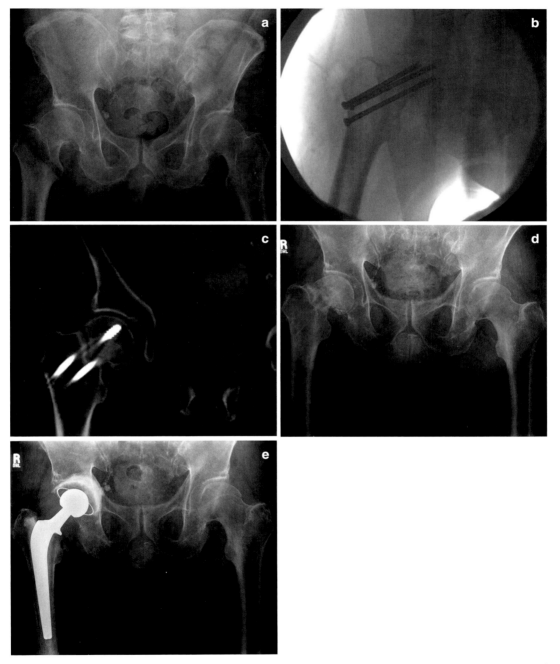

图 14.3 a. 骨盆正位片显示右侧股骨颈头下型骨折。患者随后进行了 3 枚 7.3 mm 空心钉倒三角固定治疗。b. 术中正位透视显示空心钉最终放置的位置。患者术后能拄手杖独自行走。但右髋持续疼痛，随访将其归咎于转子处的螺钉突出。术后 16 个月时，患者因腹部疼痛接受了 CT 检查，发现股骨颈骨折未完全愈合。c. 初次内固定术后 16 个月的冠状位 CT 图像。骨不连伴垂直方向边缘硬化。患者 1 个月后接受手术，在大转子滑囊处取出"有症状的空心钉"。治疗的医生还不知道 CT 检查显示骨不连。在进行第 2 次髋部手术前没有进行代谢检查。患者 1 周后随访，发现股骨颈骨不连并有明显移位。d. 正位显示移除空心钉后出现股骨颈移位内翻伴骨不连。建议行全髋关节置换术。术中，髋臼最初被打磨后安装了直径 56 mm 的多孔非骨水泥假体，并置入了 4 枚髋臼螺钉。但由于髋臼骨质疏松，螺钉没有把持力。在随后股骨颈长度测试时，出现了髋臼金属假体的移位，移除髋臼假体后，改用骨水泥的全聚乙烯髋臼假体翻修。术中出现的问题可能是由于患者右髋疼痛长期用手杖不负重造成的。从某种程度上说，这是髋臼周围软骨下骨的废用性骨质疏松。患者完全康复，术后 3 年随访，无股骨或髋臼假体的移位。患者在活动范围内无疼痛，可不拄拐行走，并恢复了所有活动。e. 正位显示骨水泥髋臼和股骨假体恢复了偏心距和腿的长度。

发生在 Pauwels 角大的骨折中[65]。股骨转子间外翻截骨术最早由 Pauwels 提出，随后由 Muller 进行改良，将剪切力转换为压力来促进骨愈合[55, 56]。

在身体的其他部位可以通过纤维组织的保留和骨不连的加压有效促进愈合[78]。经过完善的术前计划，股骨转子间外翻截骨术可以不去除纤维组织，用角稳定内植物如钢板进行固定，可以得到可靠的疗效[79]。截骨术的成功率接近 90%，但技术要求很高[80]。

必须权衡恢复股骨偏心距和腿的长度与保留自然股骨和髋臼软骨面的优势，以获得更正常的髋关节生物力学。股骨颈骨不连患者除了因股骨颈短缩而疼痛外，通常还表现为髋关节生物力学的异常[69]。虽然成功的转子间外翻截骨术可以消除疼痛性的骨不连，并潜在增加下肢长度，但不能改善股骨的偏心距和改变患者的步态[69]。大多数情况下，能接受转子间外翻截骨术、适度地改善髋关节生物力学，是获得骨稳定性和骨折愈合折中的方法[69]。关节保留截骨术后再转为全髋关节置换术难度更大（由于股骨近端解剖结构的改变和内固定物的因素），但在年轻患者中也可以尝试进行这种挽救手术。

Muller[56]和 Marti[79]对股骨转子间外翻截骨术进行了详细的描述，Mayo[81]对其进行了改良更新。从完善的术前计划开始，首先在冠状面和矢状面上与健侧对比，以量化畸形程度[81]。根据最初的测量结果，计划骨不连截骨的角度，同时了解其对稳定性和肢体长度的影响[81]。选择一个适合的角稳定内植物，以它为模板，恢复成更正常的股骨颈干角，同时通过截骨部位进行有效加压[56, 79, 81]。

年轻患者全髋关节置换术的结果

虽然没有年轻患者股骨颈骨不连流行病学的研究，但大多数患者还是采用了股骨转子间截骨术进行治疗。天然的关节软骨和步态的纠正通常比活动相对受限制和风险更高的远期全髋关节置换翻修术更可取。随着翻修和内植物的持续改进，可能会有所改变，全髋关节置换术可能成为一种更具成本效益的选择，因为患者能立即负重[77]。

年轻患者需要转为全髋关节置换术可以参考因股骨头缺血性坏死进行初次全髋关节置换术的年轻患者。是否选择全髋关节置换、对残留内植物的处理，同上文描述的老年患者类似。在这种情况下，考虑到最终内植物固定过程中会产生环形应力，可以在股骨侧放置预防性的环扎物。在欧洲，骨水泥型股骨假体常被用于初次关节置换手术且效果良好[75]。在美国，很少在初次全髋关节置换术中使用，但考虑到翻修手术时，可以释放抗生素，提高前倾角的放置，改善应力提升的处理，可以考虑骨水泥型假体的使用。

·参·考·文·献·

[1] Letournel E. Acetabulum fractures: classification and management. Clin Orthop Relat Res. 1980;151:81–106.

[2] Matta JM. Fractures of the acetabulum: accuracy of reduction and clinical results in patients managed operatively within three weeks after the injury. J Bone Joint Surg Am. 1996; 78:1632–45.

[3] Mayo KA. Open reduction and internal fixation of fractures of the acetabulum. Results in 163 fractures. Clin Orthop Relat Res. 1994;305:31–7.

[4] Mears DC, Velyvis JH, Chang CP. Displaced acetabular fractures managed operatively: indicators of outcome. Clin Orthop Relat Res. 2003;407:173–86.

[5] Mohanty K, Taha W, Powell JN. Non-union of acetabular fractures. Injury. 2004;35:787–90.

[6] Briffa N, Pearce R, Hill AM, et al. Outcomes of acetabular fracture fixation with ten years' follow-up. J Bone Joint Surg Br. 2011;93:229–36.

[7] Hull JB, Raza SA, Stockley I, et al. Surgical management of fractures of the acetabulum: the Sheffield experience 1976-1994. Injury. 1997;28:35–40.

[8] Matta JM. Operative treatment of acetabular fractures through the ilioinguinal approach. A 10-year perspective. Clin Orthop Relat Res. 1994;305:10–9.

[9] Moed BR, Willsoncarr SE, Watson JT. Results of operative treatment of fractures of the posterior wall of the acetabulum. J Bone Joint Surg Am. 2002;84-A:752–8.

[10] Murphy D, Kaliszer M, Rice J, et al. Outcome after acetabular fracture. Prognostic factors and their interrelationships. Injury. 2003;34:512–7.

[11] Saterbak AM, Marsh JL, Nepola JV, et al. Clinical failure after posterior wall acetabular fractures: the influence of initial fracture patterns. J Orthop Trauma. 2000;14:230–7.

[12] Starr AJ, Watson JT, Reinert CM, et al. Complications following the "T extensile" approach: a modified extensile approach for acetabular fracture surgery—report of forty-three patients. J Orthop Trauma. 2002;16:535–42.

[13] Stockle U, Hoffmann R, Sudkamp NP, et al. Treatment of complex acetabular fractures through a modified extended

iliofemoral approach. J Orthop Trauma. 2002;16:220–30.

[14] Wright R, Barrett K, Christie MJ, et al. Acetabular fractures: long-term follow-up of open reduction and internal fixation. J Orthop Trauma. 1994;8:397–403.

[15] Judet R, Judet J, Letournel E. Fractures of the acetabulum: classification and surgical approaches for open reduction. Preliminary report. J Bone Joint Surg Am. 1964;46:1615–46.

[16] Johnson EE, Matta JM, Mast JW, et al. Delayed reconstruction of acetabular fractures 21-120 days following injury. Clin Orthop Relat Res. 1994;305:20–30.

[17] Morshed S. Current options for determining fracture union. Adv Med. 2014;2014:708574.

[18] Giannoudis PV, Grotz MR, Papakostidis C, et al. Operative treatment of displaced fractures of the acetabulum. A meta-analysis. J Bone Joint Surg Br. 2005;87:2–9.

[19] Tannast M, Najibi S, Matta JM. Two to twenty-year survivorship of the hip in 810 patients with operatively treated acetabular fractures. J Bone Joint Surg Am. 2012;94:1559–67.

[20] Sagi HC, Jordan CJ, Barei DP, et al. Indomethacin prophylaxis for heterotopic ossification after acetabular fracture surgery increases the risk for nonunion of the posterior wall. J Orthop Trauma. 2014;28:377–83.

[21] Berry DJ, Halasy M. Uncemented acetabular components for arthritis after acetabular fracture. Clin Orthop Relat Res. 2002;405:164–7.

[22] Schreurs BW, Zengerink M, Welten ML, et al. Bone impaction grafting and a cemented cup after acetabular fracture at 3-18 years. Clin Orthop Relat Res. 2005;437:145–51.

[23] Sen RK, Veerappa LA. Long-term outcome of conservatively managed displaced acetabular fractures. J Trauma. 2009;67:155–9.

[24] Mcnamara AR, Boudreau JA, Moed BR. Nonoperative treatment of posterior wall acetabular fractures after dynamic stress examination under anesthesia: revisited. J Orthop Trauma. 2015;29:359–64.

[25] Clarke-Jenssen J, Wikeroy AK, Roise O, et al. Longterm survival of the native hip after a minimally displaced, nonoperatively treated acetabular fracture. J Bone Joint Surg Am. 2016;98:1392–9.

[26] Carroll EA, Huber FG, Goldman AT, et al. Treatment of acetabular fractures in an older population. J Orthop Trauma. 2010;24:637–44.

[27] Mayo KA, Letournel E, Matta JM, et al. Surgical revision of malreduced acetabular fractures. Clin Orthop Relat Res. 1994;305:47–52.

[28] Bellabarba C, Berger RA, Bentley CD, et al. Cementless acetabular reconstruction after acetabular fracture. J Bone Joint Surg Am. 2001;83-A:868–76.

[29] Makridis KG, Obakponovwe O, Bobak P, et al. Total hip arthroplasty after acetabular fracture: incidence of complications, reoperation rates and functional outcomes: evidence today. J Arthroplast. 2014;29:1983–90.

[30] Weber M, Berry DJ, Harmsen WS. Total hip arthroplasty after operative treatment of an acetabular fracture. J Bone Joint Surg Am. 1998;80:1295–305.

[31] Lizaur-Utrilla A, Sanz-Reig J, Serna-Berna R. Cementless acetabular reconstruction after acetabular fracture: a prospective, matched-cohort study. J Trauma Acute Care Surg. 2012; 73:232–8.

[32] Salama W, Ditto P, Mousa S, et al. Cementless total hip arthroplasty in the treatment after acetabular fractures. Eur J Orthop Surg Traumatol. 2017;28:59.

[33] Sermon A, Broos P, Vanderschot P. Total hip replacement for acetabular fractures. Results in 121 patients operated between 1983 and 2003. Injury. 2008;39:914–21.

[34] Von Roth P, Abdel MP, Harmsen WS, et al. Total hip arthroplasty after operatively treated acetabular fracture: a concise follow-up, at a mean of twenty years, of a previous report. J Bone Joint Surg Am. 2015;97:288–91.

[35] Morison Z, Moojen DJ, Nauth A, et al. Total hip arthroplasty after acetabular fracture is associated with lower survivorship and more complications. Clin Orthop Relat Res. 2016; 474:392–8.

[36] O'toole RV, Hui E, Chandra A, et al. How often does open reduction and internal fixation of geriatric ace-tabular fractures lead to hip arthroplasty? J Orthop Trauma. 2014;28:148–53.

[37] Brinker MR, O'connor DP, Monla YT, et al. Metabolic and endocrine abnormalities in patients with nonunions. J Orthop Trauma. 2007;21:557–70.

[38] Lindstrom D, Sadr Azodi O, Wladis A, et al. Effects of a perioperative smoking cessation intervention on postoperative complications: a randomized trial. Ann Surg. 2008;248:739–45.

[39] Paprosky WG, O'rourke M, Sporer SM. The treatment of acetabular bone defects with an associated pelvic discontinuity. Clin Orthop Relat Res. 2005;441:216–20.

[40] Paprosky WG, Perona PG, Lawrence JM. Acetabular defect classification and surgical reconstruction in revision arthroplasty. A 6-year follow-up evaluation. J Arthroplast. 1994;9:33–44.

[41] Solomon LB, Studer P, Abrahams JM, et al. Does cup-cage reconstruction with oversized cups provide initial stability in THA for osteoporotic acetabular fractures? Clin Orthop Relat Res. 2015;473:3811–9.

[42] Sternheim A, Backstein D, Kuzyk PR, et al. Porous metal revision shells for management of contained acetabular bone defects at a mean follow-up of six years: a comparison between up to 50% bleeding host bone contact and more than 50% contact. J Bone Joint Surg Br. 2012;94:158–62.

[43] Veerappa LA, Tripathy SK, Sen RK. Management of neglected acetabular fractures. Eur J Trauma Emerg Surg. 2015;41:343–8.

[44] Mcgrory AC, Replogle L, Endrizzi D. Ultrasound gel minimizes third body debris with partial hardware removal in joint arthroplasty. Arthroplast Today. 2017;3:29–31.

[45] Paprosky WG, O'Rourke M, Sporer SM. The treatment of acetabular bone defects with an associated pelvic discontinuity. Clin Orthop Relat Res. 2005;441:216–20.

[46] D'Antonio JA. Periprosthetic bone loss of the acetabulum. Classification and management. Orthop Clin North Am. 1992;23(2):279–90.

[47] Damany DS, Parker MJ, Chojnowski A. Complications after intracapsular hip fractures in young adults. A meta-analysis of 18 published studies involving 564 fractures. Injury. 2005;36:131–41.

[48] Slobogean GP, Sprague SA, Scott T, et al. Complications

following young femoral neck fractures. Injury. 2015;46:484–91.

[49] Slobogean GP, Stockton DJ, Zeng B, et al. Femoral neck fractures in adults treated with internal fixation: a prospective multicenter Chinese cohort. J Am Acad Orthop Surg. 2017;25:297–303.

[50] Collinge CA, Mir H, Reddix R. Fracture morphology of high shear angle "vertical" femoral neck fractures in young adult patients. J Orthop Trauma. 2014;28:270–5.

[51] Thorngren KG, Hommel A, Norrman PO, et al. Epidemiology of femoral neck fractures. Injury. 2002;33(Suppl 3):C1–7.

[52] Egol KA, Koval KJ, Zuckerman JD. Handbook of fractures. Philadelphia: Wolters Kluwer Health; 2015.

[53] Haidukewych GJ, Rothwell WS, Jacofsky DJ, et al. Operative treatment of femoral neck fractures in patients between the ages of fifteen and fifty years. J Bone Joint Surg Am. 2004;86-A:1711–6.

[54] Seeley MA, Georgiadis AG, Sankar WN. Hip vascularity: a review of the anatomy and clinical implications. J Am Acad Orthop Surg. 2016;24:515–26.

[55] Pauwels F. Der Schenkelhalsbruch. Ein mechaizisches problem: Grundagen des Heilungsvorganges Prognose und kausale Therapie. Beilagheft Z. Orthop. Chir. 63 Stuttgart, Enke. 1935.

[56] Muller M. Intertrochanteric osteotomy: indications, preoperative planning, technique. In: Schatzker J, editor. The trochanteric osteotomy. Berlin: Springer; 1984.

[57] Garden R. Low-angle fixation in fractures of the femoral neck. J Bone Joint Surg Br. 1961;48-B:647–63.

[58] Fixation Using Alternative Implants for the Treatment of Hip Fractures Investigators. Fracture fixation in the operative management of hip fractures (FAITH): an international, multicentre, randomised controlled trial. Lancet. 2017;389:1519–27.

[59] Stockton DJ, Lefaivre KA, Deakin DE, et al. Incidence, magnitude, and predictors of shortening in young femoral neck fractures. J Orthop Trauma. 2015;29:e293–8.

[60] Bhandari M, Chiavaras M, Ayeni O, et al. Assessment of radiographic fracture healing in patients with operatively treated femoral neck fractures. J Orthop Trauma. 2013;27:e213–9.

[61] Bhandari M, Chiavaras MM, Parasu N, et al. Radiographic union score for hip substantially improves agreement between surgeons and radiologists. BMC Musculoskelet Disord. 2013;14:70.

[62] Chiavaras MM, Bains S, Choudur H, et al. The Radiographic Union Score for Hip (RUSH): the use of a checklist to evaluate hip fracture healing improves agreement between radiologists and orthopedic surgeons. Skelet Radiol. 2013;42:1079–88.

[63] Frank T, Osterhoff G, Sprague S, et al. The Radiographic Union Score for Hip (RUSH) identifies radiographic nonunion of femoral neck fractures. Clin Orthop Relat Res. 2016;474:1396–404.

[64] Bhattacharyya T, Bouchard KA, Phadke A, et al. The accuracy of computed tomography for the diagnosis of tibial nonunion. J Bone Joint Surg Am. 2006;88:692–7.

[65] Liporace F, Gaines R, Collinge C, et al. Results of internal fixation of Pauwels type-3 vertical femoral neck fractures. J Bone Joint Surg Am. 2008;90:1654–9.

[66] Upadhyay A, Jain P, Mishra P, et al. Delayed internal fixation of fractures of the neck of the femur in young adults. A prospective, randomised study comparing closed and open reduction. J Bone Joint Surg Br. 2004;86:1035–40.

[67] Lu-Yao GL, Keller RB, Littenberg B, et al. Outcomes after displaced fractures of the femoral neck. A meta-analysis of one hundred and six published reports. J Bone Joint Surg Am. 1994;76:15–25.

[68] Swiontkowski MF. Intracapsular fractures of the hip. J Bone Joint Surg Am. 1994;76:129–38.

[69] Haidukewych GJ, Berry DJ. Salvage of failed treatment of hip fractures. J Am Acad Orthop Surg. 2005;13:101–9.

[70] Beam HA, Parsons JR, Lin SS. The effects of blood glucose control upon fracture healing in the BB Wistar rat with diabetes mellitus. J Orthop Res. 2002;20:1210–6.

[71] Alho A, Benterud JG, Ronningen H, et al. Prediction of disturbed healing in femoral neck fracture. Radiographic analysis of 149 cases. Acta Orthop Scand. 1992;63:639–44.

[72] Blomfeldt R, Tornkvist H, Ponzer S, et al. Comparison of internal fixation with total hip replacement for displaced femoral neck fractures. Randomized, controlled trial performed at four years. J Bone Joint Surg Am. 2005;87:1680–8.

[73] Berry DJ, Von Knoch M, Schleck CD, et al. The cumulative long-term risk of dislocation after primary Charnley total hip arthroplasty. J Bone Joint Surg Am. 2004;86-A:9–14.

[74] Burgers PT, Van Geene AR, Van Den Bekerom MP, et al. Total hip arthroplasty versus hemiarthroplasty for displaced femoral neck fractures in the healthy elderly: a meta-analysis and systematic review of randomized trials. Int Orthop. 2012;36:1549–60.

[75] Hailer NP, Garellick G, Karrholm J. Uncemented and cemented primary total hip arthroplasty in the Swedish Hip Arthroplasty Register. Acta Orthop. 2010;81:34–41.

[76] Parker MI, Pryor G, Gurusamy K. Cemented versus uncemented hemiarthroplasty for intracapsular hip fractures: a randomised controlled trial in 400 patients. J Bone Joint Surg Br. 2010;92:116–22.

[77] Swart E, Roulette P, Leas D, et al. ORIF or arthroplasty for displaced femoral neck fractures in patients younger than 65 years old: an economic decision analysis. J Bone Joint Surg Am. 2017;99:65–75.

[78] Rodriguez-Merchan EC, Gomez-Castresana F. Internal fixation of nonunions. Clin Orthop Relat Res. 2004;419:13–20.

[79] Marti RK, Schuller HM, Raaymakers EL. Intertrochanteric osteotomy for non-union of the femoral neck. J Bone Joint Surg Br. 1989;71:782–7.

[80] Magu NK, Singla R, Rohilla R, et al. Modified Pauwels' intertrochanteric osteotomy in the management of nonunion of a femoral neck fracture following failed osteosynthesis. Bone Joint J. 2014;96-B:1198–201.

[81] Mayo K, Kuldjanov D. Generic preoperative planning for proximal femoral osteotomy in the treatment of nonunion of the femoral neck. J Orthop Trauma. 2018;32(Suppl 1):S46–54.

15

髋关节镜在髋部创伤中的应用

Alessandro Aprato, Federico Bertolo, Alessandro Bistolfi, Luigi Sabatini, and Alessandro Massè

纪晓希　译

摘　要

即使是在创伤病例中，髋关节镜也可以用于选择性地治疗关节内损伤。尽管大部分已发表的研究是小样本的病例队列，但其结果仍有积极意义。另外，对于外科医生，髋关节镜经验的重要性及这一技术的局限性，目前已达成共识。关节内损伤并不仅局限于髋关节脱位，也可包括股骨头骨折、髋臼骨折，甚至并发骨折的软组织损伤。在这些损伤的关节镜治疗中，对于骨折块的移动、转位及复位须小心，在必要情况下考虑使用透视引导及筷子技术（chopstick technique）。术后髋关节早期活动、保护性负重及间断进行术后影像学检查也是十分必要的。

髋部创伤性损伤的关节镜治疗受制于关节内损伤的数量和关节复位前脱位时间。与髋关节镜操作直接相关的并发症比较罕见，如液体外渗至臀筋膜间室、阴囊或会阴压伤、神经损伤、医源性软骨损伤及腹腔间室综合征导致的心搏骤停。

本章将回顾髋部创伤中髋关节镜的适应证及相关髋关节镜技术的当前证据。

关键词

髋关节镜，游离体，创伤性髋关节脱位，关节镜下复位，髋部骨折

15.1 引言

无须造成开放手术技术中对组织的损伤，髋关节镜即可直接观察髋关节表面（股骨头和髋臼）[1]，并在过去 10 年中获得广泛应用。尽管目前非创伤性疾病是髋关节镜最常见的适应证，但一部分关节内损伤也用髋关节镜治疗。关节镜治疗髋部创伤的适应证包括髋臼骨折、髋关节脱位、股骨头骨折及其后遗症，尽管这些损伤仅有一部分无须同时进行开放手术。

在文献报道中，最初仅有游离体或髋关节脱位骨折的关节内小骨片取出、关节腔内子弹取出等的报道；随着关节镜技术的进步，股骨头复位及固定、髋臼后壁骨折也出现文献报道；后续还出现了盂唇缝合、软骨损伤的固定、创伤性髋关节脱位并

A. Aprato (✉) · F. Bertolo · A. Bistolfi · L. Sabatini · A. Massè
University of Turin, Turin, Italy
e-mail: alessandro.aprato@unito.it

发症的关节囊缝合的报道。最后，股骨颈骨折后遗症的凸轮切除现在已成为标准治疗方案。

为便于创伤性髋关节损伤的探查及导航，标准关节镜原则配合灌流泵、特定髋关节入路及多尺寸套管、下肢牵引都应用于手术。另外，关节镜技术的优势需与可能的并发症相平衡，包括液体外渗至臀筋膜间室、阴囊或会阴压迫伤、股外侧皮神经损伤，还有牵引导致的腓神经、阴部神经、坐骨神经及骨神经的麻痹，手术器械导致的医源性软骨损伤，以及腹腔间室综合征导致的心搏骤停。尽管报道这些并发症的病例罕见，手术医生还是应该熟悉非创伤性损伤的髋关节镜技术，以最小化并发症的发生。

因此，我们将介绍最常见创伤相关的适应证及其治疗技术。

15.2 游离体或异物的取出

游离体取出是髋关节镜的主要适应证（图15.1）。在发生髋关节脱位或髋关节骨折脱位等创伤时，股骨头与髋臼唇剪切导致产生游离体。然而游离体的形成过程仍不清楚[2]。

Epstein 等首先报道了游离体取出的重要性。根据他的报道，游离体非常常见，所以所有髋关节骨折脱位都应该切开清理。甚至在简单髋关节脱位中可能由于未认识到的关节内游离体，创伤性关节炎

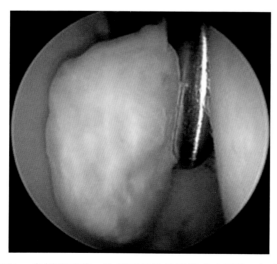

图 15.1　右侧髋关节一枚游离骨软骨块的术中图片：经前方入路朝向股骨头凹观察。

仍是常见并发症（发生率达 24%）[3, 4]。当并发髋关节骨折脱位等更复杂的损伤时，创伤性关节炎的发生率升至 54%[5-7]。对这些病例，创伤性关节炎发生率的升高主要归因于股骨头或髋臼骨折，而非游离体的存在。

存留的游离体通过三体磨损机制损伤关节面，导致过早的退变性变化及慢性滑膜炎。

获得髋关节脱位的骨盆前后位 X 线片、CT（包括轴位、矢状位、冠状位扫描）等标准影像学资料十分重要，以便评估骨软骨损伤的三维表现及关节面损伤的程度。

有时识别关节内游离体较为困难，特别是包含软骨性组织时。关节内存在未识别的游离体，可能导致不完全或非同心的关节复位。

尽管非同心复位及髋臼负重区存在骨软骨块是取出游离体的绝对指征，对于同心复位的游离体取出的必要性仍缺乏共识，尤其是当游离体位于或低于股骨头凹时[8]。

根据作者的个人经验，游离体在仰卧位或侧卧位的关节镜下通常可较容易取出。作者通常选择侧卧位，因为游离体通常下沉在股骨头凹处，容易取出。

髋关节镜也可用于取出关节内的子弹（图15.2）。Singleton 等最近报道了一种使用螺纹导针从髋关节取出子弹的安全有效的方法。无须使用骨凿或刮匙操作导致进一步关节面损伤的风险，子弹的一端与通过前方入路置入的动力髋工具中的 3.2 mm 螺纹导针相结合。然后导针在透视引导下插入子弹，在牢固结合后从前方入路拉出子弹[9]。

15.3 后壁骨折的固定

关节镜辅助的经皮骨折固定术能够方便手术医生近距离观察骨折区域，帮助复位，并诊断、治疗相关的软骨损伤。尽管关节镜辅助的经皮骨折固定术在胫骨平台骨折及踝关节损伤中多有报道，这一技术在髋臼骨折只有一些病例数较小的病例系列报道。多位作者报道了关节镜下后壁骨折小骨片的取出（图 15.3）或者创伤性髋关节骨折脱位的关节镜治疗[2, 10-14]。第一例成功的髋臼骨折经皮固定由 Gay 等在 CT 引导下完成[15]。Yamamoto 等报道关

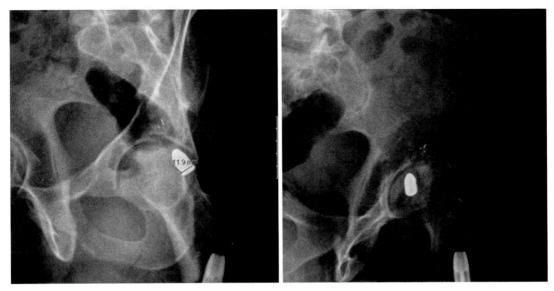

图 15.2 X 线片显示髋关节内的一枚子弹。

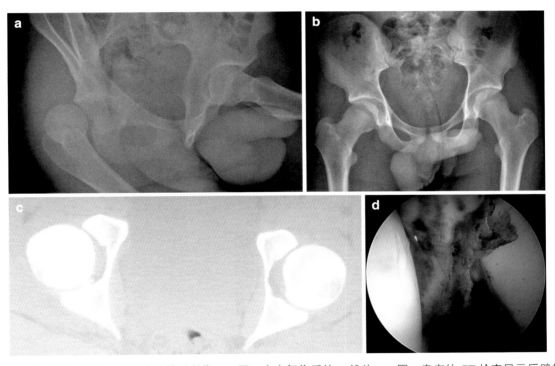

图 15.3 a. 骨盆前后位 X 线片显示髋关节后脱位。b. 同一患者复位后的 X 线片。c. 同一患者的 CT 检查显示后壁的关节内骨折块。d. 术中从前方入路观察到的骨折块。

节镜下对髋臼骨折的复位及经皮固定[12]；Yang 等报道了关节镜引导下髋臼轻微移位骨折的经皮螺钉固定[13]。在这些病例中，为确保直视下的复位效果及避免螺钉损伤髋臼内壁，髋臼前柱的经皮螺钉固定通过髋关节镜引导下完成。

最近 Kim 等描述了两例髋臼骨折关节镜下复位及内固定的病例[14]。其中一例发生髋臼后壁的骨折移位，在这例患者行髋关节镜手术时对患肢牵引以获得 10~12 mm 的间隙。建立前外侧、前方、后方侧入路；在清除血肿和探查骨块后，他们对骨折进行解剖复位并使用 2 根克氏针临时固定骨块。最后他们在关节镜直视下使用 2 枚 4.0 mm 的空心钉固定骨块。

另外，关节镜下辅助经皮固定髋臼骨折的适应证仍然有限，且这一技术仅可用于轻中度移位骨折。

15.4　Pipkin 骨折的固定

股骨头骨折是相对并不常见的损伤，在 5%～15% 的创伤性髋关节脱位中合并发生，后脱位较前脱位中更常见 [4, 16-19]。Pipkin 根据骨折形态及其位于股骨颈或髋臼的位置进行分型 [20]。关节镜辅助治疗靠近股骨头凹尾部的 Pipkin 1 型骨折已有报道；Lansford 等描述了 2 例髋关节后脱位导致的移位的 Pipkin Ⅰ型骨折，通过骨块切除及骨折床清理进行治疗 [21]。最近，Park 等描述了一些移位的股骨头凹下方的 Pipkin Ⅰ型骨折病例，在伤后 7 天进行关节镜下辅助经皮固定，用克氏针临时固定后使用 3.5 mm 骨皮质螺钉最终固定。他们建立了一个辅助的远端前方入路并进行 T 形关节囊切开术；使用金属螺钉而非生物可吸收螺钉，以便在影像学检查时容易识别并降低内固定断裂的缝线 [22, 23]。

Matsuda[11] 最近报道了一例无明显髋关节脱位且骨软骨块向远端移位的凹上骨折（Pipkin Ⅱ型）；在关节镜下确认骨块后，其被拉向骨折区域。应用附加的前方入路，使手术医生能够使用 2 根导针，像筷子一样控制骨折块的旋转、复位骨块；然后使用一枚 Herbert 空心螺钉固定骨块中部，使用一枚迷你 Herbert 螺钉固定其近端。

根据文献报道 [4, 6, 11, 16, 17]，髋关节镜治疗股骨头骨折的适应证包括：①移位的、较大的股骨头骨折；②严重活动受限及保守治疗后出现撞击症；③股骨头骨折合并关节内损伤，如游离体、盂唇撕裂或圆韧带损伤。髋关节镜治疗股骨头骨折可能的禁忌证包括：①闭合复位后髋关节不稳伴反复脱位；②导致髋关节镜术中液体外渗的髋臼柱骨折。如果股骨头骨折无法在关节镜下复位，切开复位内固定可能是恢复股骨头解剖形态最合适的方法 [11]。不幸的是，骨折块应该内固定还是直接切除这一问题仍存在争议 [24]。

综上，股骨头骨折的关节镜治疗及内固定的基本原则总结如下。

- 术前进行全面、精确的骨折评估。
- 术前对术者自身手术经验及关节镜技术进行精确的评估。
- 如果关节镜操作失败，能够进行可能的切开复位内固定术（而非关节镜下骨折块取出）。
- 在髋关节牵引时考虑使用透视模板技术以获得标准的骨盆位置。
- 安全地建立入路（可能需要几个辅助入路）及关节囊切开，关注关节内灌流液压力、牵引的拉力及时间，以避免如神经损伤、液体外渗等并发症。
- 移动并复位骨折块；适当时考虑使用筷子技术。
- 关节镜下内固定时考虑间歇透视下使用显影的螺钉或导针，而非生物可吸收内植物。
- 对于负重或骨性结构完整性非必需的骨软骨块，考虑取出。
- 通过关节镜及动态透视测试（如前方撞击症及 Patrick 测试）确认复位及固定的稳定性。
- 髋关节早期开始活动，并进行与骨折内固定强度相当的负重。
- 术后分阶段进行影像学检查，并重点关注关节间隙狭窄及内植物在髋关节内的移动情况。

15.5　创伤性不稳后的关节内复张

创伤性髋关节不稳可由多种因素导致，包括重大创伤后的直接脱位、相对小创伤后的髋关节半脱位，以及重复撞击运动后的微创伤 [25]。

认识创伤后髋关节不稳的各种类型比较复杂，因此这些损伤的治疗及预后也不尽相同。

髋关节不稳的评估相当重要，尤其是其与全身韧带松弛有关时。这可与骨 - 胶原类型紊乱有关，包括 Ehlers-Danlos 综合征、唐氏综合征、先天性多发关节松弛、发育性髋关节发育不良及特发类型。根据 Bellabarba 等的报道 [26]，关节囊松弛可能是动力性髋关节不稳的深层原因。过去使用关节囊热挛缩术治疗关节囊松弛，目前常使用重叠缝合技术治疗 [27]。

髋关节镜下有多种不同技术来切开、修补或切除关节囊；关节囊切开，同时修补或不修补的可扩展入路间关节囊切开，以及部分或完全修补的 T 形关节囊切开。关节囊重叠缝合（关节囊缝合术）可限制关节囊的冗余部分；手术操作在髋关节 45° 屈曲位置进行，以便于缝合时重叠更多的多余关节囊组织，减小关节容积[28]。

关节镜下对髋关节囊进行胶原的热改性可能也是治疗髋关节不稳的方法。髋关节囊中绝大多数是 Ⅰ 型胶原，文献中已有较多报道阐明 Ⅰ 型胶原改性后导致组织皱缩的机制[29]。短期结果令人满意。然而，还需要更多研究探明这一治疗方法对髋关节不稳的长期效果。

15.6 股骨颈骨折后遗症的凸轮畸形

创伤后股骨头髋臼撞击症是股骨颈骨折患者髋关节疼痛的原因之一[30]。当股骨头向后扭转或内翻位愈合时，就会产生撞击。股骨颈骨折后，股骨头常向后扭转。在这些畸形愈合中，股骨头颈连接处在屈髋时与髋臼缘接触，尤其是当下肢内旋时。随着髋关节进一步的活动，平坦的股骨头颈连接处与髋臼前缘发生撞击，导致盂唇下表面及髋臼前缘软

骨的损伤[31]。股骨颈骨折内翻愈合时可以在髋关节或骨盆前后位片看到撞击的征象。轴位片及 MRI 可以显示股骨头前方及股骨颈轮廓的向后扭转和位移。MRI 也有助于显示慢性撞击的后遗症：盂唇退变及撕裂、邻近髋臼软骨缺损。

尽管截骨术和关节置换在治疗这些创伤后畸形中起主要作用，但在轻度至中度畸形的病例中股骨头颈成形可以在关节镜下完成（图 15.4）。这一手术的目的是磨除股骨头颈前方的畸形以改善关节的间隙。这一技术与标准的凸轮畸形磨除相似。为了确认撞击，前方关节囊广泛切开能够保证髋关节的彻底观察及撞击测试。改善股骨头颈前方间隙可以通过股骨头颈的骨性成形切除完成。软骨损伤无法保留；这解释了大部分患者主诉腹股沟区域持续疼痛，特别是在进行撞击试验时疼痛明显。因此髋关节镜治疗的基本目标是早期诊断、治疗撞击症，并预防远期的软骨损伤和后续骨关节病。如果骨折早期解剖复位，预防前后位和轴位的撞击症则成为可能。采用闭合或半开放技术可能难以达到这个效果，且髋关节镜比开放技术更简单[32]。

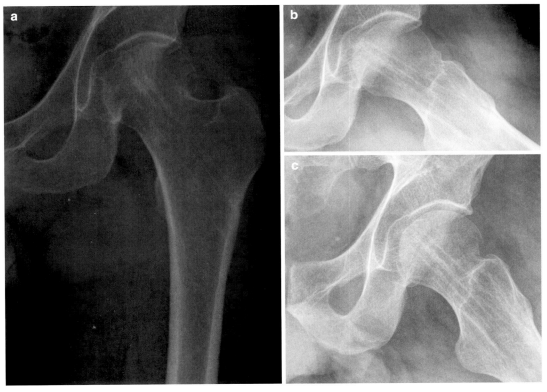

图 15.4　a. X 线片显示股骨颈头下骨折 2 年、螺钉取出 1 年，骨折愈合。b. X 线片显示股骨颈骨折后过度的骨性增生。c. X 线片显示关节镜下骨赘切除术后效果。

· 参 · 考 · 文 · 献 ·

[1] Burman MS. Arthroscopy for direct visualization of joints. J Bone Joint Surg. 1931;13:669–95.

[2] Mullis BH, Dahners LE. Hip arthroscopy to remove loose bodies after traumatic dislocation. J Orthop Trauma. 2006; 20(1):22–6.

[3] Hc E. Posterior fracture dislocations of the hip. J Bone Joint Surg Am. 1974;56:1103–27.

[4] Epstein HC, Wiss d, Cozen L. Posterior fracture dislocation of the hip with fractures of the femoral head. Clin Orthop. 1985; 201:9–17.

[5] Armstrong JR. Traumatic dislocation of the hip joint: review of 101 dislocations. J Bone Joint Surg Br. 1948;30:430–5.

[6] Steward MJ, McCarroll HR Jr, Mulhollan JS. Fracture-dislocation of the hip. Acta Orthop Scand. 1975;46:507–25.

[7] Brav CE. Traumatic dislocation of the hip. J Bone Joint Surg Am. 1962;44:1115–34.

[8] Svoboda SJ, Williams DM, Murphy KP. Hip arthroscopy for osteochondral loose body removal after a posterior hip dislocation. Arthroscopy. 2003;19(7):777–81.

[9] Singleton SB, Joshi A, Schwartz MA, Collinge CA. Arthroscopic bullet removal from the acetabulum. Arthroscopy. 2005;21(3):360–4.

[10] Ilizaliturri VM Jr, Gonzalez-Gutierrez B, GonzalezUgalde H, Camacho-Galindo J. Hip arthroscopy after traumatic hip dislocation. Am J Sports Med. 2011;39(Suppl):50S–7S.

[11] Matsuda DK. A rare fracture, an even rarer treatment: the arthroscopic reduction and internal fixation of an isolated femoral head fracture. Arthroscopy. 2009;25(4):408–12. https:// doi.org/10.1016/j. arthro.2009.01.011.

[12] Yamamoto Y, Ide T, Ono T, Hamada Y. Usefulness of arthroscopic surgery in hip trauma cases. Arthroscopy. 2003; 19:269–73.

[13] Yang JH, Chouhan DK, Oh KJ. Percutaneous screw fixation of acetabular fractures: applicability of hip arthroscopy. Arthroscopy. 2010;26(11):1556–61. https://doi.org/10.1016/j.arthro.2010.04.068.

[14] Kim H, Baek JH, Park SM, Ha YC. Arthroscopic reduction and internal fixation of acetabular fractures. Knee Surg Sports Traumatol Arthrosc. 2014;22(4):867–70. https://doi.org/10.1007/s00167-013-2799-y.

[15] Gay SB, Sistrom C, Wang GJ, et al. Percutaneous screw fixation of acetabular fractures with CT guidance: preliminary results of a new technique. AJR Am J Roentgenol. 1992; 158:819–22.

[16] Hougaard K, Thomsen PB. Traumatic posterior fracture-dislocation of the hip with fracture of the femoral head or neck, or both. J Bone Joint Surg Am. 1988;70:233–9.

[17] Roeder LF, Delee JC. Femoral head fractures associated with posterior hip dislocation. Clin Orthop Relat Res. 1980; 147:121–30.

[18] Sahin V, Karankas ES, Aksu S, et al. Traumatic hip dislocation and fracture-dislocation of the hip. A long term follow up study. J Trauma. 2003;54:520–9.

[19] Gillespie P, Aprato A, Bircher M. Hip dislocation and femoral head fractures. In: Bentley G, editor. European surgical orthopaedics and traumatology. Berlin: Springer; 2014. p. 2179–202. https://doi. org/10.1007/978-3-642-34746-7_114.

[20] Pipkin G. Treatment of grade IV fracture dislocation of the hip. J Bone Joint Surg Am. 1957;39:1027–42.

[21] Lansford T, Munns SW. Arthroscopic treatment of Pipkin type I femoral head fractures: a report of 2 cases. J Orthop Trauma. 2012;26(7):e94–6. https://doi.org/10.1097/BOT.0b013e3182323f4f.

[22] Park MS, Her IS, Cho HM, Chung YY. Internal fixation of femoral head fractures (Pipkin I) using hip arthroscopy. Knee Surg Sports Traumatol Arthrosc. 2014;22(4):898–901. https://doi.org/10.1007/s00167-013-2821-4.

[23] Park MS, Yoon SJ, Choi SM. Arthroscopic reduction and internal fixation of femoral head fractures. J Orthop Trauma. 2014;28(7):e164–8. https://doi. org/10.1097/BOT.0000000000000048.

[24] Ross JR, Gardner MJ. Femoral head fractures. Curr Rev Musculoskelet Med. 2012;5:199–205.

[25] Boykin RE, Anz AW, Bushnell BD, Kocher MS, Stubbs AJ, Philippon MJ. Hip Instability. J Am Acad Orthop Surg. 2011;19(6):340–9.

[26] Bellabarba C, Sheinkop MB, Kuo KN. Idiopathic hip instability. An unrecognized cause of coxa saltans in the adult. Clin Orthop Relat Res. 1998;355:261–71.

[27] Bedi A, Galano G, Walsh C, Kelly BT. Capsular management during hip arthroscopy: from femoroacetabular impingement to instability. Arthroscopy. 2011;27(12):1720–31. https://doi.org/10.1016/j. arthro.2011.08.288.

[28] Kuhns BD, Weber AE, Levy DM, Bedi A, Mather RC 3rd, Salata MJ, Nho SJ. Capsular management in hip arthroscopy: an anatomic, biomechanical and technical review. Front Surg. 2016;3:13. https://doi. org/10.3389/fsurg.2016.00013.

[29] Philippon MJ. The role of arthroscopic thermal capsulorrhaphy in the hip. Clin Sports Med. 2001;20(4):817–29. Review.

[30] Ganz R, Bamert P, Hausner P, et al. Zervikoazetabuläres Impingement nach Schenkelhalsfraktur. Unfallchirurg. 1991; 94:172–5.

[31] Klaue K, Durnin C, Ganz R. The acetabular rim syndrome. A clinical presentation of dysplasia of the hip. J Bone Joint Surg Br. 1991;73:423–9.

[32] Eijer H, Myers SR, Ganz R. Anterior femoroacetabular impingement after femoral neck fractures. J Orthop Trauma. 2001;15(7):475–81.